"十三五"江苏省高等学校重点教材（本书编号：2021-2-283）

信息素养文库·高等学校信息技术系列教材

# 医院智慧服务信息系统

主编　周作建　龚庆悦

南京大学出版社

**图书在版编目(CIP)数据**

医院智慧服务信息系统 / 周作建，龚庆悦主编. --
南京：南京大学出版社，2024.12
（信息素养文库）
高等学校信息技术系列教材
ISBN 978 - 7 - 305 - 27940 - 9

Ⅰ.①医… Ⅱ.①周… ②龚… Ⅲ.①医院－医疗卫
生服务－管理信息系统－高等学校－教材 Ⅳ.①R197.1

中国国家版本馆 CIP 数据核字(2024)第 033835 号

出版发行　南京大学出版社
社　　　址　南京市汉口路 22 号　　　邮　　编　210093
丛 书 名　信息素养文库
书　　　名　**医院智慧服务信息系统**
　　　　　　YIYUAN ZHIHUI FUWU XINXI XITONG
主　　编　周作建　龚庆悦
责任编辑　苗庆松　　　　　　　编辑热线　025 - 83592655
照　　排　南京开卷文化传媒有限公司
印　　刷　南京鸿图印务有限公司
开　　本　787 mm×1092 mm　1/16　印张 15.5　字数 380 千
版　　次　2024 年 12 月第 1 版　印次　2024 年 12 月第 1 次印刷
ISBN　978 - 7 - 305 - 27940 - 9
定　　价　46.80 元

网　　　址:http://www.njupco.com
官方微博:http://weibo.com/njupco
官方微信:njupress
销售咨询热线:025 - 83594756

# 编 委 会

## 主 编

周作建（南京中医药大学）

龚庆悦（南京中医药大学）

## 副主编

宋懿花（南京中医药大学）

李　灿（南京中医药大学）

李红岩（南京中医药大学）

张　霞（南京中医药大学）

郎许锋（南京中医药大学）

陈加略（南京中医药大学）

## 编 委

杨　涛（南京中医药大学）

胡晨骏（南京中医药大学）

张宏如（南京中医药大学）

寇建秋（江苏省中医院）

仇大伟（山东中医药大学）

胡继礼（安徽中医药大学）

蒋　涛（成都中医药大学）

彭　琳（江西中医药大学）

胡　云（南京中医药大学）

佘侃侃（南京中医药大学）

贺一笑（南京中医药大学）

张　彪（南京中医药大学）

赵　楠（南京中医药大学）

佟　瑶（南京中医药大学）

王深造（南京医科大学康达学院）

# 前　言

医院信息系统(Hospital Information System，HIS)作为医院信息化平台已经行之有年，此类系统往往融合医学、管理学、信息学、通信技术、计算机科学、人工智能等众多学科与技术，内容丰富且复杂。随着新一代信息技术的发展与医院管理、诊疗活动的深度融合，医院的管理和经营模式正处在从"信息化"向"智慧化"的发展关键阶段。2021年3月15日，国家卫生健康委印发《医院智慧管理分级评估标准体系(试行)》，明确了HIS各级别所需实现的智慧服务功能。如何应用新一代的信息技术建设医院智慧服务信息系统，改善患者就医体验，为患者提供覆盖诊前、诊中、诊后的全流程、个性化、智能化服务，提升医疗服务智慧化水平的新时代服务模式，是当前医疗机构提高医疗服务质量和内涵所要解决的重要命题，也对高校培养相关人才提出了更高的要求。

本教材面向医学院校的计算机科学与技术、人工智能、软件工程、医学信息工程及相关专业的本科学生，可作为"医院智慧服务信息系统""医学信息学""医院信息系统"等课程的教材，用于向学生传授有关医院智慧服务信息系统的开发、设计、实现与评估方面的基础知识，培养学生工程实践能力，以及医学与人工智能交叉融合的应用能力。

本教材第1章深入浅出地阐述了医院智慧服务信息系统的定义、内涵、层次结构以及系统特征等概念，充分论述了医院智慧服务信息系统在医院管理和临床工作中的重要作用。第2章详细介绍了医院智慧服务信息系统的开发环境、前后端技术栈等信息，着重分析了所选技术的特色。第3章介绍了预约诊疗系统、院前急救衔接系统、转诊服务系统的基本概念、总体需求、系统主要功能设计、数据库设计和数据交互等，为实现医院智慧诊前服务系统的开发打下基础。第4章介绍医院智慧诊中服务，内容涵盖信息推送、标志与导航、患者便利保障等。第5章介绍医院智慧诊后服务，内容涵盖患者反馈系统、随访患者管理系统、药品调剂与配送系统、家庭签约管理系统、基层医师指导系统。第6章介绍了医院智慧全程服务，包括远程医疗、智能导医、健康宣教和智慧结算。第 7 章阐述了针对医院智慧服务信息系统的安全风险评估、安全控制改进、业务连续性保护、患者隐私保护等。第 8 章介绍了医院智慧服务运维管理的目标、主要内容、制度、规范、操作流程等。第 9 章阐述了医学信息标准的基本概念、核心特征及主要标准等。

本教材编写分工如下：第 1 章主要由周作建编写；第 2 章主要由郎许锋编写；第 3 章第 1 节主要由周作建编写，第 2 节和第 3 节主要由李红岩编写；第 4 章第 1 节主要由陈加略编写，第 2 节和第 3 节主要由李灿编写；第 5 章第 1 节和第 2 节主要由张霞编写，第 3 节主要由周作建编写，第 4 节和第 5 节主要由宋懿花编写；第 6 章第 1 节主要由龚庆悦编写，第 2 节和第 3 节主要由郎许锋编写，第 4 节主要由陈加略编写；第 7 章主要由龚庆悦编写；第 8 章主要由宋懿花编写；第 9 章主要由李灿编写。

尽管反复斟酌并数易其稿，但因编者水平所限，教材中的疏漏及不妥之处在所难免，请读者将问题和建议反馈给我们，以便再版时修订完善。

《医院智慧服务信息系统》编委会

2024 年 6 月

# 目录 MU LU

# 第1章

# 医院智慧服务概论

　　随着物联网、云计算、大数据、人工智能等新一代信息技术的发展,医疗机构的信息化建设也突飞猛进,其业务范围从早期的单机单用户应用,发展到基于互联网的智慧医院体系建设。在智慧医院体系建设背景下,如何应用新一代的信息技术建设医院智慧服务信息系统,改善患者就医体验,为患者提供覆盖诊前、诊中、诊后的全流程、个性化、智能化服务,提升医疗服务智慧化水平的新时代服务模式,是当前医疗机构提高医疗服务质量和内涵所要解决的重要命题。

　　本章深入浅出地阐述了医院智慧服务信息系统的定义、内涵、层次结构以及系统特征等概念,详尽地介绍了国内外医院智慧服务信息系统的发展历史,着重分析了国内外医院这方面的发展现状,充分论述了医院智慧服务信息系统在医院管理和临床工作中的重要作用。

## 1.1　医院智慧服务信息系统的定义

### 1.1.1　医院信息系统的概念

1. 医院信息系统的概念

　　医院是一个复杂的机构,是实施医疗护理的场所,既要为门诊或住院的患者提供医疗、护理服务,促进患者转归和康复的医疗机构,又要维护其科研、教学、预防等复杂的日常业务工作。医院的管理水平直接关系到医院履行职能的水平。随着互联网、物联网、云计算、大数据、人工智能等新一代信息技术的发展,医院的管理模式也由传统的经验管理进入现代化、信息化、智能化的管理,医院信息系统则应运而生。

　　医院信息系统(Hospital Information System,HIS)目前是医疗卫生领域应用最早、发展最快、普及最广泛的综合性管理信息系统。它的功能涉及国家有关部委制定的法律法规,也是由医疗、教育、科研、财务、会计、审计、统计、病案、人事、药品、保险、物资、设备等多部门业务子系统组成的复杂的信息系统。美国医学信息领域著名的教授 Morris Collen 于 1986 年给出 HIS 的定义:"利用电子计算机和通信设备,为医院所属各部门提供对病人诊疗信息和行政管理信息的收集、存储、处理、提取及数据交换的能力,并满足所有授权用户的功能需求。"我国卫健委于 2002 年颁布的《医院信息系统基本功能规范》也给 HIS 做了定义:"医院信息系统是指利用计算机软硬件技术、网络通信技术等现代化手段,对医院及其所属各部门对人流、物流、财流进行综合管理,对在医疗活动各阶段中产生的数据进行采集、存储、处理、提取、传输、汇总、加工生成各种信息,从而为医院的整体运行提供全面的、自动化的管理及各种服务的信息系统。"

从上述的定义可以看出,HIS 是现代化医院建设中不可缺少的基础设施、支撑环境和管理方式,能够进一步提升医院精细化、信息化管理水平,使得患者就医流程更便捷、服务更高效、管理更精细,进一步增强了人民就医获得感。HIS 面向的服务对象包括医护人员、患者及各级管理人员。HIS 的基本构成至少应包括:数据采集功能、数据存储功能、数据处理功能、数据传输功能及用户应用设备。

2. 医院信息系统的基本功能

HIS 的功能具有广泛复杂而且与人体生命健康密切相关的特点,我们可以从医院信息处理和医院业务管理两个维度进行分析。

(1)从信息处理角度分析

HIS 主要就是将医院的患者基本信息、诊疗信息、费用信息、药品信息、物资信息等进行采集、存储、处理、传输和获取,以及优化医疗、护理、管理和服务等方面的工作流程,本质上来说是一个信息管理系统。

(2)从医院业务管理分析

上述信息处理的五个基本功能贯穿了 HIS 的始终,它们相互融合,共同实现医院多个部门不同的业务需求。因此,要确立 HIS 的功能首先必须理解医院各个业务部门面向不同的用户对象开展不同的业务,依据不同的业务需求确定不同的专业功能,以及不同功能的相互关系,如:面向医护人员的"智慧医疗"系统、面向患者的"智慧服务"系统和面向医院管理的"智慧管理"系统三大领域系统,最终形成 HIS 的总体功能结构。

### 1.1.2　医院智慧服务信息系统的概念

2009 年,在美国医疗健康论坛上首次提出智慧医院的概念,即将智能技术广泛应用于医院各个科室和部门。智慧医院的范围主要包括面向医务人员的"智慧医疗"、面向患者的"智慧服务"和面向管理者的"智慧管理"三部分。而我国对于智慧医院的关注比美国略晚一些,早期开始讨论的概念主要集中在智慧医疗。越来越多的医院运用智能化的信息化手段改善医疗服务行动计划,这提升了医疗质量效率,改善了医疗服务体验,很大程度上推动了建设智慧医院的进程。

为落实进一步改善医疗服务行动计划,指导医疗科学、规范开展智慧医院建设,国家卫生健康委员会于 2019 年 3 月 19 日发布《医院智慧服务分级评估标准体系(试行)》,也给出了医院智慧服务的定义:"医院智慧服务是指医院针对患者的医疗服务需要,应用信息技术改善患者就医体验,加强患者信息互联共享,提升医疗服务智慧化水平的新时代服务模式。"国家卫生健康委员会还将医院"智慧服务"分成 0 至 5 级。

因此,结合医院信息系统的定义,我们也可以将医院智慧服务信息系统定义为:利用互联网、物联网、大数据、云计算等新一代信息技术,为患者提供预约诊疗、候诊提醒、院内导航等服务过程中产生的数据,进行采集、存储、处理、提取、传输、汇总、加工生成各种信息,从而为患者提供更高质量、更高效率、更加安全、更加体贴的医疗服务。

## 1.2 医院智慧服务信息系统的内涵和特征

随着新一代信息技术的发展与医院管理、诊疗活动的深度融合,医院的管理和经营模式正处在从"信息化"向"智慧化"的发展关键阶段,为了向社会提供更好的医疗质量和效率,优化区域间医疗资源配置,改善人民群众就医感受等,将"信息化"向"智慧医院"建设打造成为医疗服务质量发展的重要引擎。

### 1.2.1 医院智慧服务信息系统的内涵

面向患者的"智慧服务"信息系统是智慧医院的重要组成部分,而智慧医院是智慧化在医院建设中的具体应用,一方面体现在运用云计算、大数据等技术对医院原有的传统信息系统中的数据进行有效整合,实现医院各类信息的集成与共享;另一方面体现在运用人工智能、传感设备、物联网、移动互联网、智慧终端等技术,以智慧医院的医疗系统、服务系统、管理系统和保障系统等为核心系统,实现医疗信息全面感知、医疗系统协同工作、医疗信息智慧处理、医疗服务适时有效推送。

医院智慧服务是由数字化医疗设备、计算机网络平台和医院业务应用软件构成的综合信息系统,具有互联互通、医疗协同、感知预防、便宜可及等优势特点,使医院的服务范围由院内扩展到院外:让患者不受地点或时间的限制随时查看自己的健康档案,向医生进行远程的健康咨询或问诊;需要线下就诊或检查时,可以线上预约医生或检查项目时间,让患者感受到更方便和快捷。面向患者的医院智慧服务带来的是一种基于互联网的全新医疗服务和医院管理模式,是智慧医院发展的必然趋势。在医疗服务、公共卫生、卫生监管和医疗保障等方面有着广阔的应用前景,将推动医疗卫生服务模式和管理模式的深刻转变。

医院智慧服务系统的内涵,旨在指导医院以问题和需求为导向持续加强信息化建设、面向患者提供智慧服务,为进一步建立智慧医院奠定基础。

对于患者来说,第一,医院智慧服务应致力于提升医疗服务的便捷性。现在所谓"看病难",主要是因为医疗服务可及性较差,在服务过程当中,实现便捷的医疗服务才是第一位。医院智慧服务要打破传统发展理念,确定以患者为核心的服务模式,优化、简化就医流程和环节,提升诊疗效率和服务质量。第二,解决"看病贵",不是看病要更加便宜,而是要有适宜的医疗服务。医院智慧服务能够给患者提供最新的治疗手段与最优化的治疗方案,同时规范医疗行为,减少治疗过程的随意化,避免过度医疗,降低医疗费用。第三,医院智慧服务不仅仅是诊治疾病,而且要有更加全面的健康服务,除了疾病管理、临床治疗、康复保健等医疗服务外,还要包括健康管理、健康指导、疾病预防和疾病干预等健康服务。

对于医院管理者来说,尤其是多个院区的医疗机构,通过医院智慧服务信息系统的建设,能够形成"不同院区,同一品质医疗"的智慧服务新模式,解决了医院管理难题和患者看病难题,提高了优质医疗资源的覆盖面和共享利用。主要体现在:一、使患者能在多个院区内享受同品质的医疗服务,合理流转到不同院区,提高患者满意度。二、支持患者跨院区医技共享服务,降低人力成本,提高资源利用率。三、支持多个院区医疗质量管理实践活动的同质化,减少了人为差错;统一了财务管控制度流程,控制了财务风险,系统自动化控制使业务数据共享时的财务风险降低;整合了现有的医院后勤管理资源,为物资高效集中采购与配送提供了技术支撑。

### 1.2.2 医院智慧服务信息系统的基本特征

医院智慧服务信息系统主要以患者服务为中心,通过互联网、物联网、云计算、大数据、人工智能等新一代信息技术构建智慧服务数据中心,实现面向患者的医疗服务应用的可成长、可扩充,打造面向未来的智慧医院系统,是医院智慧化发展过程的必然结果。医院智慧服务信息系统具有以下基本特征:

(1) 数据采集智能化;

(2) 数据存储标准化;

(3) 医疗方式网络化;

(4) 医疗服务个性化;

(5) 健康宣教智能化;

(6) 医院管理智慧化。

### 1.2.3 医院智慧服务信息系统的总体目标

医院智慧服务信息系统是智慧医院建设的重要内容之一,总体目标是紧紧围绕以患者服务为中心这条主线,利用互联网、物联网、大数据、云计算、人工智能等新一代信息技术不断优化医疗服务流程和服务模式,构建面向患者的医院智慧服务体系,提供智能导医分诊、候诊提醒、诊间结算、移动支付、院内导航、检查检验结果推送、检查检验结果互认、门急诊病历自助打印和查询、转诊服务、远程医疗、药品配送、患者管理等线上服务,推动信息技术与医疗服务深度融合,为患者提供覆盖诊前、诊中、诊后、全程的全流程、个性化、智能化服务,实现临床诊疗与患者服务的有机衔接,从而推广手术机器人、手术导航定位等智能医疗设备研制与应用,推动疾病诊断、治疗、康复和照护等智能辅助系统应用,提高医疗服务效率。

为了更好地持续加强医院信息化建设、提供智慧服务,国家卫健委颁布的《医院智慧服务分级评估标准体系(试行)》中也将医院"智慧服务"分成0至5级的目标建设。每个等级的目标也略有不同,具体如图1-1所示。

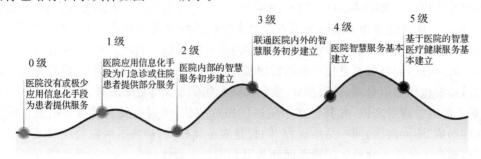

图1-1 医院智慧服务分级评估标准体系评估分级

其中0级医院没有或极少应用信息化手段为患者提供服务。患者能够通过信息化手段获取的医疗服务信息较少。1～2级医院内部的智慧服务初步建立。医院信息系统须进一步优化医疗服务流程，为患者提供预智慧导医分诊、分时段预约、检查检验集中预约、自助服务等，就医体验有所提升。3～4级联通医院内外的智慧服务建立，通过互联网实现院内外信息实时共享，为患者提供线上线下一体化的医疗服务，能够为患者提供全流程的个性化、智能化服务，患者就诊更加便利。5级基于医院的智慧医疗健康服务基本建立，通过区域医疗协同，实现不同医疗机构之间信息互通，服务互相衔接，为患者提供全生命周期、精准化的智慧医疗健康服务。

## 1.3　医院智慧服务信息系统的主要内容

医院智慧服务信息系统对于患者而言，除了就诊、检查、检验和治疗必须在院内获得服务外，其他预约、挂号、候诊、缴费、取药等都可以在院内外直接进行，患者只需在必要时到恰当的医院获取所需服务，整个过程涵盖患者诊前、诊中、诊后、全程各环节，以及技术基础环境与信息安全状况。

### 1.3.1　医院智慧服务诊前主要内容

医院智慧服务诊前系统主要是让患者通过基于互联网的服务门户（网站、App、微信小程序等），了解医院情况、科室设置、专业特长和专家资源等，对于需要来院就诊的患者，可通过互联网提前完成就诊、检查、治疗等的预约服务，节省患者时间，提高就诊效率；另一方面实现医院与院外急救体系的信息共享能力，医联体间跨机构服务信息交换与共享能力，提早了解患者基本信息和疾病情况，做好患者运送途中或根据现场情况给予最好的医疗处置指导的准备。

1. 诊疗预约

诊疗预约服务主要为患者提供就诊、检查、检验、治疗、手术、住院等的预约服务功能。能够提供多种方式的预约渠道，完成挂号、检查、检验、治疗、手术、住院等预约，并通过预约凭证到医院进行相关诊疗活动。具体功能包括首次预约注册、预约登记、预约取消、预约资源同步、预约资源管理、患者信用管理等。

《医院智慧服务分级评估标准体系（试行）》中也给出诊疗预约分级评估的功能要求，具体如表1-1所示。考核要点是医院对就诊、检查、治疗等的预约服务功能。应用范围是应用电子系统预约的人次数占总预约人次数比例。

表1-1　医院智慧服务诊中诊疗预约分级评估具体功能要求

| 等级 | 是否为基本项 | 系统功能评估内容 |
|---|---|---|
| 0 | 否 | 医院无针对门诊挂号、检查检验、治疗的预约或登记处理软件 |
| 1 | 是 | （1）在门诊挂号的柜台或窗口使用的信息系统有挂号预约功能，检查、检验与治疗科室的柜台或窗口使用的信息系统有预约功能 |
| | | （2）工作人员使用信息系统（如门诊预约窗口、医生诊间预约等）完成患者治疗项目和门诊手术的预约 |

| 等级 | 是否为基本项 | 系统功能评估内容 |
|---|---|---|
| 2 | 是 | (1) 支持多种证件的患者身份认证(如居民身份证、户口簿、军官证、港澳居民来往内地通行证、台湾居民来往大陆通行证、护照、外国人居留证等) |
| | | (2) 实现院内患者基本信息、患者挂号信息在挂号柜台、门诊诊间的联通 |
| | | (3) 能够在门诊诊间完成日间手术、治疗的申请与预约 |
| | | (4) 能够在诊间开具电子住院单,住院申请预约能够在门诊诊间、住院处、病房共享 |
| | | (5) 就诊号池、检查、治疗等安排信息在院内共享 |
| | | (6) 支持使用自助设备或在门诊诊间完成就诊、检查、检验预约与管理 |
| 3 | 是 | (1) 患者使用自有移动设备及 PC 设备,在线完成身份注册,患者线上身份注册信息与院内患者信息联通 |
| | | (2) 支持患者在院外进行预约挂号,预约方式如网站、手机 App、区域挂号平台等 |
| | | (3) 院内资源或信息发生变化时,可及时通知患者,如可住院床位变化、临时限号、医师停诊、检查设备故障等 |
| | | (4) 院内外各类挂号方式在本院号源池共享 |
| | | (5) 可支持分时段预约挂号或检验、检查,预约时间可精确到 1 小时以内 |
| | | (6) 患者可根据预约直接到医院诊室或检查、治疗等部门接受诊疗服务,无须二次排队 |
| | | (7) 对疑似倒号、伤医、连续爽约(失信)等行为有黑名单记录和控制措施 |
| 4 | 是 | (1) 可根据患者检查、治疗情况,自动为患者提供预约安排参考 |
| | | (2) 可按照患者住院预约情况,辅助医师、科室制订工作计划 |
| | | (3) 对于相互影响的治疗、手术内容可自动错开预约时间 |
| | | (4) 支持患者使用虚拟就诊卡完成院内全流程就诊 |
| | | (5) 支持患者在线完成实名认证,如身份证、社保卡、银行卡等 |
| | | (6) 支持患者通过网络预约申请住院时间、床位类型等信息 |
| 5 | 否 | (1) 实现区域就诊"一卡通"或支持多医院间患者身份等标志信息的确认对照与转换 |
| | | (2) 支持分时段预约挂号或检查,预约时间可精确到 30 分钟以内 |

### 2. 急救衔接

急救衔接服务主要实现医院门急诊与院前急救机构(救护车)的信息对接,提供现场急救信息技术支持,在突发事件群体伤员及危重症伤病员运送前提早了解患者基本信息和疾病情况,做好患者运送途中的救治信息支持,并根据现场情况进行远程医疗处置指导。具体功能包括院前急救数据与院内急诊信息交互、救护车与医院音视频对接、救护车定位、院前处置知识库等。

《医院智慧服务分级评估标准体系(试行)》中也给出急救衔接分级评估的功能要求,具体如表 1-2 所示。考核要点是医院与院外急救体系信息共享能力。

表1-2 医院智慧服务诊中急救衔接分级评估具体功能要求

| 等级 | 是否为基本项 | 系统功能评估内容 |
|------|------|------|
| 0 | 否 | 急救患者需要手工登记基本情况,无信息系统支持患者信息的管理 |
| 1 | 否 | (1)支持工作人员将急救患者信息手工录入系统 |
| | | (2)对急救患者在系统中进行分级管理 |
| 2 | 否 | (1)录入系统的患者基本信息、病情等可供医院其他部门共享 |
| | | (2)可依据患者病情分级给出简单的准备措施提示 |
| 3 | 否 | (1)应急值守人员可从系统中获得患者基本信息 |
| | | (2)能记录主要参与急救的医护人员信息和时间 |
| | | (3)急救信息可通过短信、App消息等方式及时通知到医院应急值守人员 |
| 4 | 否 | (1)实现与院前急救系统的数据对接,医院可将特殊急救能力及项目(如心梗、脑梗等)信息上传至区域急救平台 |
| | | (2)支持救护车与医院的远程交流,医院可获取救护车中采集的患者信息 |
| | | (3)按照患者病情,动态给出急救安排建议、准备计划等 |
| 5 | 否 | 医院与区域急救平台对接,患者病情可实时传递给医院 |

### 3. 转诊服务

转诊服务主要是能够支持医联体间机构服务信息交换与共享能力,获取患者基本信息、住院病案首页、诊断证明书、检验结果、检查报告等,协助医联体间机构实现电子化的转诊申请与审核,可为基层机构提供在线医疗咨询,对于高危情况可通知基层医师处理,并可根据健康档案或监测得到的患者病情变化情况,给出诊疗或转诊建议。

《医院智慧服务分级评估标准体系(试行)》中也给出转诊服务分级评估的功能要求,具体如表1-3所示。考核要点是医联体间跨机构服务信息交换与共享能力。应用范围是应用电子系统转诊人次数占总转诊人次数比例。

表1-3 医院智慧服务诊中转诊服务分级评估具体功能要求

| 等级 | 是否为基本项 | 系统功能评估内容 |
|------|------|------|
| 0 | 否 | 门诊和住院均无转诊信息系统,外部医院转入的患者信息需要手工登记处理 |
| 1 | 否 | 接收院外机构的转诊申请单,患者转诊数据可录入信息系统 |
| 2 | 否 | 支持获取并保存患者在院外机构产生的资料,并在院内共享 |
| 3 | 是 | 支持获取患者院外转诊信息并直接存储于医院信息系统,如DICOM影像、患者基本信息、住院病案首页、诊断证明书、检验结果、检查报告等 |
| 4 | 否 | (1)可接收医联体内医院发送的电子转诊申请单,直接生成本院的电子住院单 |
| | | (2)可为基层机构提供在线医疗咨询,对于高危情况可通知基层医师处理 |
| 5 | 是 | 可根据健康档案或监测得到的患者病情变化情况,给出诊疗或转诊建议 |

### 1.3.2　医院智慧服务诊中主要内容

医院智慧服务诊中系统主要是在患者预约医院就诊服务中,患者可通过医院网站、院内电子显示屏、智能终端、移动应用等多种途径获取医院对外提供的相关信息服务,如医院能够为患者提供告知、信息传送的能力,医院能够为患者提供电子化就医引导的环境与功能,以及医院能够在非核心医疗服务中提供信息服务能力。

1. 信息推送

信息推送服务主要指医院通过事先制定的信息推送流程和机制,将门诊就诊预约、检查预约、住院预约、报告结果通知、手术通知、手术进程、缴费通知等内容通过短信、手机 App、显示屏等多种方式自动推送给患者或家属。具体功能包括但不仅限于:推送内容编辑、推送内容审核、推送机制设置、推送内容查看、推送结果统计等。

《医院智慧服务分级评估标准体系(试行)》中也给出信息推送分级评估的功能要求,具体如表 1-4 所示。考核要点是医院为患者提供告知、信息传送的能力。

表 1-4　医院智慧服务诊中信息推送分级评估具体功能要求

| 等级 | 是否为基本项 | 系统功能评估内容 |
| --- | --- | --- |
| 0 | 否 | 患者消息通知无信息系统支持 |
| 1 | 否 | (1) 在门诊区域提供公共信息的电子化展示,包括出诊信息、剩余号源、候诊信息、取药信息等 |
| | | (2) 工作人员可通过系统为患者集中打印出院病历、门诊病历等资料 |
| | | (3) 在医院公共区域为患者及家属提供注意事项的宣教播放 |
| 2 | 否 | (1) 在住院公共区域提供公共信息的电子化展示,包括主管医师、护士的列表等,将手术计划、诊疗计划安排等信息告知患者 |
| | | (2) 为患者提供门诊和住院信息的实时自助查询,包括三大目录、费用清单、预存情况、医师情况、出诊信息、科室情况介绍等 |
| | | (3) 患者可使用自助设备完成医疗记录的打印,包括检查报告、影像资料、检验结果等 |
| 3 | 是 | (1) 为患者提供移动端的实时查询服务,如预约、挂号、缴费等办理是否成功等 |
| | | (2) 为患者提供移动端的诊疗活动情况告知,如手术通知、入院提示、出院提示、取药、报告、危急值信息等 |
| | | (3) 应患者要求,可推送检查注意事项、用药指导等信息 |
| 4 | 是 | (1) 实现消息通知的分级管理,允许患者屏蔽非关键信息 |
| | | (2) 患者能够在移动端实时查询等候状态,包括候诊、检查、治疗等 |
| | | (3) 患者家属能够在移动端实时查询手术进展情况 |
| | | (4) 应患者要求,可通过移动端提供电子版病历及图像资料 |
| | | (5) 经患者授权,可查看患者院外电子病历信息 |

续　表

| 等级 | 是否为基本项 | 系统功能评估内容 |
|---|---|---|
| 5 | 否 | (1) 对于出院签约管理患者,可根据其健康情况自动调整消息通知内容 |
|  |  | (2) 患者可在线查看本人的病历资料及图像,互联网存储资料应加密 |
|  |  | (3) 根据患者病情和诊疗阶段,自动为患者、患者家属推送注意事项及宣教内容 |

### 2. 标志与导航

标志与导航主要是患者在医院内部就诊时,挂号、收费、药房等服务部门的公共信息除有电子化展示外,还能够利用移动端实时查询相关诊疗科室位置及患者排队诊疗等情况,并为患者提供与个人诊疗活动相关的院内定位与导航服务,能够规划最佳的诊疗路径,加强与所在部门业务系统联动。

《医院智慧服务分级评估标准体系(试行)》中也给出标志与导航分级评估的功能要求,具体如表1-5所示。具体考核要点是医院为患者提供电子化就医引导的环境与功能。

表1-5　医院智慧服务诊中标志与导航分级评估具体功能要求

| 等级 | 是否为基本项 | 系统功能评估内容 |
|---|---|---|
| 0 | 否 | 无基于信息系统的患者标志与引导 |
| 1 | 否 | (1) 挂号、收费、药房等服务部门有电子排队叫号设施,可控制显示内容 |
|  |  | (2) 门诊诊室、检查室有电子排队叫号设施,可通过诊室、检查室医生控制 |
| 2 | 是 | (1) 挂号、收费、药房等服务部门的公共信息有电子化展示,并能够与所在部门业务系统联动,如就诊到检、剩余号源、候诊信息、取药信息、抽血到检、检查到检等,实现不少于3项 |
|  |  | (2) 门诊诊室外有电子显示系统,与挂号、报到、就诊等信息联动 |
|  |  | (3) 打印的号条、检查单、导诊单上有准确的诊疗科室位置信息 |
| 3 | 否 | (1) 支持患者使用自有移动设备及 PC 设备查询各类公共信息,如就诊到检、剩余号源、候诊信息、取药信息、抽血到检、检查到检等,实现不少于3项 |
|  |  | (2) 为患者提供静态室内地图查询服务,支持患者在线查询各科室位置 |
| 4 | 是 | (1) 为患者提供与个人诊疗活动相关的院内定位与导航服务 |
|  |  | (2) 患者可在移动端实时查询相关诊疗科室位置及患者排队诊疗情况 |
| 5 | 是 | (1) 可获取患者院内或医联体内多个科室的诊疗活动安排,并为患者规划最佳的诊疗路径 |
|  |  | (2) 可根据患者等候队列的实时变化,提示并引导患者就诊 |

### 3. 患者便利保障服务

患者便利保障服务主要是医院在非核心医疗服务中面向患者提供便利保障服务,如通过移动终端实现轮椅租赁、手机充电、订餐、停车预约、护工选择、志愿者翻译预约和中药代煎等服务。

《医院智慧服务分级评估标准体系(试行)》中也给出了患者便利保障服务分级评估的功能要求,具体如表1-6所示。具体考核要点是医院在非核心医疗服务中提供信息服务的能力。

表1-6 医院智慧服务诊中患者便利保障服务分级评估具体功能要求

| 等级 | 是否为基本项 | 系统功能评估内容 |
|---|---|---|
| 0 | 否 | 患者便利保障服务完全通过手工支持 |
| 1 | 否 | 工作人员使用信息系统为患者提供便利保障服务,如轮椅租赁、手机充电、订餐、停车预约、护工选择、志愿者翻译预约、中药代煎等 |
| 2 | 否 | (1)可实现患者便利保障服务的集中管理,院内不同地点获得的信息内容一致 |
| | | (2)支持患者使用自助设备完成上述便利保障服务中的至少1项 |
| 3 | 否 | 患者在移动端可完成便利保障服务中的至少1项,系统功能应包括查询、预约、缴费等 |
| 4 | 是 | (1)系统可根据患者病情自动推荐服务内容,如护工推荐、餐饮推荐、预约轮椅/推车等 |
| | | (2)患者可在线实时查询便利保障服务的状态 |
| 5 | 否 | 支持管理部门根据患者诊疗情况,结合营养师所下膳食医嘱自动向患者推荐适宜餐食 |

### 1.3.3 医院智慧服务诊后主要内容

医院智慧服务诊后系统主要是在患者就诊结束后,患者可通过多种途径完成本次就医过程的服务评价与反馈、药品配送与用药合理性检查、在线预约家庭服务与异常处理等服务,并能够对基层医师进行培训与指导、远程医学影像等智能化辅助相关服务。

1. 患者反馈

患者反馈主要指患者就诊结束后,患者可通过医院网站、自助智能终端设备、移动应用等多种途径完成本次就医过程的评价,具体应涵盖不同诊疗环节,如挂号、住院、取药、检查、治疗、就医环境等,包括满意度评价、评价结果统计分析等。

《医院智慧服务分级评估标准体系(试行)》中也给出患者反馈分级评估的功能要求,具体如表1-7所示。考核要点是电子化收集与了解患者反馈的能力与应用情况,应用范围包括电子调查人次占全部调查人次比例。

表1-7 医院智慧服务诊中患者反馈分级评估具体功能要求

| 等级 | 是否为基本项 | 系统功能评估内容 |
|---|---|---|
| 0 | 否 | 手工完成患者反馈信息的获取与处理 |
| 1 | 否 | 支持对患者进行院内满意度调查,调查结果可生成电子化记录 |
| 2 | 否 | (1)患者通过院内自助设备完成满意度调查问卷 |
| | | (2)满意度调查应涵盖不同诊疗环节,如挂号、住院、取药、检查、治疗、就医环境等内容中的至少3项 |

续　表

| 等级 | 是否为基本项 | 系统功能评估内容 |
|---|---|---|
| 3 | 是 | （1）患者可使用自有移动设备及PC设备完成满意度调查问卷 |
| | | （2）患者可使用自有移动设备及PC设备完成投诉及意见反馈 |
| 4 | 是 | （1）系统支持对投诉意见的分类处理，可通过短信、App消息等方式通知医院管理部门 |
| | | （2）对于患者投诉支持以短信、App消息等方式回应 |
| | | （3）可根据患者就诊活动，动态推送满意度调查内容，满意度调查结果与就诊活动可对应 |
| 5 | 是 | 结合医院信息系统数据、患者满意度调查结果、舆情监测等信息，对医疗服务进行综合评估 |

## 2. 患者管理

患者管理主要是针对患者的基本信息管理，一方面能够对患者的基本信息进行登记注册，生成患者唯一主索引，当出现基本信息变化或发现采集有误时，能够及时变更并同步更新；系统可为患者提供个性化提醒，包括复诊、用药、生活指导等。另一方面可根据病情自动提示患者关注相关健康指标，如运动、血压、血糖、体重等指标；医院端可通过信息系统接收院外相关电子病历信息，结合患者院内的诊疗情况，形成随访记录。

《医院智慧服务分级评估标准体系（试行）》中也给出了患者管理分级评估的功能要求，具体如表1-8所示。具体考核要点是连续医疗服务时为患者提供电子化安排服务与记录的能力，应用范围包括电子随诊记录占总随诊患者人次比例。

表1-8　医院智慧服务诊中患者管理分级评估具体功能要求

| 等级 | 是否为基本项 | 系统功能评估内容 |
|---|---|---|
| 0 | 否 | 手工管理患者及其随访信息 |
| 1 | 否 | （1）患者随访要形成电子化记录 |
| | | （2）对于不同患者可分别制订随访计划及随访内容 |
| 2 | 否 | （1）患者基本信息从医院信息系统中直接生成，可根据患者病情自动生成随访计划 |
| | | （2）全院随访统一管理，对特殊患者可进行标记 |
| 3 | 否 | （1）为患者提供个性化提醒，包括复诊、用药、生活指导等 |
| | | （2）支持以短信、App消息等方式向患者推送随访调查表，患者可使用自有移动设备及PC设备完成填写，调查结果可自动填入随访系统 |
| | | （3）系统支持以短信、App消息等方式自动向随访人员推送提示 |
| 4 | 是 | （1）可根据病情自动提示患者关注相关健康指标，如运动、血压、血糖、体重等 |
| | | （2）支持患者提问的自动应答功能 |
| | | （3）支持基层医疗机构通过信息系统查看患者相关病历资料 |

续　表

| 等级 | 是否为基本项 | 系统功能评估内容 |
|---|---|---|
| 5 | 是 | （1）医院可通过信息系统接收院外相关电子病历信息，结合患者院内的诊疗情况，形成随访记录 |
| | | （2）通过可穿戴设备直接获取患者相关监测信息，数据纳入医院的患者健康档案记录 |
| | | （3）根据患者病情变化，动态调整康复计划 |

**3. 药品调剂与配送**

药品调剂与配送主要是工作人员通过信息系统完成处方的确认、核对等电子化药品服务与配送功能；患者可通过院内自助设备、自有移动设备及 PC 设备在线完成药品配送付费及配送地点选择；患者能够进行日常健康状况记录，系统可根据患者健康日志动态检查患者用药合理性，并向患者及管理医师发送提示。

《医院智慧服务分级评估标准体系（试行）》中也给出药品调剂与配送分级评估的功能要求，具体如表 1 - 9 所示。具体考核要点是电子化的药品调配、供应、配送服务能力。

表 1 - 9　医院智慧服务诊中药品调剂与配送分级评估具体功能要求

| 等级 | 是否为基本项 | 系统功能评估内容 |
|---|---|---|
| 0 | 否 | 无电子化药品服务与配送功能 |
| 1 | 是 | 工作人员使用信息系统完成处方的确认、核对 |
| 2 | 是 | （1）支持患者在院内通过自助设备查看处方与医嘱 |
| | | （2）院内各科室处方数据统一管理 |
| | | （3）处方合理性检查有记录 |
| 3 | 是 | （1）患者可使用自有移动设备及 PC 设备查询个人处方、药品说明书，如 App、网站等 |
| | | （2）医院应根据本院的历史处方及可得到的其他医疗机构处方进行统一的合理用药检查 |
| | | （3）患者可在线查询到出院带药信息 |
| 4 | 否 | （1）支持向第三方机构推送电子处方，电子处方应有防篡改功能 |
| | | （2）能对基层机构开立的处方进行审核及合理用药检查 |
| | | （3）支持患者在线完成药品配送付费及配送地点选择，患者可在线查看药品的配送情况 |
| 5 | 否 | 根据患者日常健康记录，动态检查患者用药合理性，并向患者及管理医师发送提示 |

**4. 家庭服务**

家庭服务主要是医护人员通过信息系统开展的家庭医疗服务等相关工作，包括患者在线预约家庭医疗或护理服务；系统定期监控患者情况，并提示医师处理患者异常，同时具有依据患者病情、住址等内容,向患者推荐家庭医师团队的功能。

《医院智慧服务分级评估标准体系(试行)》中也给出了家庭服务分级评估的功能要求,具体如表1-10所示。具体考核要点是医院为签约患者提供服务时的信息管理能力。应用范围包括电子记录的签约患者服务人次占总签约患者服务人次比例。

**表1-10　医院智慧服务诊中家庭服务分级评估具体功能要求**

| 等级 | 是否为基本项 | 系统功能评估内容 |
|---|---|---|
| 0 | 否 | 无电子化的家庭医疗服务管理记录与健康档案记录 |
| 1 | 否 | 医护人员开展的家庭医疗服务可在信息系统中记录 |
| 2 | 否 | (1) 通过信息系统管理已签约患者 |
| | | (2) 管理人员及医护人员共享患者家庭医疗及护理服务信息 |
| | | (3) 可在系统中记录签约患者的反馈意见 |
| 3 | 否 | (1) 支持签约患者在线预约家庭医疗或护理服务 |
| | | (2) 患者可通过系统查看签约医师团队及相关医院信息 |
| | | (3) 家庭医师可在线完成远程复诊 |
| 4 | 否 | 定期监控患者情况,并提示医师处理患者异常 |
| 5 | 否 | 可依据患者病情、住址等内容,向患者推荐家庭医师团队 |

**5. 基层医师指导**

基层医师指导主要是上级医疗机构利用远程医疗系统及机构间共享的病历信息对基层医师进行培训与指导,并开展远程医学影像、远程心电、实验室检验等智能化辅助服务。

《医院智慧服务分级评估标准体系(试行)》中也给出基层医师指导分级评估的功能要求,具体如表1-11所示。具体考核要点是医联体中医院通过信息手段指导基层医师的能力。

**表1-11　医院智慧服务诊中基层医师指导分级评估具体功能要求**

| 等级 | 是否为基本项 | 系统功能评估内容 |
|---|---|---|
| 0 | 否 | 无基于信息系统的基层医师指导 |
| 1 | 否 | 通过远程视频教学对基层医师进行培训与指导 |
| 2 | 否 | 在远程视频会诊中可利用电子病历信息对基层医师进行指导 |
| 3 | 否 | (1) 利用远程医疗系统及机构间共享的病历信息对基层医师进行指导 |
| | | (2) 医院的治疗方案可通过系统传送给基层医院 |
| | | (3) 支持开展远程医学影像、远程心电、实验室检验等功能中的至少1项 |
| 4 | 是 | (1) 为基层机构提供在线临床决策辅助,可通知医师处理患者高危情况 |
| | | (2) 支持开展远程查房或远程手术指导等 |

| 等级 | 是否为基本项 | 系统功能评估内容 |
|---|---|---|
| 5 | 是 | （1）可监控基层医疗机构的主要疾病情况，给出相应指导 |
|  |  | （2）为基层医疗机构提供影像、心电图等内容的智能化辅助服务 |

### 1.3.4　医院智慧服务全程主要内容

医院智慧服务全程系统主要包括患者可通过多种缴费方式进行快速缴费的支付服务，可通过多种终端设备进行分诊、健康宣教等功能的智能导医和健康宣教服务，以及能够针对慢病、复诊患者提供远程医疗服务，并与线下诊疗业务无缝集成等相关功能。

1. 费用支付服务

费用支付服务主要是支持患者使用多种缴费方式，包括自助机、诊间计费及使用自有移动设备等，缴费内容支持门急诊缴费、住院缴费、住院预交金支付等。

《医院智慧服务分级评估标准体系（试行）》中也给出费用支付分级评估的功能要求，具体如表 1－12 所示。具体考核要点是为患者提供各类电子化付费服务的功能。

表 1－12　医院智慧服务诊中费用支付分级评估具体功能要求

| 等级 | 是否为基本项 | 系统功能评估内容 |
|---|---|---|
| 0 | 否 | 手工完成计价与缴费处理 |
| 1 | 是 | （1）支持患者在窗口完成缴费、预存、退款等操作 |
|  |  | （2）信息系统应支持患者在医保类支付的窗口直接结算 |
| 2 | 是 | （1）支持患者使用多种缴费方式，包括自助机、诊间计费等，缴费内容支持门急诊、住院 |
|  |  | （2）缴费信息全院共享，各科室可直接查询，不需要纸质凭证进行缴费确认 |
|  |  | （3）医保患者可通过自助机完成结算 |
| 3 | 是 | （1）支持患者在窗口使用移动支付方式付费 |
|  |  | （2）支持患者使用自有移动设备完成支付，包括门急诊缴费、住院缴费、住院预交金支付等 |
| 4 | 否 | （1）支持患者使用自有移动设备查询待缴费用，并使用移动设备缴费，包括挂号费、诊疗费、药费、预约检查费用等 |
|  |  | （2）支持电子发票的生成和数据推送 |
| 5 | 否 | 系统支持先诊疗后付费模式，如信用支付、医保类线上支付等 |

2. 智能导医服务

智能导医服务主要是面向患者提供科室介绍、医师介绍和出诊信息等服务，患者可通过自有移动设备或自助机，根据患者的部位、病情、区域多发病和流行病等信息进行分诊，并能对患者提供的症状、病史等信息可自动转为病历记录初稿。

《医院智慧服务分级评估标准体系(试行)》中也给出智能导医分级评估的功能要求,具体如表1-13所示。具体考核要点是医院为患者提供个性化就医引导的功能。

表1-13　医院智慧服务诊中智能导医分级评估具体功能要求

| 等级 | 是否为基本项 | 系统功能评估内容 |
|---|---|---|
| 0 | 否 | 患者的咨询与导医工作全部通过手工完成 |
| 1 | 否 | (1) 工作人员可通过系统查询出诊情况 |
| | | (2) 提供电子化信息展示,包括科室介绍、医师介绍、出诊信息等 |
| 2 | 否 | (1) 患者在院内可通过自助查询完成分诊 |
| | | (2) 患者可自助查询科室介绍、医师介绍、出诊信息等 |
| 3 | 是 | (1) 患者使用自有移动设备及PC设备可查询科室、医师、出诊信息等 |
| | | (2) 患者在诊前通过系统录入症状、病史等信息,可供医师参考 |
| 4 | 否 | (1) 系统可根据患者历史诊疗情况、检查、治疗安排等,给出分诊建议 |
| | | (2) 患者可在移动端根据部位、病情等信息进行简单的分诊 |
| 5 | 是 | (1) 根据患者病情及区域多发病、流行病情况等,给出患者分诊建议 |
| | | (2) 患者在诊前录入的症状、病史等信息可自动转为病历记录初稿 |

### 3. 健康宣教

健康宣教主要是在医院公共区域,为患者及家属提供医学健康教育的宣传内容,如视频、文字图片等。患者及家属也可通过自助设备或自有移动设备查看医学知识、就诊注意事项和宣教内容,并可以进行风险评估等相关体验。

《医院智慧服务分级评估标准体系(试行)》中也给出了健康宣教分级评估的功能要求,具体如表1-14所示。具体考核要点是医院对患者及家属提供健康教育的功能。

表1-14　医院智慧服务诊中健康宣教分级评估具体功能要求

| 等级 | 是否为基本项 | 系统功能评估内容 |
|---|---|---|
| 0 | 否 | 无健康宣教系统 |
| 1 | 否 | 在医院公共区域,为患者及家属提供医学健康教育的宣传视频 |
| 2 | 是 | 患者可通过自助设备查询医学知识 |
| 3 | 否 | (1) 患者可使用自有移动设备及PC设备查看医学知识 |
| | | (2) 患者及家属可在移动端查询就诊注意事项和宣教内容 |
| | | (3) 不同途径查询的相同医学知识内容应保持一致 |
| 4 | 是 | (1) 患者可使用自有移动设备及PC设备进行风险评估,评估结果可反馈至医院系统存储 |
| | | (2) 可根据患者病历资料自动完成风险评估,并将结果推送给患者或者监护人 |
| 5 | 是 | 根据患者健康记录、监测信息、病情变化,有针对性地推送医学知识 |

#### 4. 远程医疗

远程医疗主要是针对慢病、复诊患者,可实现在线交互诊疗,在线开具处方、检查单、检验单等,并能够支持医师及患者使用移动设备开展会诊,与线下诊疗业务无缝集成等相关功能。

《医院智慧服务分级评估标准体系(试行)》中也给出远程医疗分级评估的功能要求,具体如表 1-15 所示。具体考核要点是医院应用远程医疗系统开展的会诊、咨询服务功能。

表 1-15　医院智慧服务诊中远程医疗分级评估具体功能要求

| 等级 | 是否为基本项 | 系统功能评估内容 |
|---|---|---|
| 0 | 否 | 无远程医疗系统 |
| 1 | 否 | 可提供远程分级诊疗基本服务,如实时交互会诊、非实时报告判读等 |
| 2 | 否 | (1) 全院远程分级诊疗工作统一安排 |
| | | (2) 诊疗资料内容与交互视频可同时进行展示 |
| | | (3) 会诊资料存储于医院信息系统 |
| 3 | 是 | (1) 参与业务的工作人员应进行身份认证 |
| | | (2) 支持医师及患者使用移动设备开展会诊 |
| 4 | 否 | (1) 支持远程医疗与线下诊疗业务无缝集成 |
| | | (2) 针对慢病、复诊患者,可实现在线交互诊疗,在线开具处方、检查单、检验单等,至少支持1项 |
| 5 | 是 | 在远程会诊过程中,支持对患者医学影像、病历资料等的智能化辅助功能 |

### 1.3.5　医院智慧服务基础与安全内容

医院智慧服务基础与安全主要包括安全管理、服务监督等相关服务。

#### 1. 安全管理

安全管理是医院智慧服务系统的基础设施,主要是针对服务及存储设备统一管理各终端产生和共享的数据,系统之间进行数据交互须进行授权认证,对敏感数据进行标志和有效控制,并建立数据全生命周期管理体系,从数据产生、加工、存储、使用、销毁各个流程进行管控。

《医院智慧服务分级评估标准体系(试行)》中也给出安全管理分级评估的功能要求,具体如表 1-16 所示。具体考核要点是智慧服务系统基础设施、管理与安全状况。

表 1-16　医院智慧服务诊中安全管理分级评估具体功能要求

| 等级 | 是否为基本项 | 系统功能评估内容 |
|---|---|---|
| 0 | 否 | 无安全措施要求 |
| 1 | 是 | (1) 通过服务器及存储设备统一管理各终端产生和共享的数据,院内网络联通,服务器具有病毒防护能力 |

| 等级 | 是否为基本项 | 系统功能评估内容 |
|---|---|---|
| 1 | 是 | （2）服务器部署于独立的安全域,具备网络防控能力 |
| | | （3）对于患者信息使用具备授权机制,相关信息使用有记录,可追溯 |
| | | （4）采用用户名、口令的方式实现身份认证 |
| 2 | 是 | （1）建立数据安全管理制度 |
| | | （2）服务器、存储等核心设备部署在专用机房内 |
| | | （3）服务器仅开放必要的网络服务端口 |
| | | （4）系统之间进行数据交互时需要进行授权认证,对敏感数据进行标记,与其他系统进行数据交互时,可根据敏感标记进行有效控制 |
| | | （5）具备有效避免越权的措施,具备完整的授权审批管理流程,操作过程可通过系统追溯 |
| 3 | 否 | （1）数据库放置于独立的安全域,不直接暴露在互联网环境 |
| | | （2）信息系统具备应用层防护能力 |
| | | （3）跨机构数据使用,须进行审批管理,操作内容可追溯 |
| | | （4）医师在院外使用患者信息须进行审批管理,操作内容可追溯 |
| 4 | 是 | （1）互联网环境下患者敏感数据须加密存储,加密必须采用国产加密算法 |
| | | （2）互联网环境下信息系统所有数据须进行加密传输 |
| | | （3）设有专门的信息安全岗位,定期组织漏洞扫描与渗透测试,并及时修补系统漏洞 |
| | | （4）使用患者院外信息须有患者电子授权 |
| 5 | 是 | （1）对外仅保留必要的数据信息,核心及全量数据不对互联网暴露 |
| | | （2）建立数据全生命周期管理体系,从数据产生、加工、存储、使用、销毁各个流程进行管控 |
| | | （3）采用双因素认证方式,如口令、U-KEY、OTP、手机验证码、生物特征等其中的2种 |

2. 服务监督

服务监督系统能够直接获取医疗监管和公共卫生管理上报所需信息,并按照服务质控要求,自动生成关键指标;对所管理的慢病患者可进行实时监测,对日常情况进行预警等相关功能。

《医院智慧服务分级评估标准体系(试行)》中也给出服务监督分级评估的功能要求,具体如表1-17所示。具体考核要点是医院自动产生监管信息,并具备向服务监管机构提供信息的能力。

表 1－17　医院智慧服务诊中服务监督分级评估具体功能要求

| 等级 | 是否为基本项 | 系统功能评估内容 |
|---|---|---|
| 0 | 否 | 无基于计算机系统的服务质量监督 |
| 1 | 否 | 对于公共卫生管理信息(慢病管理、妇幼保健、计划免疫、精神卫生管理、院内感染控制管理、传染病管理中的至少1类)有系统记录,包括管理类型、治疗情况等 |
| 2 | 否 | 医疗监管和公共卫生管理上报所需信息能直接从信息系统中获取并生成报表 |
| 3 | 否 | 能按照上级管理部门要求,实现医疗监管和公共卫生管理的数据对接,如精神卫生患者、传染病患者、生育服务、出生证明服务等 |
| 4 | 否 | 可为所管理的慢病患者自动生成慢病监控记录 |
| 5 | 否 | (1) 按照服务质控要求,可自动生成关键指标。医院管理部门可按上级监管机构的要求报送指标数据 |
| | | (2) 对所管理的慢病患者可进行实时监测,对异常情况进行预警 |

## 1.4　医院智慧服务信息系统的体系架构

### 1.4.1　体系架构概述

体系架构,通常也称为体系结构,它包括一组部件以及部件之间的联系。它表现了体系组成及其相互关系,明确系统之间的边界、接口和约束关系,科学地勾画了体系的建设蓝图。利用架构可以指导体系的顶层规划、设计、论证和实现,实现各种系统的综合集成,提高系统之间的互操作,同时也可以指导体系的运行。采用体系架构思想对医院智慧服务信息系统进行总体描述,有助于我们对如何设计和建立医院智慧服务信息系统及其相应的业务信息平台有更加清晰的认识。体系架构设计对后续技术架构设计提出要求,其需要符合医疗行业的标准,确保系统的可靠性、安全性和合规性。例如,对数据隐私的保护、电子病历的标准化等方面提出具体要求。

医院智慧服务信息系统体系架构,是根据医院智慧服务相关业务的信息需求和数据资源情况,以及软硬件技术和网络技术的发展特点提出的逻辑设计,是从业务需求出发,按照信息处理过程维度提出的系统功能组成与逻辑结构关系。例如,预约系统如何与电子病历系统集成,以提高医院整体服务效率。在医疗领域,体系架构需要考虑患者数据的安全性、医生和护士的工作流程、医疗设备的互操作性等,这些因素共同构成了医院智慧服务信息系统的体系架构。

智慧服务信息系统的总体架构设计应遵循模块化、可扩展和安全性的原则,以适应医疗服务的复杂性和动态性。医院智慧服务总体体系架构如图 1－2 所示。一个典型的智慧服务信息系统架构通常包括以下几个层次。

(1) 基础设施层:包括物理服务器、存储设备、网络设备等硬件基础设施,以及虚拟化平台和云计算平台。这一层为整个系统提供计算、存储和网络资源。

(2) 数据层:负责医疗数据的采集、存储、管理和共享,包括结构化数据(如电子病历、检验报告)和非结构化数据(如医学影像、手术视频)的管理。数据层还需要实现数据标准化和数据质量控制。

(3)服务层:提供各种医疗服务功能,如患者管理、诊疗管理、药品管理、医疗设备管理等。这一层通过微服务架构实现功能模块的解耦和灵活组合。

(4)应用层:面向最终用户的应用系统,如医生工作站、护士工作站、患者自助系统等。应用层通过调用服务层的功能,实现具体的业务流程。

(5)智能分析层:利用人工智能和大数据技术,对医疗数据进行深度分析和挖掘,为临床决策支持、医疗质量管理、运营效率优化等提供智能分析服务。

(6)安全与隐私保护层:贯穿整个系统架构,负责数据加密、访问控制、身份认证、审计日志等安全功能,确保医疗数据的安全性和患者隐私的保护。

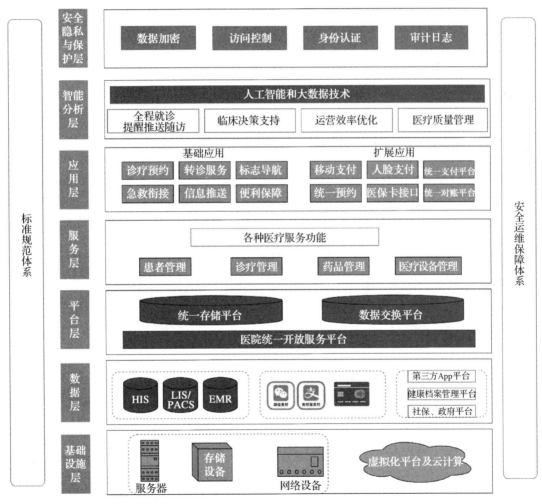

图 1-2　智慧服务体系总体架构

在架构设计中,特别需要注意系统的可扩展性和互操作性。采用开放标准和接口,支持与其他医疗信息系统的无缝集成,是构建智慧医疗生态系统的关键。同时,考虑到医疗数据的敏感性,系统架构还需要支持多级权限管理和细粒度的数据访问控制,以满足不同角色和场景的需求。

总之,智慧服务信息系统的架构设计应该是一个动态演进的过程,需要根据医疗服务的发展和技术的进步不断优化和调整,以满足日益增长的智慧医疗需求。

### 1.4.2 医院智慧服务信息系统组成

医院智慧服务业务子系统的构建遵循国家医疗健康信息互联互通标准和医院智慧服务分级评估的指导原则,以实现智慧、互联和共享为总体目标。系统以 5 个类别和 17 个评估项目为基础,涵盖了诊前、诊中、诊后以及全程服务,旨在为医院提供全面而高效的智慧医疗服务,如图 1-3 所示。其中,业务子系统包含诊疗预约、急救衔接、转诊服务、信息推送、标识与导航、患者便利保障服务、患者反馈、患者管理、药品调剂与配送、家庭服务、基层医师指导、费用支付、智能导医、健康宣教、远程医疗等子系统。它们不仅能够提供更便捷的费用结算方式,还能够通过智能导医、健康宣教和远程医疗等手段,为患者提供更全面的医疗信息和服务选择,同时突显了医院智慧服务业务的全方位性和多元化。

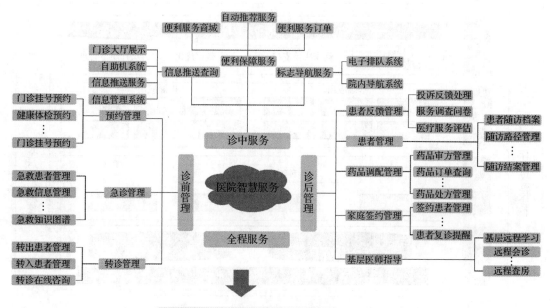

图 1-3 医院智慧服务信息系统组成

### 1.4.3 网络基础设施与信息安全体系

网络基础设施为医院智慧服务信息系统提供网络运行的基础环境,主要包括服务器、存储、网络、操作系统和数据库系统以及计算机房等,它是保证整个医院智慧服务信息系统安全、稳定、正常运行的基础支撑平台。

医院智慧服务信息系统是由计算机及相关的设备、设施(含网络)构成的,并按照一定的应用目标和规则对各种信息进行采集、加工、存储、传输、检索等处理的计算机信息系统。因此,它潜在的威胁可能来自各类人员(包括系统内、外人员),人员对系统的攻击动机各异、形式多样,可能出现在可以访问医院智慧服务信息系统的任何地方,表现为有意或无意的破坏行为;也可能来自各种灾害、设备和设施的故障,灾害或设备的威胁主要表现为物理安全威胁。

信息安全体系为系统运行依赖的基础设施以及应用系统提供安全保障,通过系统的技术防护措施和非技术防护措施来保障整个医院智慧服务信息系统的安全。安全保障体系包括物理安全、环境安全、网络安全、系统安全、应用安全、数据安全、管理安全等。在这些安全保障体系中,物理安全确保了设备和设施的安全性,环境安全保障了系统运行的稳定性,网络安全防范了网络攻击和数据泄露,系统安全保证了系统的稳定运行,应用安全防范了应用层面的攻击,数据安全保护了数据的完整性和机密性,管理安全管理了系统和数据的访问权限和操作行为。综合运用这些安全保障措施,可以有效地保障医院智慧服务信息系统的安全性和稳定性,提供可靠的服务保障。

## 1.5 医院智慧服务的未来发展

随着信息技术的飞速发展,智慧医院正逐渐成为医疗行业的新趋势。它们通过整合先进的互联网、大数据、人工智能等技术,提供从预防、治疗到康复的全周期健康管理服务。智慧医院不仅提高了医疗服务的质量和效率,还通过优化患者就医流程、提供个性化诊疗方案,显著提升了患者的就医体验。未来,智慧医院将继续在跨机构数据共享、自动化运营以及基于大数据的决策支持等方面进行创新,以实现更高效、更人性化的医疗服务,满足人们对健康生活的追求。

### 1.5.1 我国医疗信息化发展概况

医疗信息化是现代医疗卫生事业发展的必然趋势,它不仅是提高医疗服务质量和效率的重要手段,也是推动医疗卫生体系改革和创新的关键驱动力。随着信息技术的快速发展和医疗需求的不断增长,医疗信息化已经成为全球医疗卫生领域的重要发展方向。

在我国,医疗信息化的发展经历了三个主要阶段:第一阶段始于20世纪70年代,以财务核算和收费为核心;第二阶段始于2009年新医改启动,重点是医院内外部信息系统的建设;第三阶段始于2016年全国卫生与健康大会后,以数据化和智能化为核心,全面升级医疗信息系统。这一发展历程反映了我国医疗信息化从基础应用到全面智能化的演进过程。

医疗信息化的发展不仅提高了医院的办公效率和流程管理水平,还显著改善了就诊秩序和减轻了医务人员的工作强度。通过信息系统的应用,医院能够更好地整合资源,优化诊疗流程,提高医疗服务的质量和效率。同时,医疗信息化也为医院管理者提供了更多的决策支持,有助于提高医院的整体管理水平。

随着物联网、云计算、大数据和人工智能等新兴技术的快速发展,医疗信息化正在向智慧医疗方向演进。我国智慧医疗的需求和落地有丰富的土壤:移动设备高度普及,数字化在支付等日常生活场景充分渗透,以及基层医疗能力较薄弱。监管部门也出台了一系列政策文件,推动和指导智慧医疗发展:

2015年7月,《国务院关于积极推进"互联网+"行动的指导意见》鼓励发展基于互联网的在线医疗、远程服务和跨医院数据共享;

2016年10月,《健康中国2030》提到完善人口健康信息服务体系建设,推进健康医疗大数据应用;

2017年2月,《国家卫生计生委关于印发"十三五"全国人口健康信息化发展规划的通知》提出,到2020年基本建成健康医疗大数据国家中心及区域中心、100个区域临床医学数据示范中心,基本实现城乡居民拥有规范化电子健康档案和功能完备的健康卡;

2018年4月,《国务院办公厅关于促进"互联网＋医疗健康"发展的意见》提出二级以上医院2020年前普遍提供智能导医、移动支付等线上服务,三级医院2020年实现院内医疗服务信息互通共享;

2018年9月,卫健委发布《互联网诊疗管理办法(试行)》《互联网医院管理办法(试行)》及《远程医疗服务管理规范(试行)》,明确互联网医院性质及与实体医疗机构的关系、互联网诊疗活动准入程序和监管,以及互联网医院的法律责任;

2019年3月,《国家卫生健康委办公厅关于印发医院智慧服务分级评估标准体系(试行)的通知》,提出建立0～5级医疗机构智慧服务分级评估体系。

我们将深度分析驱动智慧医院变革的关键趋势,定义面向未来的智慧医院。

## 1. 智慧医院变革的五大趋势

麦肯锡研究显示,包括中国在内,全球智慧医院发展都将受到五大趋势持续驱动(图1-4)。

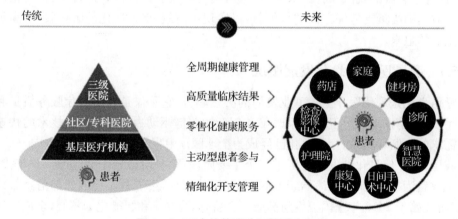

**图1-4 五大趋势驱动智慧医院变革**

（1）趋势一:全周期健康管理

不断升级的健康理念及对生活品质的追求,使消费者需求从"医疗"向"健康"延伸,包括健康管理、健康生活、疾病预防和康复护理等全周期服务;支付方控费压力亦进一步加深了此转变。以新加坡为例,政府成立保健促进局(Health Promotion Board),通过宣传循证医学与疾病预防知识,鼓励居民养成健康生活习惯,从而降低疾病发生率与进展风险。此外,新加坡保健促进局还重点推进非医疗机构患者护理路径,以减少居民医院就诊次数。

（2）趋势二:高质量临床结果

医疗失误与过度医疗造成巨大资源浪费。美国研究表明,门诊误诊率可高达5%,约10%的患者死亡由误诊造成。世界卫生组织估计,即使在发达国家,每年也有7%的住院患者发生医疗感染。由于过度医疗,仅在美国每年就造成超过2100亿美元的医疗资源浪费。

以上数据表明,医疗服务体系急需提升诊疗质量,而医院作为医疗服务的主体需要根本转变。

（3）趋势三:零售化健康服务

在成熟市场,单一医院为全体患者提供全部服务的模式正被逐步取代,医院与其他医疗服务提供方(如家庭医生、诊所、药房、康复中心等)不断深入整合,形成相互依存的生态系统(图1-5)。例如在美国,领先的零售药房可提供多种常规检测和治疗服务。在中国,政府正通过大力发展家庭医生服务、社区卫生中心和第三方服务机构,推动医疗服务去中心化。

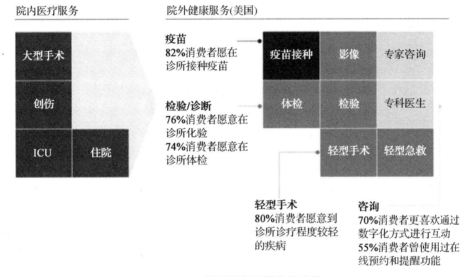

图1-5　健康服务的零售化趋势

（4）趋势四:主动型患者参与

如今,全球各地患者掌握更多医疗知识并积极参与医疗决策过程。他们主动问询信息,并开始明确表达治疗和支付方案偏好。同时,技术创新使线上问诊、多学科诊疗等新型医疗模式更加可及,推动医院向以患者为中心的运营模式发展。

（5）趋势五:精细化开支管理

日益增加的医疗开支,使支付方和医院对成本控制的需求更为迫切。全球主要国家卫生开支均持续增长:美国医疗支出占 GDP 比重超 17%;中国医疗支出占 GDP 的比重约为6%,且逐年上升,许多省(市、区)面临医保预算压力。各国医疗系统都在推动基于价值的支付方式改革,促使医疗机构与支付方共同承担风险,如美国引入"按治疗事件支付"、中国试点按疾病诊断相关分组付费(DRG)等。

2. 未来智慧医院的五大要素

我们认为,智慧医院不是所有医疗服务的集大成者,而是医疗体系中提供高价值服务的卓越医疗中心。在此体系中,疾病预防及健康管理可在诊所、药房甚至患者家中进行,简单的疾病诊疗操作可被诊所或专科医院承接,而辅助检查(如影像、检测)可被第三方机构承接。在大部分成熟市场,智慧医院的核心服务将聚焦手术治疗、重症监护及疑难病症诊治。

在中国,受限于基层医疗能力,智慧医院角色的演化进程与成熟市场有所不同。未来十年,医院仍将在医疗服务体系中扮演最重要的角色,兼顾门诊和住院任务,带领基层机构形成医联/医共体,共同承担区域的居民健康管理。

未来智慧医院将具备以下五大要素(图1-6)。

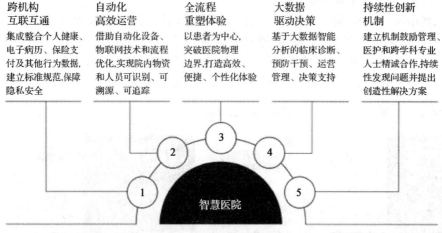

**图1-6 五大要素定义智慧医院**

(1)要素一:跨机构互联互通

医疗服务体系除智慧医院外,还包含监管方、支付方、产品方及其他医疗服务提供方。在法律允许的情况下,确保数据在各机构间互联互通、实时共享,对患者获得高品质、高效率、高便捷的服务至关重要。例如悉尼Adventist Hospital自行开发电子病历系统及虚拟数据中心,集成院内各维度数据,并通过移动应用为医务人员及患者提供"秒级"数据读取。

跨机构互联互通要点包括:

① 个人健康档案汇集初级诊疗数据、第三方服务数据(如体检、检验)及医院病历数据。

② 信息系统支持智慧医院及其他机构实时数据连通共享。如法律允许,个人健康数据还可与保险支付数据,甚至个人行为数据(如可穿戴设备、互联网平台数据)进一步整合。

③ 医院与各机构建立统一的数据标准及结构,就数据采集、存储、传输、使用等操作建立规范,确保数据在安全私密的前提下被合理使用。

在某些生态体系中,智慧医院是信息整合方,但数据整合范围可能受限于个体医院的数据覆盖及影响力。在其他生态体系中,政府部门或支付方扮演信息整合方角色,此时智慧医院有望获取医院外的全场景健康服务数据,最大化数据价值。无论何种情形,跨机构互联互通都是赋能智慧医院的基础。

(2)要素二:自动化高效运营

传统医院属于劳动密集型机构,而智慧医院将利用自动化设备优化运营及流程,大幅提升医院生产效率及精度。例如:利用射频识别(RFID)、条形码等物联网感知技术优化医院内部资产管理流程,支持人员及物资实时可识别、可追踪、可溯源;利用自动化流程及设备取代传统人工操作,在患者端(如开具处方、检查化验、取药收费)及医院后台端(如药品、器械、样本等物流传输及管理)提升效率;基于互联网的住院管理、电子排班可精益化医院人员及流程管理。

全球领先的智慧医院均在不断提升自动化水平。如北美第一家全数字化运营医院,多伦多Humber River Hospital利用物联网技术、自动化设备、机器人、智能工作流及运营管理系统等,实现约 80％的后台操作自动化,大幅缩减药品发放及临床检验时间,提升工作人员效率。

（3）要素三:全流程重塑体验

利用技术手段,医疗机构更能践行以患者为中心的理念,从而提升患者满意度。医疗服务将突破医院的物理边界,延伸到诊前、诊中、诊后每一个环节（图1-7）。

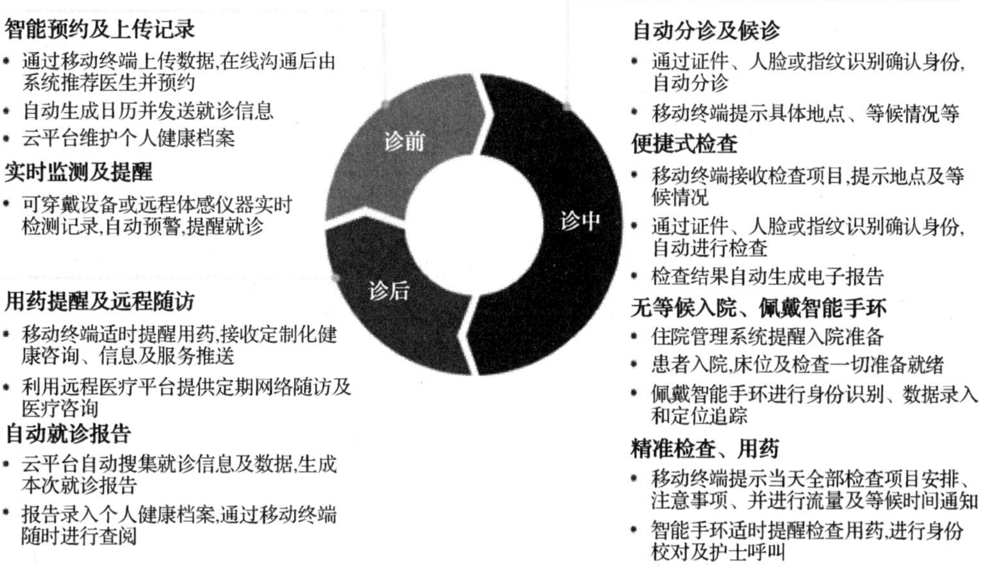

**智能预约及上传记录**
- 通过移动终端上传数据,在线沟通后由系统推荐医生并预约
- 自动生成日历并发送就诊信息
- 云平台维护个人健康档案

**实时监测及提醒**
- 可穿戴设备或远程体感仪器实时检测记录,自动预警,提醒就诊

**用药提醒及远程随访**
- 移动终端适时提醒用药,接收定制化健康咨询、信息及服务推送
- 利用远程医疗平台提供定期网络随访及医疗咨询

**自动就诊报告**
- 云平台自动搜集就诊信息及数据,生成本次就诊报告
- 报告录入个人健康档案,通过移动终端随时进行查阅

**自动分诊及候诊**
- 通过证件、人脸或指纹识别确认身份,自动分诊
- 移动终端提示具体地点、等候情况等

**便捷式检查**
- 移动终端接收检查项目,提示地点及等候情况
- 通过证件、人脸或指纹识别确认身份,自动进行检查
- 检查结果自动生成电子报告

**无等候入院、佩戴智能手环**
- 住院管理系统提醒入院准备
- 患者入院,床位及检查一切准备就绪
- 佩戴智能手环进行身份识别、数据录入和定位追踪

**精准检查、用药**
- 移动终端提示当天全部检查项目安排、注意事项、并进行流量及等候时间通知
- 智能手环适时提醒检查用药,进行身份校对及护士呼叫

（诊前／诊中／诊后）

**图1-7　智能化信息技术重塑全流程就医体验**

例如,位于韩国首尔的三星医学中心（Samsung Medical Center）在提升服务体验方面走在前列。利用射频识别系统和电子标签,可对每位患者进行实时识别及定位,并在电子屏幕或移动端显示定制化信息（如排队情况、等待时间）。

（4）要素四:大数据驱动决策

医院常因缺乏充足整合的结构化数据而难以挖掘数据价值,但智慧医院可通过院内及院际集成平台及数据中心来驱动智能分析。当然,在任何场景下收集数据都须遵守法律规定并保护患者隐私。医院基于集成的结构化数据进行分析,通过实时监测、风险预测、及时干预,可大幅提升诊疗质量及运营效率。大数据分析在智慧医院中的应用场景包括:

诊断方面,利用深度神经网络技术处理医学图像,诊断一系列疾病。研究表明,人工智能已具备与普通医生相当的诊断准确率。例如,杭州邵逸夫医院正在研究运用人工智能评估肝病诊断分级;广州市妇女儿童医疗中心与美国加州大学圣迭戈分校合作,利用深度学习算法处理电子病历数据,多种常见儿科疾病诊断准确率已与经验丰富医生相当。

预防与治疗方面,基于电子病历的大数据分析有助于早期预警及提前干预。利用患者行为、医疗和理赔数据,医院可对高风险患者再入院风险及慢病进程进行预测。虽然发展中国家数据质量存在挑战,但经验表明,只需几年的理赔数据即可建立相对准确的风险模型,帮助医疗机构设计更好的人群健康管理项目。

运营管理方面,智慧医院的手术排班可由大数据分析优化,根据潜在手术时间及难易要求,整合零散的时间表,减少手术室空置。

（5）要素五：持续性创新机制

尽管信息技术必不可少，但智慧医院并不只是一个信息化项目。相反，智慧医院是由管理人员、医生、护士等共同参与的系统工程，需要建立持续的开放合作机制，以便更快发现问题，提出创新方案，并在医院内试点和推广解决方案，从而改善医疗质量和患者体验，优化临床流程，有效控制成本。

美国山间医疗（Intermountain Healthcare）以系统性创新著称。该机构成立了多个专门临床项目组，由医生、护士、统计师、数据科学家及医学信息、财务和其他职能管理人员共同组成。各临床项目组在重点疾病领域发现一线临床和管理问题后，开展分析，提出改进建议，进行试点实践并追踪结果。严格的项目组管理及跨职能团队构建，确保山间医疗的持续优化和提升能力。

3. 智慧医院发展启示

为打造智慧医疗生态体系，我们建议政策制定者可考虑发挥牵头作用，做好区域医疗服务生态体系的顶层设计。在遵循"管办分离"原则的前提下，既要构建整合信息系统，也要完善配套支持体系。

（1）牵头规划顶层战略

规划去中心化的医疗服务生态体系蓝图；减少"大而全"单体医院建设；引导各专业机构开放合作，扬长避短。

（2）构建整合信息系统

打通各医疗机构信息网络，保障临床和运营数据在体系内互联互通。加强监管以规范数据治理，制定数据标准及使用原则，切实保护患者隐私。

（3）建立配套支持体系

去中心化的医疗服务生态体系需要一系列配套机制支持，才能确保信息及服务在体系中有效流通和协同，例如通过支付创新提供有效激励，鼓励消费者尝试新的数字应用及健康管理项目。

对医院投资及管理团队而言，需要采取的重要举措包括：

（1）参与打造生态体系

在逐渐完善医疗服务体系过程中，智慧医院管理团队应关注高价值服务，形成差异化竞争力，而不必面面俱到。

（2）设计落地智慧场景

医院"智慧化"并不是终极目标，而是持续创新的路径。医院管理团队应将智慧化愿景转化成一系列应用场景，并设计清晰的落地路径，而不能单纯聚焦于信息系统升级。

（3）加强营建创新环境

智慧医院不断创新的动力不仅来源于信息技术发展，更来源于医院员工对医疗质量和患者体验的不懈追求。软性实力对于智慧医院更加重要，但常被忽视。可采取的措施包括：

① 与高校、科研机构、创新企业等开放合作，不断为医疗服务输送创新成果；

② 与政府、意见领袖、行业协会等合作，以更开阔的视野思考医疗服务发展方向，推广智慧医院理念及技术；

③ 通过培训，加深员工对智慧医院乃至智慧医疗体系的认知，提升前沿技术应用能力；

④ 在推动变革的同时重视变革管理。

智慧医院将不同于今天所见之医院。在逐步去中心化的医疗服务体系中,智慧医院专注于核心业务,以灵活高效的方式与其他医疗机构互联互通。被数字化赋能的医护人员将为患者提供更高质量的诊疗、更好的就医体验,并持续不断推动医疗服务创新。

### 1.5.2 医院智慧服务的未来发展

未来的医院智慧服务将通过人工智能、大数据和物联网等技术,打造以患者为中心的智能化医疗生态系统。智慧医院将实现精准诊疗、智能化管理和远程医疗的全面融合,为患者提供个性化的健康管理和优化的医疗体验。未来的医院智慧服务不仅将提升医疗服务的效率和质量,还将推动医疗资源的合理配置与可持续发展。未来医院智慧服务信息系统的研究应关注以下几个方向:

(1) 探索基于5G和物联网技术的智慧医疗新模式。随着5G技术的普及,可以实现更高效的远程诊疗和实时监护,为患者提供更便捷、精准的医疗服务。

(2) 深化人工智能在医疗决策支持系统中的应用。通过机器学习和深度学习算法,提高疾病诊断和治疗方案制定的准确性,辅助医生做出更科学的决策。

(3) 研究区块链技术在医疗数据管理和共享中的应用。区块链技术可以提高医疗数据的安全性和可追溯性,促进医疗机构之间的数据共享和协作。

此外,还应关注智慧医疗服务的可持续性研究,探索如何在技术可行性、经济可行性和组织支持等方面实现平衡,确保智慧医疗服务的长期发展。

展望未来,医院智慧服务信息系统将朝着更加智能化、个性化和集成化的方向发展。通过大数据分析和人工智能技术,实现精准医疗和个性化健康管理。同时,医疗信息系统将更加注重与公共卫生系统的融合,构建覆盖预防、诊疗、康复全过程的智慧医疗生态系统。未来的医院智慧服务信息系统将更加注重患者体验和参与,通过开发更加友好的患者门户和移动应用,让患者更深入地参与到自身健康管理中,实现真正的以患者为中心的智慧医疗服务。

 习题 1

1. 简述医院智慧服务信息系统的技术架构。
2. 思考医院智慧服务业务子系统之间的关系和交互模式。

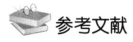 参考文献

[1] 中国商业数据网.2023—2028年中国医疗软件行业发展前景预测与投资战略趋势分析报告[EB/OL].(2023-05-22).https://www.bilibili.com/read/cv23841184/.

[2] 麦肯锡白皮书.未来已来:智慧医院发展之路[EB/OL].(2023-10-18).https://baijiahao.baidu.com/s? id=17800731749566054358&wfr=spider&for=pc.

[3] Lee S H, Lee D W. A reinforcement method of healthcare information system[J]. Indian Journal of Public Health Research and Development,2018,9(11):830.

[4] Zhang Z A, Zheng X, An K, et al. Current status of the health information technology industry in

China from the China hospital information network conference：Cross-sectional study of participating companies[J]. JMIR Medical Informatics，2022，10(1)：e33600.

［5］杜元太,侯爽,许扬.智慧医院信息系统技术架构设计与实践[J].中国卫生信息管理杂志,2020(6)：697-701,720.

［6］李岳峰,胡建平,庹兵兵,等.医院信息化功能与技术标准框架设计与探讨[J].中国卫生信息管理杂志,2022,19(3)：390-394.

［7］徐若然,张毅,周博雅,等.智慧医院建设中信息平台的构建与应用研究[J].中国医院管理,2018,38(3)：55-57.

# 第2章

# 医院智慧服务开发基础知识

当前医院智慧服务信息系统多为 B/S 架构,支持多类型平台,所服务的对象涵盖患者、医生、医院后勤、管理部门等多种角色,业务流程长、同院内其他医疗系统之间交互频繁。系统可采用 Java EE 企业级快速开发平台,基于 Spring Boot、Spring Security、MyBatis、Vue 等经典技术组合,系统基础内置模块可包含部门管理、角色用户、菜单及按钮授权、数据权限、系统参数、日志管理、代码生成等。可支持在线定时任务配置、集群以及多数据源。

本章详细介绍了医院智慧服务信息系统的开发环境、前后端技术栈等信息,着重分析了所选技术的特色。

## 2.1　开发系统环境

为应对复杂的业务逻辑、巨大的数据流量和查询峰值,医院智慧服务系统所采用的开发环境需要使用高性能的数据库系统、可扩展的架构设计、有效的数据缓存机制及数据分析和机器学习能力。可选择 Jave EE、Apache Maven、Node 和 Redis 作为主要的系统开发环境。

### 2.1.1　Java EE

Java EE 全称为 Java 平台企业版(Java Platform Enterprise Edition),是一个由 Sun 公司推出的企业软件标准,其开发参与者包括业界专家、商业或开源组织以及众多个人开发者,2018 年 3 月之前被称为 J2EE(Java 2 Platform Enterprise Edition),当前最新版本为 Java EE8。随着 Java 技术的发展,J2EE 已成为 Java 语言中最活跃的体系之一。具体而言,Java EE 标准体系包含多方面的子标准[①],按照不同的功能和角色,可以分为以下五个大类:

(1) Java EE 平台,支持 HTML5 和 HTML2.0 标准,增强了 Bean 的简化和集成管理,改进了对服务端应用程序基础功能的支持,增加了服务器发送事件的支持、Json 文本和 Java 对象之间的标准化绑定、Java API for Web Socket 和 Java API for Json Processing 的改进等内容;

(2) Web 应用技术,例如 Java Servlet、Java 服务器页面(Java Server Pages)、Java 服务

---

① https://www.oracle.com/java/technologies/java-ee-8.html.

器页面标准标签库(Java Server Pages Standard Tag Library,JSTL)等;

(3)企业应用技术,例如企业级 JavaBean(Enterprise Java Beans,EJB)、JavaMail、Java 事务 API(Java Transaction API,JTA)等;

(4)Web 服务技术:RESTful 网页服务 API、XML 注册 API(Java API for XML Registries,JAXR)、企业及 Web 服务实现等;

(5)管理和安全技术,例如 Java 授权和验证服务(Java Authentication and Authorization Service,JAAS)、Java EE 安全 API、Java EE 应用部署等。

### 2.1.2　Apache Maven

Apache Maven 是一个软件项目管理及自动构建工具,由 Apache 软件基金会所提供。可构建和管理多种语言所编写的项目,例如 C♯、Ruby、Scala。Maven 使用中央仓库存储并提供项目所依赖的工具包,具备完整的依赖管理策略,可通过依赖传递的方式自动推导工具包的依赖关系并进行相关包的下载。除此之外,Maven 有严格的生命周期,能够对项目所有的清理、初始化、编译、测试、打包、集成测试、验证、部署等过程进行抽象和统一。Maven 项目通常以 pom.xml 文件作为其配置文件以定义所需工具包,支持多模块项目(每个模块都一个 pom.xml 文件),文件中的 groupId、artifactId、version 等元素定义了项目的基本信息,dependencies 定义了项目所依赖的库和插件,build 表明了构建所用的插件,properties 定义构建过程中所使用的属性,profiles 定义了不同环境中的构建配置。

相较于另一个主流的 Java 构建工具 Gradle,Maven 具有更低的学习难度、大量的插件和工具、更成熟的插件系统,但是在编译效率方面则稍逊于 Gradle。

### 2.1.3　Node

在 Node.js 出现之前,JavaScript 通常作为客户端程序设计语言使用运行于浏览器上。Node.js 使 JavaScript 能够运行于服务端,是一个开源、跨平台的框架,由 OpenJS Foundation 持有和维护,采用 Google 开发的 Chrome V8 JavaScript 引擎执行代码。

Node.js 使用单线程运行,但其可以通过事件循环、回调函数、非阻塞 I/O 和事件驱动来处理并发事件,避免多线程编程中的复杂性和同步问题,提高高并发请求时候运行效率。该框架通过 NPM(Node Package Manager)管理第三方库生态系统,极大地提高了项目的集成和开发效率,同时采用微服务架构,使其能够快速启动和扩展服务。由于其采用 JavaScript 进行开发,因此可以简化开发流程、提高开发效率。除 Web 服务端程序以外,Node.js 还能够构建其他类型的应用程序,例如命令行工具、桌面应用程序等。

Node.js 含有一系列内置模块,使得程序可以脱离 Web 服务器容器,例如 Apache HTTP Server 或 IIS,作为独立服务器执行。目前,Node.js 已被 IBM、Microsoft、LinkedIn、PayPal 等众多企业采用。

### 2.1.4　Redis

Redis 是一个使用 ANSI C 编写的"键—值"对日志型存储数据库,具有开源、支持网络、基于内存、可持久化的特点。由于 Redis 基于内存,相对于需要将每个事务都写入硬盘的数据库系统,具有更高的执行效率,且写与读操作速度没有明显差别。从 2015 年 6 月开始,

Redis 的开发由 Redis Labs 赞助,据网站 DB-Engines.com 调查,Redis 是最流行的键值对存储数据库。

Redis 通常将全部的数据存储在内存中,目前通过两种方式实现持久化。

(1) 使用快照,一种半持久耐用模式。数据集不时地以异步方式从内存以 RDB(Redis Database)格式写入硬盘。

(2) 1.1 版本开始使用更安全且只能追加的日志类型 AOF(Redis Database)格式将数据集修改操作记录起来。Redis 能够在后台对记录进行修改,从而避免日志的无限增长。

Redis 支持主从同步。数据可以从主服务器向任意数量的从服务器上同步,从服务器可以是关联其他从服务器的主服务器,使得 Redis 可执行单层树复制。由于完全实现了发布/订阅机制,使得从数据库在任何地方同步主服务器时,可订阅一个频道并接收主服务器完整的消息发布记录,这种同步方式对读取操作的可扩展性和数据冗余很有帮助。

## 2.2　后端开发主框架

系统后端负责业务逻辑处理和数据管理工作,需要有较好的可扩展性、可维护性、安全性等性能。当前已有 ASP.NET、Laravel、Django 等众多主流后台框架和技术,本书选择最受欢迎的框架之一的 Spring。该框架具备完备的数据访问、网页、消息、日志以及测试模块,能够满足大部分企业级应用需求。

### 2.2.1　Spring 框架

Spring 框架是 Java 平台的一个开源的全栈(full-stack)应用程序框架,最初由 Rod Johnson 及 Juergen Hoeller 等为解决企业应用开发的复杂性而开发,一般被直接称为 Spring,目前为 Java 社区最为流行的框架之一,基本完全代替了企业级 JavaBeans(EJB)。Spring 使用基本的 JavaBean 来完成以前只可能由 EJB 完成的事情,是一个轻量级的控制反转(IoC)和面向切面(AOP)的容器框架。

轻量:Spring 在大小与开销方面都是轻量的。Spring 可在只有 1 MB 多的 JAR 文件里发布,典型 Spring 应用中的对象不依赖于 Spring 的特定类。

控制反转:Spring 通过一种称作控制反转的技术促进了松耦合。对象的依赖通过被动的方式传递进来,而非对象自己创建或者查找依赖对象。

面向切面:Spring 允许通过分离应用的业务逻辑与系统级服务进行内聚性的开发。应用对象只实现业务逻辑,并不负责其他的系统级事务,如日志或事务支持。

容器:Spring 包含并管理应用对象的配置和生命周期,可基于一个可配置原型(prototype)配置每个 bean,用于创建一个单独的实例及它们的关联。

框架:Spring 可以将简单的组件配置、组合成为复杂的应用,将应用对象声明式地组合在一个 XML 文件里,提供很多基础功能(例如事务管理、持久化框架集成等)。

基于上述特点,Spring 能使用户编写更干净、更可管理,并且更易于测试的代码。Spring 框架由七个定义明确的基本模块组成包括:① 核心容器,提供依赖注入特征实现容器对 Bean 的管理;② 应用上下文模块,扩展了 BeanFactory 的概念,增加了对国际化(I18N)消息、事件传播以及验证的支持,还提供了许多企业服务,例如电子邮件、JNDI 访问、EJB 集成、远程以及时序调度（scheduling）服务；③ AOP 模块，提供了对面向切面编程，将元数据编程引入 Spring 为源代码增加注释，指示 Spring 在何处以及如何应用切面函数；④ JDBC 抽象和 DAO 模块，保持数据库访问代码干净简洁，还在数据库服务器给出的错误消息之上建立了一个有意义的异常层，降低错误消息的理解难度；⑤ 对象/关系映射集成模块，为几种流行的 ORM 框架提供了集成方案，包括 Hibernate、JDO 和 iBATIS SQL 映射；⑥ Spring 的 Web 模块，建立于应用上下文模块之上，提供了一些面向服务支持；⑦ Spring 的 MVC 框架，使用 IoC 对控制逻辑和业务对象提供了完全的分离，允许声明性地将请求参数绑定到业务对象中。

### 2.2.2　Spring Boot

Spring Boot 是由 Pivotal 团队提供的基于 Spring4.0 设计的全新框架，可用以简化 Spring 应用的初始搭建以及开发，有开箱即用和约定优于配置两个策略：开箱即用（Outofbox）是指通过在 Maven 项目的 pom 文件添加相关依赖包，使用注解来代替烦琐的 XML 配置文件以管理对象的生命周期，使开发人员摆脱了复杂的配置和管理工作；约定优于配置（Convention over Configuration）是一种由 Spring Boot 本身来配置的目标结构，由开发者在结构中添加信息的软件设计范式，降低了部分灵活性，但可将编译、测试和打包等工作自动化。Spring Boot 不仅继承了 Spring 框架原有的优秀特性，而且还通过简化配置来进一步简化了 Spring 应用的整个搭建和开发过程。另外，Spring Boot 通过集成大量的框架使得依赖包的版本冲突，以及引用的不稳定性等问题得到了很好的解决。

除上述两个策略带来的特点以外，Spring Boot 还具备以下特点：快速启动和部署，支持内嵌的 Web 服务器，简化了部署过程；支持微服务，适合构建微服务应用，可以与 Spring Cloud 等微服务框架无缝集成；易于集成，可与其他 Spring 项目和第三方库集成，如 Hibernate、Thymeleaf 等，提高开发效率和代码质量；内建安全性功能，与 Spring Security 集成，提供了内建的安全自动配置，简化了安全性设置；响应式编程支持，与 Spring WebFlux 集成，可以构建响应式 Web 应用程序。

### 2.2.3　Spring Security

Spring Security 是 Spring 项目中用来提供安全认证服务的框架。该框架主要依赖 Servlet 过滤器拦截进入请求，在应用程序请求之前进行安全认证。使用 Servlet 过滤器须在 Web 应用程序的 web.xml 文件中使用〈filter〉和〈filter-mapping〉元素配置。其中，FilterToBeanProxy 是一个特殊的 Servlet 过滤器，它将过滤工作委托给 Spring 应用程序上下文中的一个 Bean 来完成。被委托的 Bean 在 Spring 配置文件实现 javax.servlet.Filter 接口而非 web.xml。

Spring Security 的两个主要功能分别是"认证"和"授权"（或者访问控制）：

（1）"认证"（Authentication），建立一个它所声明的主体的过程，"主体"指用户设备或一些可以在应用程序中执行动作的其他系统；

（2）"授权"（Authorization），确定一个主体是否允许在应用程序执行，执行授权操作之前，主体的身份必须已经过认证。

## 2.3 后端开发持久层技术

### 2.3.1 Apache MyBatis

MyBatis 是一个 Java 持久化开源框架,它通过 XML 描述符或注解把对象与存储过程或 SQL 语句关联起来映射成数据库内对应的记录,还能够通过使用一种内建的类 XML 表达式语言或 Apache Velocity 插件动态地生成 SQL 语句。

与其他对象关系映射框架不同,MyBatis 没有将 Java 对象与数据库表关联起来,而是将 Java 方法与 SQL 语句关联。它允许用户充分利用数据库的各种功能,例如存储过程、视图、各种复杂的查询以及某数据库的专有特性。MyBatis 支持声明式数据缓存(Declarative Data Caching),当一条 SQL 语句被标记为"可缓存"后,首次执行它时从数据库获取的所有数据会被存储在一段高速缓存中,今后执行这条语句时就会从高速缓存中读取,而不是再次读取数据库。该框架的功能架构可以分为三层:

(1) API 接口层,提供给外部使用的接口 API;

(2) 数据处理层,负责具体的 SQL 查找、解析、执行和执行结果映射处理等;

(3) 基础支撑层,负责基础功能,包括连接管理、事务管理、配置加载和缓存处理。

### 2.3.2 Alibaba Druid

Druid 是阿里开源的数据库连接池,提供强大的监控和扩展功能,可减少数据库连接创建和销毁的开销。Druid 的监控功能能够统计数据库连接情况、SQL 执行情况、耗时统计等,通过监控活跃连接数、空闲连接数、创建连接数、销毁连接数等管理连接资源;通过 SQL 执行时间、次数、返回行数等定位性能瓶颈;通过监控 SQL 执行异常,及时发现和解决问题。

MyBatis 配合 Druid 使用具有众多优势:通过 Druid 管理数据库连接,监控 MyBatis 执行的 SQL 语句,分析性能瓶颈;由于 Druid 支持事务的提交和回滚,故还可以实现声明式事务管理;同时利用 Druid 提供的 SQL 注入防护机制可以增强 MyBatis 的安全性,最终实现高效、安全、可监控的数据访问层。

## 2.4 前端开发视图层技术

### 2.4.1 Vue.js

Vue.js 首发于 2014 年,是一个聚焦于视图层的开源 JavaScript 框架,当前最新版本为 Vue 3。该框架具有两个核心特点:声明式渲染,基于标准 HTML 拓展了一套模板语法,声明式地描述最终输出的 HTML 和 JavaScript 状态之间的关系;响应性,自动跟踪 JavaScript 状态并在其发生变化时响应式地更新 DOM。作为一个轻量化的前端开发框架,Vue.js 支持响应式数据绑定,具备组件化开发、虚拟 DOM、状态管理、MVVM 模式(Model、View、ViewMode)等特性,因此适合被用于各种开发场景。除此之外,该框架基于 HTML、CSS 和 JavaScript,能够与现代前端工具良好集成,因此具有较低的学习成本,Vue 项目的目录结构见表 2-1。

表 2-1　Vue 项目主要目录结构

| 目录/文件 | 说　明 |
|---|---|
| build | 项目构建(webpack)相关代码 |
| config | 配置目录,包括端口号等 |
| node_modules | npm 加载的项目依赖模块 |
| src | 包含了几个目录及文件 |
| static | 静态资源目录,如图片、字体等 |
| test | 初始测试目录,可删除 |
| .xxxx 文件 | 配置文件,包括语法配置、git 配置等 |
| index.html | 首页入口文件,可添加一些 meta 信息或统计代码 |
| package.json | 项目配置文件 |
| README.md | 项目的说明文档,markdown 格式 |

### 2.4.2　Element

Element Plus 是一套由饿了么前端团队基于 Vue 3 实现的前端组件库,是 Element UI 的后续版本,专为 Vue 3 设计和优化,它提供了配套设计资源,帮助网站快速成型;其包含丰富的基础组件、表单组件、数据表示、导航、布局等组件,具备良好的国际化支持,也支持定制主题、暗色模式等个性化的设置。Element Plus 可通过 NPM、Yarn 等包管理工具进行安装和使用。

该组件库具有覆盖全面、风格统一和高效易使用的特点,同时也具备良好的兼容性,在主流浏览器上运行效果良好。

## 2.5　数据库

### 2.5.1　MySQL

MySQL 是一个开源数据库管理系统,由瑞典 MySQL AB 公司开发。与其他大型数据库管理系统(例如 Oracle、DB2、SQL Server 等)相比,MySQL 规模小、功能有限,但是它体积小、速度快、成本低,同时也具备自动故障转移和恢复、支持数百万并发以及数据加密、访问控制等安全机制,这些特性使得 MySQL 成为世界上最受欢迎的开放源代码数据库,目前被广泛地应用在 Internet 上的中小型网站中。

针对不同的用户,MySQL 分为两个不同的版本。

(1) MySQL Community Server(社区版):完全免费,但官方不提供技术支持,用户可以自由下载使用。

（2）MySQL Enterprise Server（企业版服务器）：为企业提供数据库应用，支持 ACID 事务处理，提供完整的提交、回滚、崩溃恢复和行政锁定功能；需要付费使用，官方提供技术支持。

当前，常用的 MySQL 管理软件包括 phpMyadmin、Navicat 等。

### 2.5.2　Ms SQL Server

SQL Server 数据库是 Microsoft 开发设计的一个关系数据库智能管理系统，是全世界主流数据库之一。SQL Server1.0 在 1989 年公布，迄今 SQL Server 已变成一个企业级的信息化平台。SQL Server 2014 包含内嵌的商业智能专用工具，以及一系列的分析和报告工具，能够建立数据库、备份数据、拷贝，为数据安全提供了更强的保障，具备方便使用、可伸缩性好、相关软件集成度高等优势，能够在单一的笔记本电脑上运行，也可在云服务器集群上运行。SQL Server 应用集成化的商务智能专用工具提供了企业级的数据管理服务，为关系型数据和结构化数据提供了更可靠安全的存储功能，使用户能够搭建和管理用于业务流程的高可用性和性能卓越的程序。

SQL Server 有下列三个版本：

商业版，向规模性大数据中心和数据库管理提供企业级的高可用和安全的解决方案；

标准版，为一些规模小的机构或单位提供数据管理服务和比较有限的商务智能运用；

商务智能版，针对需要商务智能和自助服务功能而不需要完整的在线事务处理性能和可扩展性的企业。

SQL Server 拥有众多优点，例如便捷性、合适分布式系统的可伸缩性、用以决策支持的数据服务、与很多别的服务器软件密不可分的集成性、优良的性价比；为用户的数据管理与分析提供协调能力，容许企业在迅速转变的环境中快速响应；具备完全 Web 支持，提供了对 XML 的核心支持。它和别的数据库相比也存在一些不足，例如开放性不够好、并行处理和共存模型并不成熟等。

### 2.5.3　Oracle

Oracle DataBase 是甲骨文公司的一款关系数据库管理系统，具有高效率、可靠性好、适应高吞吐量、跨操作系统、能跨硬件平台进行数据互操作等特点。除此之外，Oracle 在数据库安全性与完整性控制方面的优越性能，使得越来越多的用户将 Oracle 作为其应用数据的处理系统，目前被广泛应用于信息管理系统、企业数据处理、Internet 及电子商务领域。

Oracle 数据库最新版本为 Oracle DataBase 23ai，该版本新增了众多 AI 功能，能够帮助用户简化数据管理流程、增加大数据信息挖掘、促进自然语言理解方式查询数据库。除此之外，还在安全性、易用性方面提供了众多可用的新特性。总结来说，Oracle DataBase 23ai 通过集成 AI 功能、提供丰富的新功能、关注关键领域、保持高性能和安全性、易于使用与管理、支持开发者需求、处理大数据以及广泛的生态系统支持等特点，为用户提供了更加智能、高效、可靠的数据库服务。

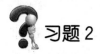习题 2

1. 配置 Spring Boot 开发环境，需要安装哪些必备的系统软件？

2. 什么是信创？为构造符合信创标准的开发、运行环境，本章中的哪些框架和系统能够使用开源或国产产品进行替代？

3. 哪些类型的数据不适合存放于 MySQL 数据库中？请构造 Redis 数据库，完成多种类型数据的存取。

4. 使用 Vue 构造一个简单的前台页面，实现同 Spring Boot 后台服务的互联互通，完成一个文件的上传。

# 第3章

# 医院智慧诊前服务

随着新一代信息技术与医疗行业的深度融合,智慧化服务正成为提升患者体验和医疗服务效率的关键因素,医院智慧诊前服务应运而生,它通过整合预约诊疗、院前急救衔接以及转诊服务等多个系统,为患者提供一个全面、便捷、高效的就医前服务体验。以预约诊疗系统为例,全面推广分时段预约诊疗模式,将能够有效地解决患者就医等候时间,降低院内感染几率,让医院门诊流程更为合理,改善医院就诊环境,提高医疗服务质量和医院运行效率,降低医疗安全风险。急救衔接服务主要实现医院门急诊与院前急救机构(救护车)的信息对接,提供现场急救信息技术支持。在突发群体事件伤员及危重症伤病员的运送过程中,急救衔接服务系统有助于急救科医生提早了解患者基本信息和疾病情况,便于做好患者运送途中救治支持,并可根据现场救治情况进行远程医疗处置指导。转诊服务用于支持医联体内各医疗机构间服务信息交换与共享能力,协助医联体内各医疗机构实现电子化的转诊申请与审核,上级综合医院为基层医疗机构提供在线医疗咨询,对于高危情况可通知基层医师处理;并可根据健康档案或监测得到的患者病情变化情况,及时给出诊疗或转诊建议。

本章将着重介绍预约诊疗系统、院前急救衔接系统、转诊服务系统的基本概念、总体需求、系统主要功能设计、数据库设计、数据交互等,为今后实现医院智慧服务信息系统诊前服务系统的开发打下基础。

## 3.1 预约诊疗系统

### 3.1.1 预约诊疗系统概述

随着移动互联网、云计算、大数据、人工智能等新一代信息技术的发展,与我国卫生事业改革深入贯彻以人民为中心的发展思想,利用新一代信息技术与预约诊疗业务进行有机融合,重构医院预约诊疗业务模式,优化就医流程,从而让医院更好地为患者服务,提高患者就诊的满意度。

1. 预约诊疗系统的定义

预约诊疗系统是一种基于计算机技术和互联网技术的医疗服务模式,旨在提高医疗资源利用效率、优化医疗服务质量、改善医患关系和提高患者的就医体验,为患者提供诊前的挂号、检查、检验、治疗、手术、住院等预约服务进行综合管理的应用程序,对在诊前预约阶段中产生的数据进行采集、存储、处理、分析,从而为医院的预约诊疗提供全面的、自动化的管理信息服务系统。该系统允许患者在线上选择医院、医生、科室、时间等信息,实现预约挂号、检查、手术等医疗服务,有效避免了患者在医院排长队等待挂号、预约等过程中的烦琐操作和时间浪费。预约诊疗系统可以提高医疗机构的工作效率,减少因患者的突然来访而导致的拥堵和混乱。同时,通过预约诊疗系统,患者可以更好地规划自己的就诊时间,医疗机构也可以更好地规划医生的工作时间和资源分配,从而实现优化医疗资源的目标。

2. 预约诊疗系统的目标

预约诊疗系统的目标是以患者服务为中心,不断优化预约诊疗流程,优化医疗资源配置,创新医疗服务举措,解决传统的"挂号时间长、候诊时间长"的问题,不断改善患者就医服务满意度,实现门诊有序、高效、安全运行。因此,预约诊疗系统的主要功能性目标包括:

(1) 预约诊疗模式必须遵循国家卫健委对智慧医院建设中有关预约诊疗的要求,建立和完善统一号源的预约诊疗系统;

(2) 针对不同患者的特征,提供现场人工、电话、自助机、手机 App、微信、智能机器人等多种技术的预约途径,满足患者不同的预约需求;

(3) 能够对各类号源进行精细化分时段预约管理,方便患者自主选择就诊时间和专家,缩短患者等候时间,实现门诊有序、高效、安全运行。

### 3.1.2 预约诊疗系统总体需求

1. 预约诊疗系统需求描述

(1) 预约诊疗系统的总体需求

预约诊疗服务明确了医院智慧诊疗服务信息系统的数据需求,预约诊疗服务是患者在医疗机构历次就诊前进行预约时所产生和被记录的所有预约活动的完整记录,是以历次预约时间、健康和疾病问题、预约服务活动作为三个维度及复杂信息间的内在联系。通过一定的时序性、层次性和逻辑性,将历次预约诊疗的健康和疾病问题、针对性的预约诊疗服务以及所记录的相关信息有机地关联起来,并对所记录的信息进行科学分类和抽象描述,使之系统化、条理化和结构化。

预约诊疗服务的总体需求如下:

① 满足国家卫生健康委员会发布《医院智慧服务分级评估标准体系(试行)》有关诊疗预约的分级功能评估要求。落实国家卫生健康委员会印发的《关于进一步完善预约诊疗制度智慧医院建设的通知》提出的"不断优化预约诊疗流程,探索提供延伸服务的预约"要求。

② 遵循国家卫生部门发布的《基于电子病历的医院信息平台技术规范》《电子病历基本数据集》等诊疗规范、数据标准。

③ 满足诊疗预约信息的整合与共享,支持集约化的预约诊疗服务。

④ 支持多种技术方式和渠道的预约的服务应用,实现预约资源统筹调度的功能。

(2) 预约诊疗系统的功能性需求

从用户需求的角度分析,预约诊疗系统的用户主要有两大类,即患者和医疗服务与管理人员。患者主要指来医院就诊、检查、检验、处置、手术、住院或进行健康体检的接受医院服务的个人。医疗服务与管理人员主要指的是面向患者提供的医疗服务与管理人员,具体包括:① 直接接触患者给予详细的询问病史、体格检查、诊断、病历记录、开处方、开医嘱,并针对病人的病情制定全面诊疗方案的临床医生;② 主要负责为患者进行身份登记、建立与维护患者档案的医院工作人员;③ 承担预约诊疗管理中关键指标制定、预约诊疗流程评估与改进措施制定、数据统计分析等的决策管理人员。

患者用例图、医生用例图和管理员用例图如图 3-1、3-2、3-3 所示。

预约诊疗系统的功能需求可以概括为以下几点:

① 患者注册与登录;

② 预约挂号;

③ 检验检查;

④ 医生排班;

⑤ 通知管理;

⑥ 功能参数设置;

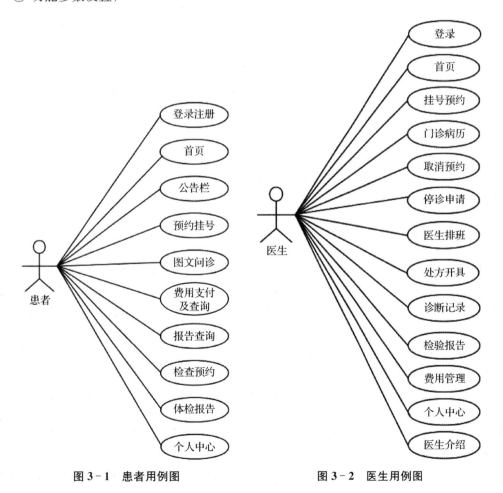

图 3-1  患者用例图              图 3-2  医生用例图

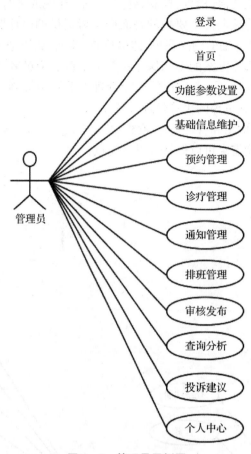

图 3-3　管理员用例图

⑦ 基础信息维护；

⑧ 数据分析与统计。

（3）预约诊疗系统的非功能性需求

预约诊疗系统中包括医生信息、专家信息以及医院的门诊信息，也包括患者的个人信息、挂号信息等。因此，在设计预约诊疗系统时，应重视对患者个人隐私的有效保护。为确保预约诊疗系统中相关数据的安全性与业务数据性，要求系统在信息内外连接与数据交互过程中加强对平台的安全防护。在系统安全方面，需要从软件与硬件两个层面着手，避免系统受到黑客、病毒等的攻击而出现数据破坏或信息泄漏现象，势必会给医院与患者带来严重的损失。同时，在整个预约诊疗系统中，还要注重对数据的备份处理，构建应急数据恢复机制，避免各个科室人员在操作失误的状况下导致数据损坏或丢失。

预约诊疗系统的非功能性需求可概括为以下几个方面：

① 可用性。系统应该具有较高的可用性，确保用户能够顺利地完成操作，且不容易出现故障或错误。

② 可靠性。系统应该具有较高的可靠性，确保数据不会丢失、损坏或遭到攻击，并能够快速地恢复正常运行。

③ 安全性。系统应该具有较高的安全性，确保用户的个人隐私和敏感数据不会遭到泄

露、篡改或攻击,同时也要保证系统本身的安全。

④ 性能。系统应该具有较高的性能,能够快速地响应用户请求,处理大量数据并且在高并发情况下也能正常运行。

⑤ 可扩展性。系统应该具有较高的可扩展性,能够应对未来的业务增长和用户数量的增加,可以方便地进行扩容和升级。

⑥ 易用性。系统应该具有较高的易用性,操作界面简单明了,用户能够轻松地完成各种操作。

⑦ 可维护性。系统应该具有较高的可维护性,方便管理员进行系统升级和维护,易于查找和解决问题。

2. 预约诊疗系统业务流程

不同用户对预约诊疗系统需求有不同的关注点,因此,他们的具体业务流程也就不一样。以下从不同用户角度详细分析各个业务流程。

(1)患者的业务流程

预约挂号是指患者通过预约诊疗系统提前预约就诊时间和医生,减少患者在医院等待的时间和不必要的人流聚集,为患者提供更加便捷和高效的医疗服务。预约挂号流程主要包括三个方面,即用户预约、用户支付、用户取号,它们之间的关系如流程图 3-4 所示。

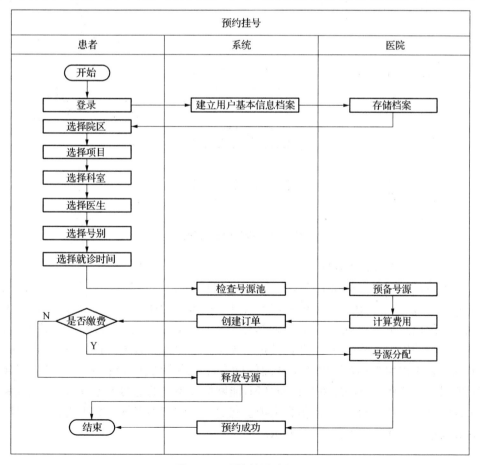

图 3-4 预约挂号流程图

　　检验检查是指患者通过预约诊疗系统提前预约检验检查项目的就诊项目和时间等。患者可根据病情和诊断需要,在系统中填写检验检查申请单,包括检验检查项目、检验检查时间、检验检查地点等信息,进行检验检查项目的预约和支付。支付完成后,患者可按照订单中的时间和地点前往指定的检验检查机构进行检验检查。具体流程如图3-5所示。

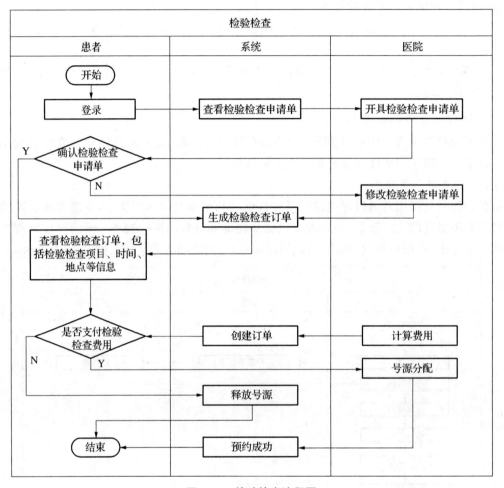

**图3-5　检验检查流程图**

（2）医院管理者的业务流程

　　停诊申请是指医生在系统中提交停诊申请,包括停诊时间、原因等信息,系统接收到停诊申请后,将停诊信息发送给对应的管理人员进行审核。管理人员审核停诊申请,如果审核通过则将停诊信息更新到系统中,并且通知已经预约了该医生的患者;如果审核不通过,则将审核不通过的原因反馈给医生,并让其重新提交停诊申请。具体流程如图3-6所示。

　　基础信息维护用于对系统中各类基础信息进行管理和维护,包括科室、医生、医院等基础信息资料。对这些信息的准确维护和管理,能够提高系统的运行效率和服务质量,为患者提供更好的就医体验。同时,基础信息维护也能够为医院管理者提供数据支持,方便医院进行管理和决策。具体流程如图3-7所示。

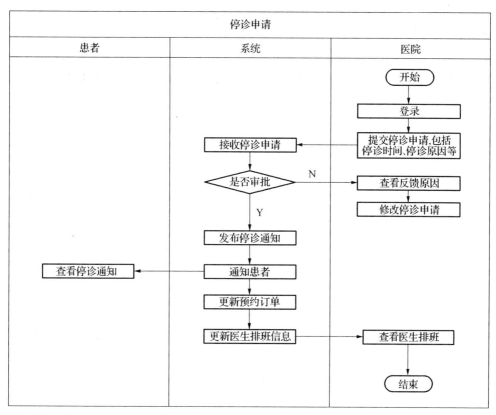

图 3-6 停诊申请流程图

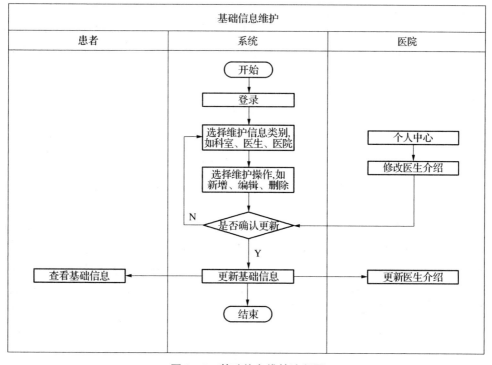

图 3-7 基础信息维护流程图

### 3.1.3 预约诊疗系统总体设计

预约诊疗系统总体设计主要考虑用户需求、现有技术条件、经济投资和系统应用等方面，促使设计出来的预约诊疗系统能够在医院、诊所以及社会各种需要的场所满足患者的挂号需求，并且提供各个科室医生信息，使患者在预约时依据自己的病症与经济能力等情况自主选择医生。在方便患者就医的同时，也优化了医院门诊管理，提高效率。

1. 系统设计考虑的主要内容

预约诊疗系统设计主要考虑的内容包含是否具有基本的挂号、检查、检验等预约功能，证件支持类型，可预约平台，挂号系统能否与医院 HIS 系统融合，系统是否便于操作即界面设计、性能要求以及安全性等问题。

系统要满足基本的预约挂号要求。除了目前各大医院的门诊挂号，还包括检查、检验、治疗、手术、住院等预约。在挂号时患者的身份认证应当支持多种证件；预约方式多样化，不局限在某种设备或网站平台上；支持分时段预约挂号，时间可精准到 1 小时内。

预约系统要融合到医院的 HIS 系统中，实现患者的基本信息、挂号信息能够被查询，号源池的数量及时更新等。

预约者只需掌握基本的设备常识、几步简单的步骤就能够完成预约挂号。系统界面应当设计得简洁不混乱，方便操作。

预约诊疗管理系统要实现系统功能从对内服务到对外服务的跨越，需要满足两点，一是性能，二是安全性。性能主要是以响应时间、吞吐量、故障响应时间为代表。用户使用系统时，填写的个人信息以及相关授权，还有付费的自助服务需要实现与银行之间的互联，因此可以保证医院网络安全和信息安全。

另外，在系统设计时也把经济可行性纳入其中。建设面向全网通多途径接入的预约诊疗服务信息平台，既需要硬件采购、软件开发的一次性的资金投入，又需要组建专业团队持续运营和管理人力资本的投入，根据卫健委相关文件的精神，公立医院的预约诊疗服务信息平台又必须保持服务的公益性。

国家卫健委与相关部门曾多次在不同场合提出预约诊疗平台的建设要求。实践证明，开展预约诊疗服务是医院和患者之间的双赢模式。上述主要内容被考虑到预约诊疗管理系统中，则可以优化医院就诊流程，既能方便地为患者提供各个医疗环节的医疗预约服务，又能使医疗机构合理和均衡地利用现有医疗资源，提高资源利用率，为医院带来较高的社会效益。

2. 预约诊疗系统主要功能模块

在设计预约诊疗系统前，必须了解清楚系统的功能，对系统的每个功能模块都有清晰的划分，通过该种方式满足用户的总体需求和所需要的业务功能。这里的功能划分是比较初步的，更详细的划分会随着用户需求进一步调整。图 3-8 所示为预约诊疗系统功能模块结构图。

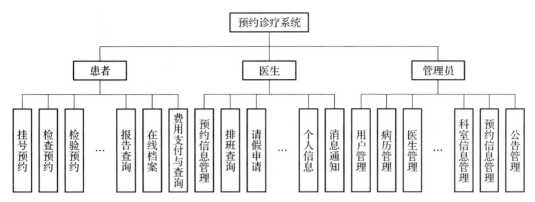

图 3-8 预约诊疗系统功能模块结构图

以下分别从三个用户角度介绍其在预约诊疗系统内的主要功能：

（1）患者方的主要功能有挂号预约、检查预约、检验预约、报告查询、在线档案、费用支付与查询等；

（2）医生方的主要功能有预约信息管理、排班查询、请假申请、个人信息、消息通知等；

（3）管理员方的主要功能有用户管理、病历管理、医生管理、科室信息管理、预约信息管理、公告管理等。

### 3.1.4 预约诊疗系统数据库设计

1. 系统概念模型描述

该预约诊疗系统的主要实体有医院、科室、医生、患者、系统管理员等。以下着重介绍部分核心功能的局部 E-R 图。

"医院"实体与"科室"实体存在"管理"的联系，一个医院拥有多个科室，一个科室在一家医院只有一个，所以它们之间存在一对多联系（1∶n），如图 3-9 所示。

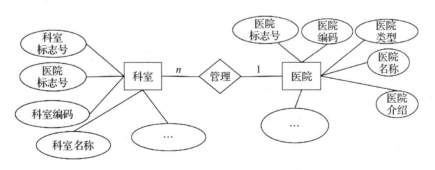

图 3-9 "医院"与"科室"实体的局部 E-R 图

"科室"实体与"医生"实体存在"聘用"的联系，一个科室由多名医生组成，一名医生属于一个科室，所以它们之间存在一对多联系（1∶n），如图 3-10 所示。

"医生"实体与"患者"实体存在"挂号"的联系，一个医生可以看诊多名患者，一名患者可以挂多个医生的号，所以它们之间存在多对多联系（m∶n），如图 3-11 所示。

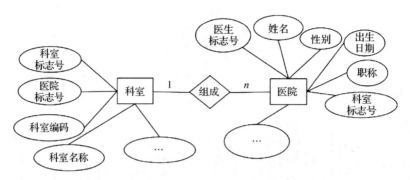

图 3-10 "科室"与"医生"实体的局部 E-R 图

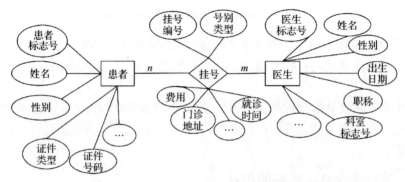

图 3-11 "医生"与"患者"实体的局部 E-R 图

全局 E-R 图如图 3-12 所示。

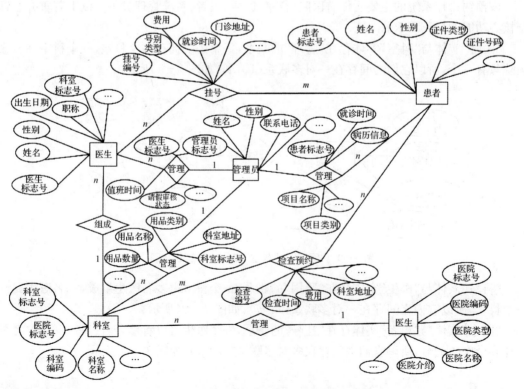

图 3-12 全局 E-R 图

2. 系统逻辑模型设计

预约诊疗系统的系统逻辑模型设计是将系统的数据模型和业务逻辑进行整合,为实现系统的功能提供基础。在预约诊疗系统的数据库设计中,数据库的逻辑模型设计可以通过将所得的 E-R 图转换为数据模式,该预约诊疗系统的逻辑设计内容如下:

(1) 个人基本信息表(个人标志号、姓名、性别、出生日期、身份证号、民族、血型、RH 因子……)

(2) 医院科室信息表(科室标志号、医院标志号、排列序号、科室编码、科室名称、科室简称或别名……)

(3) 医护基本信息表(人员标志号、人员类型、姓名、性别、出生日期、身份证号、身份证号照片路径、技术职称、教学职称……)

(4) 诊疗基本信息表(项目标志号、项目分类、项目类型、项目编码、项目名称、规格、单位、单价、内涵、除外内容、说明、限应性别、重要指标标志……)

(5) 疾病基本信息表(疾病标志号、疾病分类、疾病编码、疾病名称、英文名称、限制性别标志、肿痛标志、慢性病标志、常见病标志、传染性标志、基层常用标志……)

(6) 门诊医生排班表(排班标志号、医院标志号、科室标志号、医生标志号、排列序号、排班类型、门诊号别、星期、时间描述、就诊地点、限号数……)

## 3.1.5 预约诊疗系统数据交互

预约诊疗系统的数据交互按照对接系统划分主要有:① 与门诊挂号收费系统的交互;② 与医生工作站系统的交互;③ 与护士工作站系统的交互。

1. 与门诊挂号收费系统的交互

与门诊挂号收费系统的交互,主要用于管理医院挂号、排班和号源等资源,并且通过该系统的交互功能进行操作和管理。具体的交互内容如下:

(1) 管理医院的挂号科目:该系统允许医院管理员在系统中创建和维护不同的挂号科目,例如内科、外科、妇产科、儿科等。管理员可以为每个挂号科目指定具体的医生或医护人员负责。

(2) 管理医院的排班资源:管理员可以在系统中设置医生的排班信息,还可以指定医生在不同挂号科目下的排班时间。

(3) 管理医院的号源资源:管理员可以在系统中设置不同挂号科目下每天的可挂号数,以及每个时间段内每个医生的可挂号数。

(4) 实现交互操作:管理员可以通过该系统进行挂号科目的创建和编辑、排班和号源的调整和管理。同时,该系统还允许医院的前台工作人员进行实时挂号和排队管理,为病人提供更便捷的挂号服务。

通过与门诊挂号收费系统的交互,医院可以实现科学、高效地挂号、排班和号源管理,提高医院的服务效率和病人的就诊体验。

2. 与医生工作站的交互

与医生工作站的交互主要指医院或诊所内供医生使用的电子设备或软件平台,用于管理患者的医疗信息、处理医嘱、开具病假单等任务。与医生工作站的交互内容包括以下方面：

（1）获取病历信息：医生可以通过工作站获取患者的基本信息、既往病史、诊断结果、检查报告等病历信息，以便做出正确的诊断和制定治疗方案。

（2）处理医嘱：医生可以在工作站上制定医嘱，包括用药、检查、治疗等，同时可以查看已经执行的医嘱，以便及时调整治疗方案。

（3）开具病假单：医生可以通过工作站开具病假单，填写患者的基本信息、病情描述、诊断结果等，方便患者请假和报销医疗费用。

3. 与护士工作站的交互

与护士工作站的交互，主要供护士使用的电子设备或软件平台，用于管理患者的医疗信息、处理医嘱、协调医护工作等任务。具体来说，与护士工作站的数据交互包括以下方面：

（1）获取各诊室的排队信息：医生工作站可以通过与护士工作站的数据交互，获取各诊室的排队信息，以便更好地安排医生的诊疗时间和顺序，提高就诊效率。

（2）获取剩余号源信息：医生工作站可以通过与护士工作站的数据交互，获取各科室的剩余号源信息，以便更好地安排患者的就诊时间和号源分配，提高医疗资源的利用率。

（3）共享医嘱信息：医生工作站和护士工作站可以通过数据交互共享医嘱信息，以便护士及时了解医生制定的治疗方案和用药计划，保证患者得到及时的治疗和护理。

从功能上，预约诊疗系统的数据交互一般包括以下几个方面：

（1）用户信息交互

预约诊疗系统需要获取用户的基本信息，例如姓名、电话、身份证号等，以便进行诊疗预约和记录管理。用户在预约诊疗系统中填写这些信息后，系统会将其存储在数据库中。以医生信息交互为例，用户选择合适的医生进行预约，预约诊疗系统需要获取医生的基本信息、专业领域、排班信息等，并将其存储在数据库中。

（2）预约信息交互

当用户选择医生后，预约诊疗系统需要将用户预约的信息存储在数据库中，并向医生发送相关的信息。医生可以通过系统查看其排班表，以便确认预约信息。以诊疗记录交互为例，当用户完成诊疗后，预约诊疗系统需要将诊疗记录存储在数据库中，以备后续参考和管理。此外，医生也可以通过系统对诊疗记录进行查看和修改。

（3）费用信息交互

用户完成诊疗后，系统需要将相关费用信息存储在数据库中，以便后续的结算管理。在预约诊疗系统中，这些数据交互主要是通过前端界面和后端接口实现的。

以上大致介绍了几个功能的数据交互。接下来我们以注册登录模块数据交互为例进行详细描述。注册登录模块在确保用户能合理注册系统用户信息后，使用刚注册的用户名和密码进行登录操作，能够正常登录系统并进行后续的操作。注册登录模块的数据交互一般包括以下几个方面。

（1）用户注册信息交互：当用户在注册页面填写个人信息后，这些信息会被发送给后端服务器进行处理。后端服务器会对用户提交的信息进行校验和存储，校验用户填写的信息是否符合规范，并将符合规范的用户信息存储在数据库中。

（2）用户登录信息交互：用户在登录页面输入用户名和密码后，这些信息会被发送给后端服务器进行处理。后端服务器会校验用户输入的用户名和密码是否正确,并在验证通过后允许用户登录系统。一般情况下,后端服务器会在用户登录成功后,生成一个 Session ID 或 Token,以便后续的用户身份验证和授权操作。

（3）用户身份验证信息交互:在用户登录成功后,每个后续请求都需要在 HTTP 请求头中携带 Session ID 或 Token,以便后端服务器对用户身份进行验证。后端服务器会根据 Session ID 或 Token 验证用户的身份,以确保用户已经成功登录系统,并对用户的请求进行授权。

（4）用户信息获取和修改信息交互:当用户成功登录系统后,用户可以通过前端页面进行个人信息的修改和查询操作。这些操作会发送 HTTP 请求到后端服务器进行处理。后端服务器会根据用户的身份和请求内容,进行相应的信息获取和修改操作,并将相应的结果返回给用户。

在注册登录模块中,数据交互主要通过 HTTP 协议进行实现。用户和服务器之间通过 HTTP 请求和响应交换信息,后端服务器根据请求内容进行相应的处理和数据库操作,并将相应的结果返回给用户。此外,注册登录模块还需要涉及一些安全措施,例如使用 SSL/TLS 协议进行数据传输加密,以确保用户数据的安全性。

接下来,我们以对用户健康检查预约全流程数据交互为例进行详细描述。用户预约健康检查的全流程数据交互可以分为以下步骤:

（1）用户选择健康检查项目:用户通过应用程序或网站访问健康检查系统,并从可选项目列表中选择一个或多个健康检查项目。

（2）确认预约时间:系统接收用户选择的健康检查项目,并查询可用的预约时间。如果有可用时间,系统会显示给用户以便选择。

（3）用户选择时间:用户从可用时间中选择一个或多个时间。填写个人信息:系统要求用户填写个人信息,例如姓名、生日、身份证号、联系方式等。

（4）填写病史信息:系统可能要求用户填写病史信息,例如既往病史、药物过敏、手术历史等。

（5）预订确认:系统将用户选择的健康检查项目、预约时间和个人信息显示给用户,并要求用户确认预订。如果用户确认,则系统会将预订信息存储在数据库中。

（6）预订通知:系统可以通过短信或电子邮件向用户发送确认预订的通知。检查前准备:系统可能会向用户发送检查前准备的指南,例如禁食时间、饮食要求、检查前禁忌等。

（7）检查结果通知:系统会将用户的检查结果存储在数据库中,并可以通过短信或电子邮件向用户发送检查结果的通知。

在整个过程中,用户输入的信息和系统返回的信息都需要进行数据交互,例如用户选择的健康检查项目和系统查询可用时间的请求、系统返回可用时间和要求用户填写个人信息的请求、用户确认预订和填写病史信息的请求等。这些数据交互可以通过应用程序编程接口（API）或网站表单提交完成,具体实现方式取决于系统的设计。本节介绍了预约诊疗系统的数据交互过程,涵盖了用户预约、医生接受预约和就诊等主要流程。在整个预约和就诊的过程中,数据交互可以通过应用程序编程接口或网站表单提交完成。

预约诊疗系统的数据交互十分复杂,需要系统设计人员考虑各种情况,例如重复预约、预约取消、预约时间变更等情况。同时,为了保证患者信息的安全性和隐私性,系统也需要严格控制数据的访问权限和保密性。

### 3.1.6　中医医院预约诊疗服务要求

在《中医医院智慧服务建设指南》中,要求预约诊疗满足以下要求。

#### 1. 智慧服务要求

应为患者提供自助设备预约、电话预约、网络预约、诊间预约、医联体内预约等多种预约方式,患者可根据自身习惯,选择任何一种方式完成预约操作。应为患者提供门诊挂号、检查、检验、体检、日间医疗、门诊治疗、住院、中医特色治疗等预约服务,宜为患者提供专家门诊、特需门诊、专病门诊、普通门诊的挂号预约以及膳食预约、护工预约、停车引导等服务。医院号源池应统一管理,可结合专业特点合理安排号源量,为医患沟通预留充足时间。同时,二三级医院应向基层医疗机构开放一定比例号源,发挥家庭医生在预约转诊、预约检查等方面的积极作用,提升服务连续性。应实现分时段预约,患者可根据自身实际情况精确选择就诊时间段,预约时间可精确到 30 分钟以内。宜根据患者院内检查安排、可获取的院外历史检查安排、治疗安排等情况,结合患者检查项目分布、区域服务效率自动为患者提供预约安排参考,对于相互影响的检查、治疗、手术内容可自动错开并按照检查准备和流程等要素进行智能预约。患者预约信息应通过短信、医院公众号/服务号、小程序/App 等实现信息推送及提醒,推送信息中应包含预约项目、预约时间段、签到流程、就诊指引/导航链接等关键信息。当医师停诊、检查设备故障、住院床位等医院资源或信息发生变化时,应及时通知患者。

#### 2. 配套系统与设备

应配备自助设备,具备预约挂号、当日挂号、取号等功能,应与医院信息系统对接,宜部署在门(急)诊、病区等区域。应在医院公众号/服务号、小程序/App 开通预约诊疗功能,支持患者在线完成身份注册、查询科室及专家并完成预约挂号或检查等操作。

#### 3. 保障机制

应组建由门诊办公室、医务处(科/部)、财务处(科/部)、信息中心(科/处)等多部门共同参与的预约诊疗工作小组。门诊办公室负责进行预约排班以及电话预约服务,信息中心(科/处)负责系统建设、培训和部署、运维保障等。应制定预约诊疗网络与硬件故障应急预案。

## 3.2　急救衔接系统

### 3.2.1　急救衔接系统概述

在智慧医疗发展的时代背景下,运用物联网、大数据、移动通信、车辆定位等技术打造区域智慧急救平台,加强医院与院外急救体系的信息共享能力,构建急救衔接系统,可让广大民众享受到更安全、更便利、更及时和更优质的急救服务管理。

#### 1. 急救衔接系统的定义

急救医学把急救的过程分为三个阶段:"院前急救"阶段、"急诊处置"阶段和"ICU 观察"

阶段。院前急救指的是在疾病或灾难发展发生的现场进行的医疗救治活动。在智慧医疗发展的时代背景下,运用物联网、大数据、移动通信、车辆定位等技术打造区域智慧急救平台,加强医院与院外的院前急救体系的信息共享能力,构建区域协同急救管理系统,可让广大民众享受到更安全、更便利、更及时和更优质的急救服务管理。在诊前服务中,急救衔接系统需要辅助完成医院与院前救护车的良好衔接,从而有效提升急诊急救的临床工作效率,提升急诊急救患者的整体救治率。

2. 急救衔接系统的目标

急救衔接系统的目标是为病人在紧急情况下提供快速、高效、优质的医疗护理服务。该系统的目标是提高急救响应速度、治疗效果、医疗资源的利用率、医疗服务的连续性和医疗服务的质量。通过实现这些目标,急救衔接系统可以提高病人的生存率和康复率,减少因急性病情而导致的后遗症,同时提高医疗服务的效率和质量,为病人提供最佳的医疗护理。

结合有关政策条例,以保障人民群众生命安全为目的、以智慧城市建设为契机构建院前急救衔接系统,从而提高医院与院外急救体系信息共享能力,其主要目标包括:

(1)借鉴互联网思维,充分利用传感技术、通信技术和人工智能技术等实现急救数据的互联互通,满足院前急救系统与院内信息系统的无缝对接,实现患者从呼救到入院的全过程管理。

(2)实现急救患者的信息管理:可采用多种方式获取患者基本信息,支持自动化采集患者体征信息,实现智能化记录患者院前急救措施及处置信息。

(3)实现应急值守管理:能够自动获取患者基本信息,实现急救信息及时有效地信息化下达与通知,记录参与急救的人员与患者已接受的救治情况。

(4)配置院前急救车辆,实现对各类急救车辆的统一调度和管理。

(5)支持医院与救护车的远程音视频交流,通过与救护车内设备的对接实现患者生命体征信息及救治情况的实时传输与交流。

### 3.2.2 急救衔接系统总体需求

对软件的需求分析是软件开发过程中十分重要的一个环节,本节将根据急救衔接系统的定义及目标,对急救衔接系统的具体需求进行分析。

1. 急救衔接系统需求描述

急救衔接是城市卫生安全体系中具有重要意义的组成部分,不仅负责对需要医疗救助服务的病患进行救治,同时也肩负对事故灾难、自然灾害、公共卫生事件等各种突发事件的应急处置,因此人们对于院前急救的响应速度与准确度要求十分高。构建急救衔接系统应借鉴互联网思维,充分利用移动应用技术、互联网技术,实现从呼救到入院的全过程管理。

(1)急救衔接系统的总体需求

急救衔接系统的总体需求是建立起一个高效、快捷、准确的院前急救衔接系统,通过整合现有资源和应用新技术,针对病人伤病情,提供院前伤病情评分功能,通过数据采集建立120院前电子病历,实现院前急救数据与院内信息系统的即时、无缝对接,为呼救者提供最及时、最有效的院前急救服务。急救衔接系统总体需求如下:

① 满足国家卫生健康委员会发布《医院智慧服务分级评估标准体系(试行)》有关诊疗

预约的分级功能评估要求；

② 落实中华人民共和国原卫生部印发的《医院急诊科规范化流程》提出的病情评估与分级规范，对急救患者在系统中进行分级管理；

③ 遵循国家原卫生部门发布的《基于电子病历的医院信息平台技术规范》《电子病历基本数据集》等诊疗规范、数据标准，完善院前急救病历；

④ 支持院前急救全流程的信息共享和流转，实现急救资源统筹调度的功能，支持高效高质的急救衔接服务。

（2）急救衔接系统的功能性需求

从用户需求的角度分析，急救衔接系统的用户主要包括系统管理员、应急值守人员、救护车司机和护士、医院医护人员以及区域急救平台的工作人员等。系统管理员负责对系统进行维护和管理，包括用户管理、权限管理、数据备份等。应急值守人员可从系统中获得患者基本信息，根据患者分级评分进行预案准备及信息通知。救护车司机和护士在救护车上使用系统，采集患者的生命体征数据和现场图片、视频等信息，并将其上传到系统中，以便医院医护人员参考。医院医护人员可以通过系统共享的患者信息，了解患者的基本情况和病情等信息，以便开展相关的工作。区域急救平台工作人员负责对接各医院的急救信息，并协调各急救资源，以提供更好的急救服务。系统需求分析相关用例图如图3-13所示。

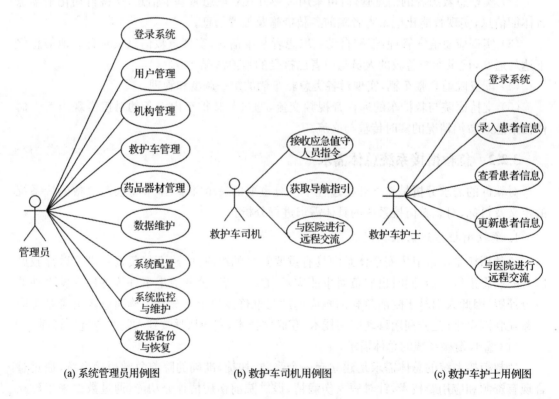

(a) 系统管理员用例图　　　　(b) 救护车司机用例图　　　　(c) 救护车护士用例图

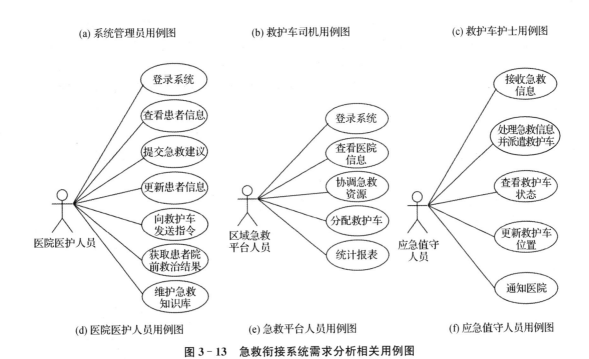

(a) 系统管理员用例图　　(b) 救护车司机用例图　　(c) 救护车护士用例图

(d) 医院医护人员用例图　　(e) 急救平台人员用例图　　(f) 应急值守人员用例图

**图3-13 急救衔接系统需求分析相关用例图**

急救衔接系统各个模块之间耦合度要低,功能相对独立,非核心业务功能不能对核心的急救调度功能造成影响,需要满足的具体功能需求包括如下内容:

① 系统管理员功能需求:系统管理员能够管理系统的用户账户、权限以及角色;监控系统的运行状态,及时处理故障和错误;维护系统的数据备份和恢复;以及进行系统的升级和更新,保证系统安全性和稳定性。

② 医院医护人员功能需求:医院医护人员能够查询患者信息和病历记录;接收并处理急救请求,提供急救服务;上传更新患者病历记录和治疗进展情况并参与急救资源的调配和协调工作。

③ 应急值守人员功能需求:应急值守人员能够接受并处理急救请求;分配并调度救护车资源;跟踪急救服务进展情况,并及时反馈给患者和医院。

④ 救护车司机和护士功能需求:救护车司机能够接受并处理应急值守人员的指派任务,携带医护人员前往现场进行急救服务。救护车护士能够进行现场急救服务;记录患者基本信息和治疗过程;跟踪患者病情和治疗进展情况,及时反馈给医院和应急值守人员并与司机协调配合,确保安全、快速地将患者送达医院。

⑤ 区域急救平台工作人员功能需求:区域急救平台工作人员能够管理和协调各急救资源,保障急救服务质量;监控各医院的急救服务能力和资源情况;对接患者急救请求,协调救护车资源和医院急救服务;统计和分析急救数据,提供决策支持。

**2. 急救衔接系统业务流程**

参考2012年我国原卫生部发布的WS/T 390—2012《医院急诊科规范化流程》[20]和2018年国家卫生健康委员会发布的《全国医院信息化建设标准与规范》,绘制急救衔接的业务流程图,如图3-14所示。在120急救机构接到急救电话后进行急救车辆准备,并分配急救车来接收急救病人。在急救病人上到救护车后,随车急救人员立即对患者采取相应急救措施,同时接入移动监护设备以及音视频设备,录入患者的生命体征、病情情况、评估量表等急救记录。在移动通信、定位导航和设备管理的技术支持下,医院的门急诊部门通过与院前急救机构以及救护车之间的信息交互,对急救车上的医护人员进行远程急救指导,同时进行院内急救准备。

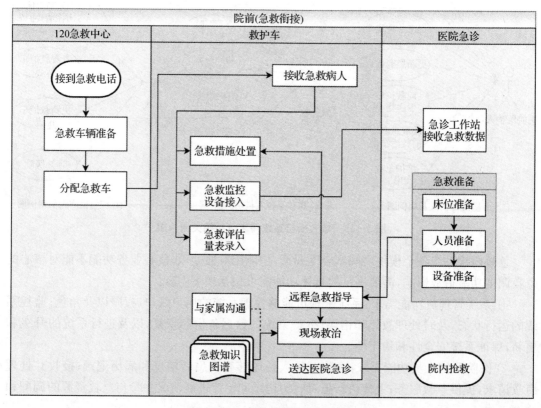

**图 3-14　急救衔接业务流程图**

当救护车将急救病人送入院内后,则将采取院内的急诊急救处置,在此环节亦可能出现再次转院的情况,因此将该环节的业务流程一并进行分析。院内急诊急救则指入院后或在院前急救车上进行预检分诊后根据病情评估进行的"三区四级"急诊处置。濒危患者立即应诊送入红区进行即刻抢救。危重患者在 10 分钟内应诊送入红区实施抢救,待生命体征相对稳定后转入急诊重症监护室 EICU 进行进一步评估。急症患者在黄区通过叫号系统进行候诊,候诊期间护士协助完成电子病历填写并进行血压、心电等数据采集,叫到号后进行急诊处置,并根据病情判断是否需要留观。在该环节,应通过智能分诊系统为患者提供个性化的就医指导,对于分诊后在不同区域就诊的急诊患者将进行多次动态评估并根据评估结果及时调整就诊区域与就诊措施。院内急诊业务流程如图 3-15 所示。

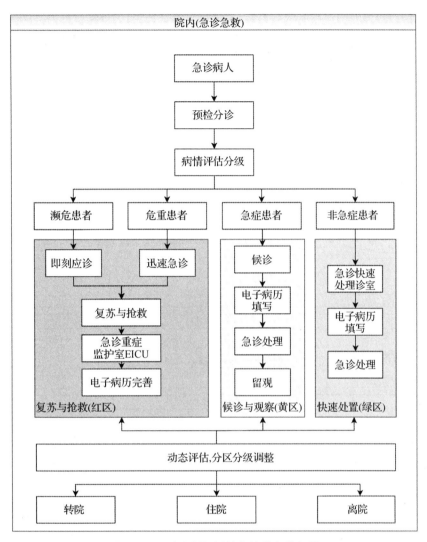

图 3 - 15　院内(医院端)急诊业务流程图

### 3.2.3　急救衔接系统总体设计

1. 系统设计考虑的主要内容

在设计急救衔接系统时,需要从多个层面进行全面考虑,确保系统的有效性、高效性和可持续性。只有这样,才能真正实现急救资源的最佳利用,为挽救患者生命提供有力保障。

(1)系统架构设计

急救衔接系统由四层架构体系构成,如图 3 - 16 所示,自下而上分别是数据采集层、通信网络层、计算存储层、业务应用层。

数据采集层由实时数据和第三方接口数据组成。实时数据由执行急救任务的车载终端采集,包括车内音视频数据、车外(车头)环境音视频数据、车辆医疗仪器数据;第三方接口数据通过对接市民健康档案、120 接警系统获取。

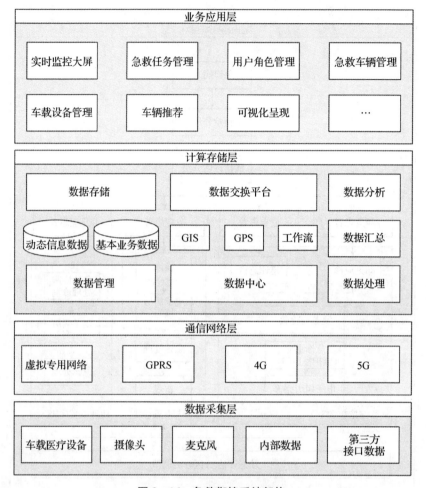

**图 3-16 急救衔接系统架构**

通信网络层是院前急救系统数据传输的通道,是进行音视频传递,实现远程会诊的必要基础。通信网络层保障院前急救车辆、急救指挥中心、医院之间的互联互通,合理调配医疗资源,为及时准确地传输各类信息以及信息的共建共享提供了支持。

计算存储层主要为系统提供数据的计算和储存服务,是支撑系统正常运行的重要基础部分。系统支持关系型数据库 MySQL,数据缓存基于 Redis。系统中的数据可分为动态信息数据、基本业务数据。其中,动态信息数据是指急救任务执行的过程中,动态生成的数据,例如车辆行进过程中的经纬度坐标、患者生命体征数据;基本业务数据则是任务管理、信息记录等产生的数据。

业务应用层采用模块化结构,为用户提供界面展示和功能交互,包括实时监控大屏、任务管理、急救资源管理、车辆推荐、用户角色管理等功能。

急救衔接系统可采用前后端分离的方式进行开发,以降低耦合度。前端使用 Vue.js 框架,后端使用 Spring Boot 框架。在确定接口的定义形式后,根据接口及开发文档,前端和后端独立进行开发工作。对于数据交互,使用 JSON,采用 Ajax 异步请求方式进行。

(2)与救护车对接设计

急救衔接系统设计需要考虑多个业务场景和参与方的需求,其中与救护车对接的设计尤为重要。为了实现及时、准确的信息交互,系统采用 GPRS/4G/5G 通信方式,并建立了基于 L2TP 协议的 VPN 通道,确保数据的安全和实时性。此外,车载设备需要与无线路由器相连,以实现移动性,满足急救车辆的需求。同时,由于急救中心和医院位置分布跨度较大,系统需要考虑网络覆盖范围和通信信号稳定性等问题。网络拓扑设计示意图如图 3-17 所示。与救护车对接的设计需要考虑实时性、数据传输的安全性、数据格式的统一性等因素。

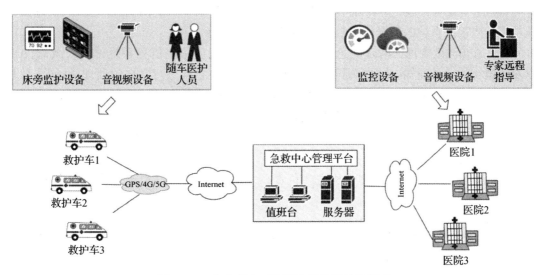

图 3-17　与急救车对接网络拓扑设计示意图

**2. 急救衔接系统主要功能模块**

结合急救衔接管理的实际需求分析,拟定急救衔接管理系统所包含的功能模块:急救患者管理、医护人员管理、医院信息管理、电子病历管理、救护车辆管理、随车设备管理、通知调度管理、预检分诊管理、急救知识库和系统管理,结构如图 3-18 所示。

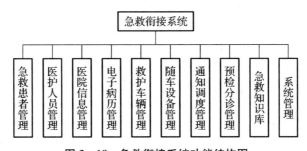

图 3-18　急救衔接系统功能结构图

系统主要功能模块介绍如下:

(1) 急救患者管理。急救患者管理是指急救管理系统根据临床业务需求,可通过系统实时完成急救患者的信息采集,增加或调整患者病历,实时提供患者分级评分管理等功能。

(2) 医护人员管理。该模块主要包括医护人员信息维护、医护人员排班管理、医护人员任务派遣等功能,可以实现对医护人员的全方位管理和调度。

(3) 医院信息管理。医院信息管理模块在急救衔接系统中的作用是管理医院的相关信息,包括医院基本信息、医院急救资源信息、医院急救科室信息、医院联系人信息等。

(4)电子病历管理。电子病历主要用于记录和管理急救过程中产生的患者相关的电子病历信息。

(5)救护车辆管理。救护车辆管理模块是急救衔接系统中的一个重要模块,其作用是对救护车辆进行管理和监控,以确保车辆的正常运营和及时响应急救需求。

(6)随车设备管理。急救随车设备管理指为完成急救车与院内的互联互通、实现院前急救与院内信息系统的数据传输与匹配,需要实现的功能。

(7)通知调度管理。医院应急值守人员接收来自院内医院信息系统、短信、微信、App以及急救车的急救通知,并根据通知信息,支持指导院前急救进行必要的处理,并同步数据到院内。针对急性危重病人提供接诊、分诊、检查、诊断、抢救全程医疗服务开启绿色通道,系统为支持抢救该类急危患者所提供的功能。

(8)预检分诊管理。依据急诊急救患者的生命体征和监测数据实现智能分级分诊。

(9)急救知识库。为支持和指导急救过程的医疗处置,构建和完善各类急救知识库。

(10)系统管理。系统管理模块主要负责系统的运维和管理,以确保系统的安全性、稳定性和可靠性。

### 3.2.4 急救衔接系统数据库设计

1. 系统概念模型描述

急救衔接系统中的主要实体、实体属性及实体间的关联关系可通过实体—联系图(Entity Relationship Diagram,E-R图)进行展示,如图3-19所示。

急救衔接系统中最为主要的实体有急救车辆实体、车载设备实体、患者实体、医院实体、用户实体和急救任务信息实体。图3-19中展示了各实体的主要属性以及实体间的关联关系。例如,一家医院可以拥有多辆急救车,医院与急救车辆之间为一对多的关系;一辆急救车辆可以拥有多个车载设备,急救车辆与车载设备之间为一对多的关系;一个患者仅属于一辆急救车辆,一辆急救车辆可以救治和运输多个患者,急救车辆与车载设备之间为一对多的关系;一个系统用户只属于一家医院,一家医院可以有多个系统用户,系统用户与医院之间为多对一的关系;一个系统用户可以管理多个急救任务信息,一个急救任务信息可以由多个系统用户进行管理,系统用户与急救任务信息之间是多对多的关系。

2. 系统逻辑模型设计

数据库的逻辑模型设计可以通过将E-R图转换为数据模式,急救衔接系统的逻辑设计内容如下:

(1)急救患者信息表(人员标志号、健康卡号、创建日期及时间、姓名、性别、出生日期、评级得分、救护车车牌号、急救设备编号……)

(2)医护人员信息表(人员标志号、医院标志号、科室标志号、人员类型、工号、姓名、性别、出生日期、职称、手机号码……)

(3)医院信息表(医院标志号、医院编码、医院名称、医院位置经度、医院位置纬度、联系电话……)

(4)电子病历表(病历标志号、患者标志号、医护标志号、医院标志号、就诊时间、诊断结论、处方……)

（5）救护车辆信息表（车辆标志号、车辆编码、车牌号、车辆联系电话、司机姓名、医护姓名、医院标志号……）

（6）车载设备信息表（设备标志号、设备编码、设备名称、设备类型、设备数量、设备状态、车牌号……）

（7）急救任务信息表（任务标志号、任务编码、车牌号、司机姓名、医护姓名、联系电话、地址、经度、维度、急救主诉、医院标志号、任务状态……）

（8）急救知识库表（知识库标志号、标题、内容、创建时间、更新时间……）

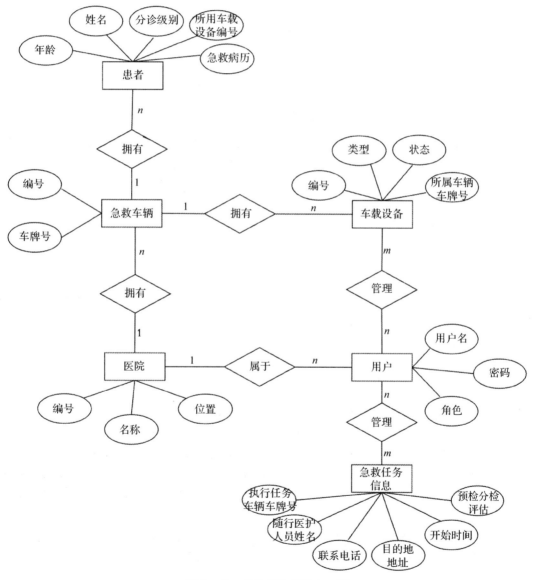

**图 3-19 急救衔接系统 E-R 图**

以下是针对急救衔接系统核心功能的部分数据库表进行示例介绍：

### 3.2.5　急救衔接系统数据交互

急救衔接系统的数据交互按照对接系统与设备划分包括以下内容：

#### 1. 系统概念模型描述

急救衔接系统需要与医院内的设备与系统进行数据交互，以便能够获取更全面、及时的患者信息。这些设备系统包括医院内部的挂号系统、电子病历系统、检验检查设备、监护仪、呼吸机等。系统可以通过与这些设备系统的数据接口进行数据交换，从而获取设备系统中的数据，实现急救衔接系统与医院内设备系统的互联互通。例如，当急救车到达医院时，挂号系统可供急诊急救患者在医院自助设备上进行急诊挂号或补挂号。医院内的电子病历系统可以将该患者的历史病历、检验检查结果、用药记录等信息传输给急救衔接系统，以便医护人员能够更好地了解患者的病情和治疗方案。同时，急救衔接系统也可以将患者的急救过程、治疗方案等信息传输给医院内的设备系统，以便医院内的医护人员能够在继续治疗时考虑到之前的急救过程和方案。

#### 2. 与院前救护车上设备的数据交互

急救衔接系统与院前救护车上设备的数据交互主要是通过车载终端设备和系统后台进行实现的。在救护车上，设备如心电图仪、监护仪等可以通过无线方式与车载终端设备连接，将患者的生命体征数据传输至车载终端设备，而后终端设备会将这些数据通过 4G/5G 通信方式传输至系统后台，实现数据的实时传输和共享。同时，系统后台也可以向车载终端设备下发指令，如调整监测参数、开启某项设备等，以支持急救过程的实时控制和指导。

#### 3. 与救护车上患者信息的数据交互

救护车上的医护人员可以通过随车设备将患者的病历信息输入系统中，包括基本信息、现病史、既往病史、过敏史、家族史等信息，以及对患者的初步诊断和处理措施，以便医院提前做好接诊准备。系统还可以自动将这些信息与患者的生命体征数据进行匹配，生成一份完整的电子病历，方便后续医护人员对患者的病情进行综合评估和治疗。同时，医院也可以将患者既往的就诊记录、检查结果、医嘱等信息通过系统传输给急救车上的医护人员，以协助他们做出更为准确的诊断和治疗决策。

#### 4. 与区域系统急救平台的数据交互

急救衔接系统与区域协同急救平台的数据交互可以通过数据接口进行。具体来说，急救衔接系统可以向区域协同急救平台发送患者信息、医院信息、救护车信息等数据，以便区域协同急救平台能够及时调度医疗资源，协同处理急救事件。同时，急救衔接系统也可以从区域协同急救平台获取医疗资源分布、急救事件统计、医疗指南更新等信息，以便更好地协同处理急救事件，提高急救效率和质量。

为了确保数据的安全和可靠性，急救衔接系统和区域协同急救平台之间需要进行数据加密和认证。同时，还需要建立完善的数据传输和处理机制，确保数据的实时性、准确性和一致性。

#### 5. 与第三方结算平台或银行的数据交互

急救衔接系统需要与第三方结算平台或银行进行数据交互，以便进行费用结算和支付，主要包括以下内容：

(1) 接收结算平台或银行发送的付款信息,包括付款金额、付款方账户、收款方账户等。

(2) 向结算平台或银行发送付款请求,包括付款金额、付款方账户、收款方账户等。

(3) 接收结算平台或银行的结算结果,包括支付成功或失败的信息。

(4) 向结算平台或银行查询支付状态,包括付款成功或失败的信息。

### 3.2.6　中医医院急救衔接服务要求

在《中医医院智慧服务建设指南》中,要求急救衔接服务满足以下要求：

#### 1. 智慧服务要求

应实现急救车接到急救患者后,可通过5G网络将患者生命体征、远程呼吸机和远程B超影像等信息实时传输至院内预告知。院内专家可通过远程交流与会诊,实时指导院前医生做好抢救措施,并提前做好接诊准备。针对急危重症患者,院内专家可根据患者病情,提前启动抢救预案,等待患者入院。应提供急诊预检分级救治服务,当急诊患者进入急诊区域,由经验丰富的护士进行预检分诊,通过分诊知识库、生命体征采集数据、监护仪采集数据、早期预警评分、疼痛评分、创伤评分、GCS评分等为患者快速评估急救等级,分区分级治疗。针对危重患者,可直接进入抢救室抢救。在急诊任何区域,均可对患者进行分诊或信息补录,实现急诊各区域之间信息的无缝衔接。应建立智慧急诊绿色通道机制,实行"先诊疗后付费"政策,救治急危重症患者,提高患者急救的抢救成功率。

#### 2. 配套系统与设备

应在急救车上配备5G网络以及除颤监护仪、心电一体机、呼吸机、便携式彩超或掌上彩超、输注/输液泵等,方便急救车工作人员随时可以得到医院专家的远程实时会诊指导;应在医院急诊区通过120对接平台,实时展示当前任务信息,包括但不限于患者信息、车辆监控、行车轨迹、预估到达时间、生命体征和远程会诊等。

#### 3. 保障机制

院急救衔接工作小组,由急诊科牵头,医务处(科/部)、临床科室、医技科室等相关部门共同参与。应规范院前院内工作交接程序,定期针对院内急救人员开展相关培训与应急演练,熟悉急救流程与规范,加强各部门之间协调联动,提升急危重症救治能力。应加强院前医疗急救医师技能培训,针对院前急救医师设立考核制度,须持证上岗,且熟悉急救车内医疗设备的使用。

## 3.3　转诊服务系统

### 3.3.1　转诊服务系统概述

为了合理配置医疗资源,进一步加强公共卫生和改善居民健康,按照党中央、国务院决策部署,国家卫生健康委员会将医疗联合体建设作为构建分级诊疗制度的重要抓手,坚持以国民健康为中心,引导优质医疗资源下沉,推进疾病预防、治疗、管理相结合,逐步实现医疗质量同质化管理。

1. 转诊服务系统的定义

为配合实现双层转诊制度的建设,转诊服务系统专注于在分级诊疗模式下落实综合医院和基层医疗机构之间的双向转诊制度。双向转诊管理包括转诊业务管理和转诊资源管理。转诊业务管理可协助基层医疗机构共享到大型综合医院的资源,实现双向转诊业务,系统中一般包括转诊申请、转诊管理、转诊跟踪咨询等功能。转诊资源管理实现对转诊资源的规范管理,系统中一般包括转诊资源维护与查询、统计分析等功能。转诊服务系统可支持实现和推动双向转诊的制度化、信息化和智能化,实现优质医疗资源下沉和区域内资源共享。在具体实现上,双向转诊系统应能够与其他系统(远程会诊、远程影像等)配合,实现无缝衔接,疑难杂症先会诊,若无法处理可直接通过转诊系统进行转诊服务,系统支持多种转诊类型,如门诊、住院、检查、日间手术等,在上级部门监管、确保数据安全的前提下提供全流程转诊信息服务解决方案,轻松实现智能转诊。

2. 转诊服务系统的目标

双向转诊系统的主要目标是在不同区域医疗卫生机构之间实现患者转诊功能,支持上下级医院之间的双向转诊业务,协助上下级医院实现电子化的转诊申请与审核。转诊时应明确双向转诊的指征,根据患者情况选择分级诊治,明确双方责任和资源共享原则并签订双向转诊协议书。系统可以实现基层医疗卫生机构与大中型医院之间的双向转诊和信息共享,使基层医疗卫生机构首诊机制得到推广,使医疗资源分配更加合理,从而合理分流患者,促进各级医疗卫生机构职责分明、加强协调。

### 3.3.2 转诊服务系统总体需求

医联体内各级医疗机构信息化建设水平不同,标准、编码不统一,医疗信息兼容性差,难以实现共享。在医联体内能够在基层医疗机构完成患者首诊,并根据其病情方便地转诊到上级医院享受优质诊疗服务,这样能有效减少患者的出行次数,节约时间成本和医疗费用,提高患者的满意度。

1. 转诊服务系统需求描述

在基层医疗机构和上层医院之间进行双向转诊,构建转诊服务系统是非常必要的。转诊服务系统可以提高患者就医体验,优化医疗资源分配,提高基层医疗机构的诊疗水平,促进医疗卫生体系建设。通过该系统,可以方便快捷地为患者提供诊疗服务,避免重复投资和浪费,将医疗资源进行合理分配。同时,该系统可以将一些复杂疾病的患者转诊到上层医院,提高基层医疗机构的诊疗水平,加强基层医疗机构和上层医院之间的合作,提高医疗服务质量,保障人民健康。

(1) 转诊服务系统的总体需求

转诊服务系统总体需求如下:

① 满足国家卫生健康委员会发布的《医院智慧服务分级评估标准体系(试行)》有关诊疗预约的分级功能评估要求;

② 落实中华人民共和国国家健康卫生委员会印发的《区域卫生信息平台交互标准——第16部分:双向转诊服务》中规定的基于健康档案的区域卫生信息平台双向转诊服务与服务用户间的信息交互规范;

③ 遵循国家原卫生部门发布的《基于电子病历的医院信息平台技术规范》《电子病历基本数据集》等诊疗规范、数据标准,完善转诊病历;

④ 满足医联体中各级医疗机构信息的整合与共享;

⑤ 支持双向转诊全流程的信息共享和流转,实现医疗资源统筹调度的功能。

(2) 转诊服务系统的功能性需求

从用户需求的角度分析,转诊服务系统的用户主要包括患者、医生、医疗机构管理员和系统管理员等。患者在系统中的角色是发起转诊申请或者接受转诊的服务对象,需要能够通过系统预约转诊,并提供个人信息和转诊相关资料;能够查看医生建议、转诊进度等。医生在系统中的角色是处理转诊申请的服务提供者。医生需要能够查看患者的健康档案和转诊申请信息,给出诊疗建议或者发起转诊;能够与其他医生进行在线协商,讨论诊疗方案。医院管理人员在系统中的角色是管理整个转诊服务系统的运作。医院管理人员需要能够查看转诊流程,对转诊进展进行监督和管理,对医生和患者的信息进行审核和管理,确保医疗服务的安全和质量。系统管理员在系统中的角色是维护和管理转诊服务系统的运作。转诊服务系统需求分析相关用例图如图 3-20 所示。

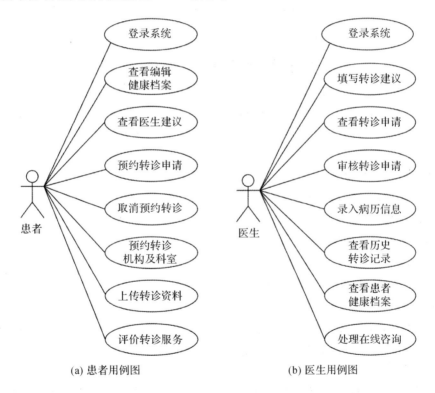

(a) 患者用例图　　　　　　(b) 医生用例图

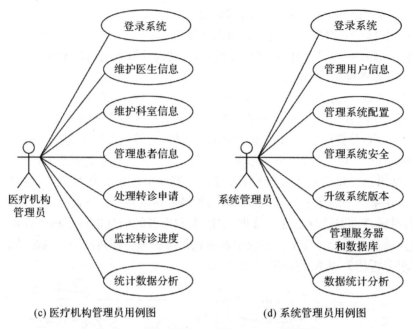

(c) 医疗机构管理员用例图          (d) 系统管理员用例图

**图 3 - 20   转诊服务系统需求分析相关用例图**

从以上分析来看,转诊服务系统主要分为患者、医生、医疗机构管理员和系统管理员等角色,系统应能够提供医院信息、科室信息、专科信息、医生信息、可预约资源及转诊单、回转单等服务接口,维护相关信息。需要满足的具体功能需求包括:

① 转诊申请单的录入;

② 患者资料的共享;

③ 电子转诊申请单的生成;

④ 在线医疗咨询;

⑤ 病情变化情况的监测;

⑥ 转诊进度的管理;

⑦ 统计和分析数据。

2. 转诊服务系统业务流程

转诊服务应以患者需求和切身利益为导向,在区域内进一步完善有效、高效的诊疗分流机制,进一步建立健全社区首诊、双向转诊、分级诊疗的就医制度及流程。以下是双向转诊业务流程概述。

为形成上下级医院双向转诊的合理就医格局,常见病、多发病患者首先至基层医疗机构进行就诊。当遇有疑难、危重或基层不具备诊治条件的病患时,可查询医联体内的上级医院并提出转诊申请,确需进行转诊的,生成电子转诊单,并生成患者信息,在上级医院审核通过后,接收并存储者信息,向基层单位发送回执。上级医院分配科室及医生,安排患者就诊,必要时入院治疗。当患者处于慢性期或恢复期时可提出向下级基层机构转诊的申请,并生成电子转诊单和患者信息,在基层机构审核通过后,接收并存储者信息,向上级医院发送回执,接纳患者在社区卫生服务中心、康复医院、护理院等基层医疗机构进行康复治疗。康复治疗期间,基层医疗机构有需要时可向上级医院申请远程协助,上级医院可进行远程指导、远程会诊,并支持对转诊患者进行跟踪随访。双向转诊流程包括下级(或同级)医疗机构向上级转出和上级医疗机构向下级(或同级)转回两个方向的流程。双向转诊业务流程见图3-21。

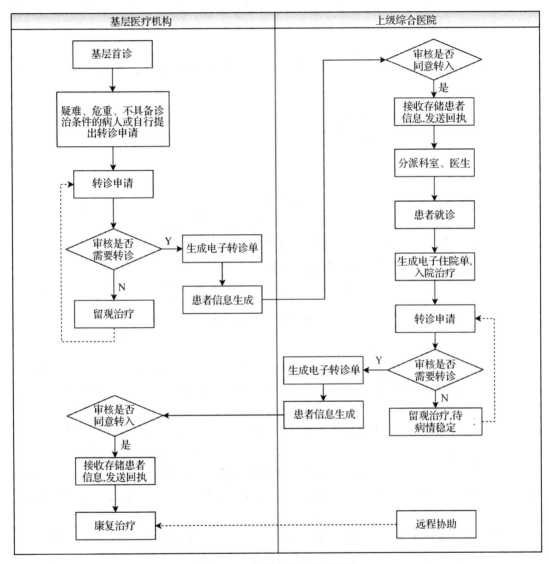

图3-21 双向转诊业务流程图

### 3.3.3 转诊服务系统总体设计

根据前文所述转诊服务系统的总体需求,进行转诊系统的总体设计并给出主要功能模块的划分。

**1. 系统设计考虑的主要内容**

(1)网络结构设计。双向转诊系统涉及的医疗机构有:① 医联体行政机构,负责双向转诊系统的实施、监控以及政策信息维护等工作,如卫生局等;② 基层医疗机构,社区卫生服务中心、康复中心以及其他初级医疗服务机构,是向下转诊的接诊单位;③ 上级医院,医联体内的二级、三级医院,是向上转诊的接诊单位。

（2）备份安全设计。双向转诊系统作为区域卫生信息系统的关键应用,制定一个良好的备份策略是至关重要的。备份工作的主要内容包括主机、数据库、应用软件系统备份和应用软件系统数据备份。

（3）系统角色设计。参照我国卫生行业标准 WS/T 790.16—2021,在双向转诊服务中涉及角色定义如双向转诊服务、双向转诊通知订阅者、双向转诊申请者和双向转诊接收者等。

2. 转诊服务系统主要功能模块

结合转诊服务管理的实际需求分析,拟定转诊服务系统所包含的功能模块,结构如图3－22所示。

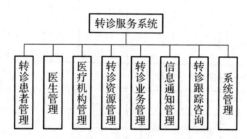

图 3－22　转诊服务系统功能结构图

系统主要功能模块介绍如下:

（1）转诊患者管理。转诊患者管理模块包括患者基本信息管理、患者转诊申请单管理、患者健康档案管理等功能,支持患者在小程序或网站上进行自助注册、填写转诊申请单,以及随时查询和修改个人信息。

（2）医生管理。医生管理包括医生基本信息管理、医生认证管理、医生转诊申请处理、医生在线咨询管理等,支持医生在系统中处理转诊申请、在线咨询、查看患者健康档案等。

（3）医疗机构管理。机构管理包括机构基本信息管理、机构认证管理、机构医生管理、机构科室管理、机构转诊流程管理等功能,支持机构管理者管理机构和医生信息,以及定义转诊流程和规则。

（4）转诊资源管理。转诊资源管理是指管理和维护转诊系统中涉及的医疗机构、医生、设备、药品等各种资源。

（5）转诊业务管理。对双向转诊业务中转诊申请、转诊查询、转诊审核、转诊回执、接诊处理、就诊确认、出院反馈等整个转诊流程的管理。

（6）信息通知管理。信息通知管理负责管理转诊相关信息的通知和提醒功能,以保障转诊服务的顺利进行。转诊业务流程中所涉及的各类信息订阅及通知,双向转诊通知订阅者向双向转诊通知订阅发布服务订阅双向转诊通知时触发相应消息请求。

（7）转诊跟踪咨询。转诊跟踪咨询指转诊后支持跟踪随访,为患者及基层单位提供咨询服务,提供基层指导。

（8）系统管理。系统管理员作为系统的最高权限管理者,需要管理系统的各项配置和维护系统的稳定运行。

### 3.3.4 转诊服务系统数据库设计

在双向转诊系统中,数据库设计是一个非常重要的组成部分,一个双向转诊的性能的好坏主要取决于数据库的结构设计。病人信息库的数据库设计的质量将直接影响整个双向转诊项目的运行效率。

**1. 系统概念模型描述**

转诊服务系统中有四个主要实体:患者、医生、医疗机构和转诊申请。患者和医生之间是多对多的关系,表示一个患者可以被多个医生诊治,一个医生也可以看多个患者。医生和医疗机构之间是一对多的关系,表示一个医疗机构可以有多个医生,一个医生只属于一个医疗机构。转诊申请关联了患者和医生两个实体,表示一次转诊申请是由一个患者发起,并被指定到一个接收医生处理。在转诊申请实体中,包含了转诊的具体信息,例如申请时间、转诊原因、转诊诊断、转诊结果等。同时,转诊申请还包含了一些附属实体,例如检查结果、检验结果、病历记录等。这些实体与转诊申请通过外键关联,表示它们是由同一个转诊申请产生的。在医疗机构实体中,还包含了医疗机构类型实体。这是因为医疗机构可以分为多种不同类型,例如综合医院、专科医院、社区医院等。这些类型实体与医疗机构实体通过外键关联,表示一个医疗机构只能属于一个医疗机构类型。图3-23中展示了各实体的主要属性以及实体间的关联关系。

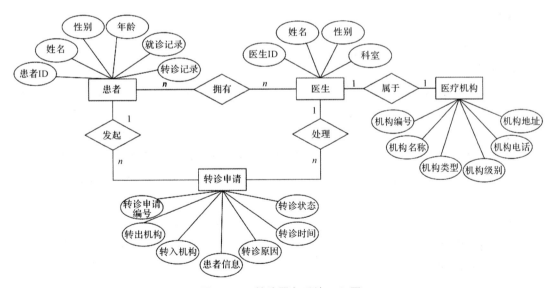

**图 3-23 转诊服务系统 E-R 图**

**2. 系统逻辑模型设计**

双向转诊系统的数据库逻辑模型设计是确保系统功能实现和信息共享的关键部分。依据转诊服务系统的概念模型,进一步整理完善系统所有实体、实体间的关系,给实体添加字段属性,并给出系统数据库的表设计。转诊服务系统的逻辑模型如下所示:

（1）患者信息表（患者标志号、患者姓名、患者性别、患者出生日期、转诊医生、接收医生、转诊日期、转诊原因、历史诊疗……）

（2）医生信息表（医生标志号、医生姓名、专业领域、联系电话、电子邮件、科室标志号、医疗机构标志号、是否接受转诊……）

（3）转诊信息表（转诊标志号、患者标志号、转出医疗机构、转入医疗机构、转出科室、转入科室、转诊日期、转诊原因、转诊医生标志号、接收医生标志号、医疗历史摘要、转诊状态、备注……）

（4）转诊设置表（设置标志号、医生标志号、是否接收转诊、接收转诊条件、每日最大转诊数、转诊优先级、转诊时间窗口、备注……）

（5）转诊跟踪咨询记录表（咨询标志号、转诊标志号、患者标志号、医生标志号、咨询时间、咨询内容、咨询结果、后续行动、记录创建时间、记录更新时间……）

### 3.3.5　转诊服务系统数据交互

转诊服务系统的数据交互主要包括转诊系统与医联体中不同机构的数据交互、转诊系统与院内信息系统的数据交互、医院信息系统医联体集成平台的数据交互以及转诊系统与第三方结算平台或银行的数据交互。例如，在医联体中，转诊系统需要与不同的医疗机构进行数据交互，以便能够及时了解转诊情况和患者病情的变化。具体的数据交互包括以下几个方面：① 病历信息的共享；② 申请和转诊记录的共享；③ 医疗资源共享；④ 医疗费用的结算。医院信息系统与医联体集成平台之间的数据交互主要包括以下几个方面：① 患者基本信息同步；② 检查检验结果传输；③ 门急诊挂号预约；④ 医嘱管理；⑤ 支付结算。

### 3.3.6　中医医院转诊服务要求

在《中医医院智慧服务建设指南》中，要求转诊服务满足以下要求：

1. 智慧服务要求

对于病情稳定但仍需后续观察与复查的患者、康复期患者，宜由上级医院主诊医生根据患者签约的社区卫生服务中心及家庭医生提交转诊申请，应提供转诊审核功能，支持接诊医生查看病历，与申请医生、患者沟通了解患者病情，接诊医生根据转诊要求及实际业务情况，对转诊患者进行相应操作。应为危重患者转诊开通绿色通道，转诊服务要求对当地卫生行政部门建议，构建智慧医院互联体系。对于医联体内部，该转诊服务要求直接适用。

2. 配套系统与设备

建立区域转诊平台，医疗机构 HIS 系统与平台进行对接，获取患者基本信息、病情摘要等。平台应提供语音沟通方式，便于接诊医生与患者进行沟通，且医生和患者的通信方式均通过平台隐藏，保护医生和患者隐私。

3. 保障机制

应组建由医务处（科/部）、信息中心（科/处）、门诊办公室、各临床科室共同参与的转诊服务工作小组。医务处（科/部）负责业务指导和流程规范；信息中心（科/处）负责系统建设、培训与部署、运维保障；门诊办公室负责进行患者咨询和指导服务；各临床科室负责接诊双向转诊患者。应制定双向转诊流程规范，宜将双向转诊患者数量纳入绩效考核体系进行监督管理。

习题3

1. 思考并讨论预约诊疗系统未来的发展方向。
2. 预约诊疗系统数据库设计部分,还涉及其他什么实体?
3. 请补充其他数据库 E-R 图。
4. 设计一个急救衔接系统,为该系统设计基本功能和流程,画出业务流程图,阐述该系统如何确保信息的准确传递和及时响应,以实现快速的急救服务。
5. 在推行急救衔接系统时,如何确保患者的个人信息安全和隐私得到有效保护?
6. 智慧转诊服务系统的主要功能是什么?
7. 智慧转诊系统如何促进不同医疗机构之间的协作?
8. 智慧转诊系统在医院内的实施过程中可能面临哪些挑战?

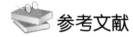 参考文献

[1] 殷素芳,巢夏玲,王春芳.分时段预约就诊系统在妇科门诊诊疗服务模式中的应用[J].齐鲁护理杂志,2020,26(22):82-84.
[2] 张方放.门诊应用分时段预约就诊系统的效果研究[J].养生保健指南,2020(32):280-281.
[3] 赵永明.一种智能在线预约诊疗管理系统及方法:CN115862831A[P].2023-05-12.
[4] 朱晓亮.预约就诊导航服务系统:CN111243717A[P].2023-05-12.
[5] 赵静,李文友,江肇洋,等.中医门诊部 HIS 系统门诊预约系统:CN115691779A[P].2023-05-12.
[6] 洪伟丽,张琳,谢芳,等.以预约诊疗为核心的门诊全流程实时管理[J].中国病案,2020,21(8):1-3.
[7] 程雨航,潘海宸,王艳儒.基于微信小程序的预约挂号系统设计[J].长江信息通信,2023,36(4):133-137.
[8] 薛以锋,赵琦,王艳莉,等.移动互联网医院云平台的设计与实现[J].中国数字医学,2015,10(1):94-95,111.
[9] 国家卫健委.医院智慧服务分级评估标准体系(试行)[Z].2019.
[10] 田锁臣,阳晓.急救医学基础(第二版)[M].北京:科学出版社,2011.
[11] 何静如.院前急救系统的设计与实现[D].成都:电子科技大学,2022.
[12] Al-Shaqsi Sultan. Models of international emergency medical service(EMS) systems[J]. Oman Medical Journal, 2010,25(4):320-322.
[13] 陈瑞霖,张宁宁,姜俊,等.国内外院前急救发展现状及启示[J].中华灾害救援医学,2021,9(11):1347-1350.
[14] 赵爱娟,邹玉敏,吴雯婷,等.国内外院前急救管理发展综述[J].护理研究,2017,31(4):392-394.
[15] Al-Khafajiy Mohammed, Kolivand Hoshang, Baker Thar, et al. Smart hospital emergency system[J]. Springer Science and Business Media LLC, 2019,78(14):20087-20111.
[16] Kyriacou Efthyvoulos, Constantinou Riana, Kronis Chris, et al. eEmergency system to support emergency call evaluation and ambulance dispatch procedures[C]//Proceedings of 2020 IEEE 20th Mediterranean Electrotechnical Conference(MELECON). Palermo, Italy:IEEE, 2020.
[17] Jerónimo Tomás,Silva Bruno,Pombo Nuno. An IoMT system for healthcare emergency scenarios[M]. Cham:Springer International Publishing, 2020:545-558.

[18] Lenin J，Divya Jyothi M，Alzadjali Najiba Said，et al. IoT based emergency handling communication system for medical and traffic rescue teams[J]. IOP Publishing，1964(4)：042053.

[19] 刘静,郝艳华,吴群红,等.院前急救模式与急救人员岗位培训国内外比较分析[J].中国卫生资源, 2013,16(1)：30-32.

[20] 闫涛.天津市120急救车辆调度指挥系统的设计与实现[D].成都:电子科技大学,2016.

[21] 宋斌,施永周,董德胜,等.基于3G/4G无线网络的区域急救系统的设计[J].大庆:中国医疗设备, 2015,30(2)：111-113.

[22] 李天聪.大庆市120急救指挥调度信息系统的设计与实施[D].大庆:东北石油大学,2016.

[23] 徐健.北京世园会5G远程医疗急救系统的建设[J].中国数字医学,2020,5(1)：8-21.

[24] 张小亮,景慎旗,王忠民,等.基于5G和人工智能技术的院前院内急救管理平台建设[J].中华医学图书情报杂志,2021,30(6)：75-80.

[25] 沈剑锋.现代医院信息化建设策略与实践[M].北京:人民卫生出版社,2019.

[26] 郭程,俞晔,谢仁国,等.5G智慧医疗院前急救模式探讨[J].中国卫生质量管理,2021,28(1)：61-63.

[27] 周敬梅,曹敏,涂智辉,等.助力智慧城市的宜昌智慧急救模式的应用与研究[J].医学信息,2019,32 (6)：27-28.

[28] 石禹."互联网＋"模式120急救调度系统的设计与实现[D].南京:东南大学,2019.

[29] 中华人民共和国卫生部.医院急诊科规范化流程:WS/T390—2012[S].北京:中华人民共和国卫生部,2012.

[30] 国家卫生健康委员会.全国医院信息化建设标准与规范:国卫办规划发〔2018〕4号[S].北京:国家卫生健康委员会,2018.

[31] 胡建平.医院信息系统功能设计指导[M].北京:人民卫生出版社,2018.

[32] 王晓东,王呼生,左风云,等.分级诊疗模式下双向转诊管理系统设计与实现[J].医学信息学杂志, 2019,40(11)：36-40.

[33] Haggerty J L. Continuity of care：A multidisciplinary review[J]. BMJ, 2003, 327(7425)：1219-1221.

[34] 张敏.深圳市医联体内双向转诊现状及下转影响因素研究[D].汕头:汕头大学,2021.

[35] Forrest C B. Primary care in the United States：Primary care gatekeeping and referrals：Effective filter or failed experiment？[J]. BMJ, 2003, 326(7391)：692-695.

[36] Bodenheimer T. Primary care in the United States：Innovations in primary care in the United States Commentary：What can primary care in the United States learn from the United Kingdom？[J]. BMJ, 2003, 326(7393)：796-799.

[37] 推进分级诊疗　落实功能定位[J].中国卫生,2019(11)：67.

[38] 卢祖洵,李丽清.国内外分级医疗体系比较研究[M].北京:科学出版社,2022.

[39] 林枫.镇江市构建基于分级诊疗健康服务体系的实践与探索[J].中国医疗管理科学,2015,5 (4)：8-22.

[40] 孙辉,赵颖波,陈薇薇,等.基于分级诊疗的医疗联合体及其信息化建设[J].中国数字医学,2017,12 (4)：26-28.

[41] 曾巧宁.厦门市分级诊疗改革的实践探索与思考[J].卫生经济研究,2016(7)：7-9.

[42] 唐国宝,林民强,李卫华.分级诊疗"厦门模式"的探索与评价[J].中国全科医学,2016, 19(22)：2623-2627.

[43] 黄柳.分级诊疗的厦门"样本"[J].中国医院院长,2017(1)：73-77.

[44] Zeng Yanbing, Yuan Zhipeng, Chen Lele, et al. Primary care reforms in managing chronic diseases in Xiamen, China：A tentative assessment［J］. International Journal of Health Planning and Management, 2019,34(4)：e1609-e1620.

［45］林芬,吴允章,林海南.厦门市"高友网、糖友网"患者的"三师共管"模式探讨及效果评价[J].中国全科医学,2018,21(25):3133-3138.

［46］曾雁冰,吴杰龙,陈帆,等.厦门市"三师共管"模式对居民社区首诊行为的影响研究[J].中国卫生事业管理,2017,34(8):566-569.

［47］夏俊杰,赵志广,孙喜琢,等."共享经济"对"罗湖模式"的成效分析[J].中国社会医学杂志,2019,36(6):630-634.

［48］陈敏,谢新鑫,刘苏熠,等.无锡市人民医院医联体双向转诊情况调查分析及改进策略[J].中国医院,2019,23(5):13-16.

［49］汉业旭,姚峥,赵国光,等.分级诊疗背景下医联体发展的探讨与建议[J].中国医院,2018,22(1):47-48.

［50］陈超.双向转诊信息系统的探索与应用[J].现代医学与健康研究电子杂志,2018,2(8):186-187.

［51］全国信息安全标准化技术委员会.信息安全技术——健康医疗数据安全指南:GB/T39725—2020[S].北京:中华人民共和国国家标准化管理委员会,2020.

［52］郑瑞斌.基于HL7的双向转诊系统的设计与实现[D].杭州:浙江工业大学,2010.

［53］王晓云.医疗预约双向转诊信息服务平台的设计与实现[D].哈尔滨:哈尔滨工业大学,2015.

# 第4章

# 医院智慧诊中服务

医院智慧诊中服务涵盖了信息推送、标志与导航、患者便利保障等多个系统，旨在为患者提供一个清晰、便捷、人性化的就医环境。本章将详细阐述以上系统的概念、目标、总体需求、总体设计，以及系统数据库设计和数据交互。通过本章的深入分析，读者将能够全面了解医院智慧诊中服务的设计理念、技术实现以及在实际应用中的优势，为医疗服务的智能化转型提供理论支持和实践指导。

## 4.1 信息推送系统

### 4.1.1 信息推送系统概述

随着医疗技术的不断发展和信息化水平的日益提高，医院智慧服务信息系统已成为现代医疗服务的重要组成部分。其中，信息推送系统作为智慧服务信息系统的核心功能之一，发挥着至关重要的作用。

信息推送系统主要基于大数据、云计算、物联网等先进技术，实时收集、整合和分析医院内部的各种信息资源，如患者诊疗信息、医生排班信息、医疗设备使用状态等。通过智能化的数据处理和精准的信息匹配，系统能够将最新、最相关的信息实时推送给医师、患者，以及医院管理者等不同用户群体。

1. 信息推送系统的定义

信息推送系统是一种基于用户需求和行为，通过一定的技术手段将相关信息主动推送给目标用户的信息传递方式。在医院智慧服务信息系统中，信息推送系统能够收集、整合和分析医院内部的各类信息资源，包括患者诊疗信息、医生排班信息、医疗设备使用状态等。然后，根据不同用户的需求和角色，通过智能化推送服务，将最新、最相关的信息实时推送给医护人员、患者及其家属，以及医院管理者等不同用户群体。信息推送系统旨在提高医疗服务效率、优化患者就医体验、辅助医院管理决策、增强数据驱动的决策、个性化服务与关怀以及信息整合与共享。它利用先进的技术手段，如大数据分析、云计算和物联网等，实现智能化、个性化的信息管理和服务,以提升医院智慧化服务水平。

2. 信息推送系统的目标

医院智慧服务信息系统的信息推送系统是一种通过收集、整合和分析医院内部各类信息,将有用信息主动推送给相关用户的功能模块。它的主要目标包括:

(1)提高医疗服务效率:实时推送患者诊疗信息、医生排班情况等方式可以减少信息不畅导致的医疗流程延误,提高医疗服务效率。

(2)优化患者就医体验:为患者提供个性化的诊疗建议、健康宣教、康复指导等信息,增强患者对医疗服务的满意度。

(3)辅助医院管理决策:对运营数据、设备状态等信息的实时监测与分析可以为医院管理者提供决策支持,帮助他们做出更加科学、合理的决策。

(4)增强数据驱动的决策:数据整合与挖掘可实现数据驱动的决策过程,提高决策的科学性和准确性。

(5)个性化服务与关怀:根据患者个体差异和需求,提供定制化的信息推送服务,如为特定患者推送定制的健康宣教内容,体现医院的人文关怀。

(6)信息整合与共享:实现医院内部各类信息的整合与共享,打破信息孤岛,提升医院整体运营效率。同时支持与医院内部其他信息系统的无缝对接,实现数据共享和流程优化。

(7)提高医疗质量:智能化的数据分析为医护人员提供精准、科学的决策支持,从而提高医疗质量。

## 4.1.2 推送系统总体需求

1. 信息推送系统的总体需求

当前,我国医院在日常运营和管理中面临着信息沟通不畅、信息传递不及时等问题,医护人员和患者难以获取最新、最准确的医疗信息。因此,需要一个高效、智能的医院推送系统,以提供全面、及时的医疗信息推送服务,优化医院管理流程,提升患者满意度。

近年来,随着信息技术的快速发展,我国政府也在积极推动医疗卫生领域的信息化建设。医院推送系统正是响应这一政策要求,通过整合医院内部各类信息系统,实现信息的快速传递和共享,提高医院工作效率和服务质量。

医院推送系统的总体需求包括以下几个方面:首先,系统应能够实时收集、整合和更新医院内部的各类信息,如医疗通知、患者信息、药品库存等,确保信息的准确性和时效性。其次,系统应支持多种推送方式,如短信、邮件、App 通知等,以适应不同用户的需求和偏好。同时,系统还应具备个性化推送功能,能够根据用户的角色和权限,推送相应的信息内容,实现信息的精准传递。

此外,医院推送系统还应注重数据安全和隐私保护,采取必要的安全措施,防止信息泄露和滥用。同时,系统应具备良好的可扩展性和可维护性,以适应医院业务的不断发展和变化。

所以,医院推送系统的总体需求是建立一个高效、智能、安全的信息推送平台,实现医院内部信息的快速传递和共享,优化医院管理流程,提升患者满意度,推动医院信息化建设的发展。

2. 信息推送系统的功能性和非功能性需求

信息推送系统是一个面向患者的远程医疗服务平台,旨在为患者提供医院事先制定的推送信息,包括诸如门诊就诊预约、检查预约、住院预约、报告结果通知、手术通知、手术进程、缴费通知等内容,从而帮助患者了解医院流程,提升就诊质量和效率,以及及时获取自身就诊结果等目标。信息推送的功能性需求按照平台可以分为门诊大屏显示、自助机系统以及用户客户端的信息推送服务。

(1)门诊大屏展示

门诊大屏是展示病患挂号、收费、药房等服务部门公共信息的电子化展示平台,其需要与所在部门业务系统联动从而提供如就诊到检、出诊信息、剩余号源、候诊信息、取药信息、抽检到检、检查到检以及向患者及其家属提供注意事项的宣教播放等服务。

(2)自助机系统

自助机是患者可自主使用的医院自助设备,其一般提供包含检查报告、影像资料、检查结果等资料的打印服务。除此以外,自助机还能为患者提供门诊和住院信息的实时自助查询服务,其可提供的查询信息包括三大目录、费用清单、预存情况、医师情况、出诊信息、科室情况介绍等。

(3)信息推送服务

信息推送服务是医院通过客户端或者移动端为患者提供实时查询服务(如预约、挂号、缴费成功与否)、提供诊疗活动情况告知(如手术通知、入院提示、出院提示、取药、报告、危机值等信息)以及应部分患者的要求推送检查注意事项或者用药指导信息等服务。除此以外,患者还可以借助医院的客户端或者移动端实时查询等候状态(如候诊、检查、治疗),查询手术进展情况以及查看患者本人病例及图像等功能。

综上,用户用例图如图 4-1 和图 4-2 所示。

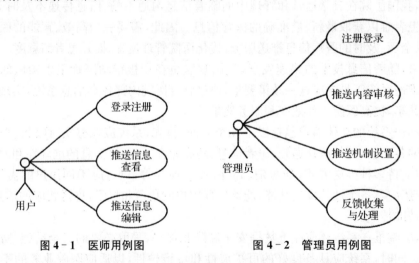

图 4-1  医师用例图          图 4-2  管理员用例图

此外,医院管理员对医院信息推送系统的需求主要体现在提升医院运营效率和管理水平上。他们希望系统能够实时推送以及撤回医院内部的各类运营数据,如床位使用情况、手术量统计、患者满意度调查等,以便对医院运营情况进行全面、及时的监控和分析。同时,系统还应支持医院内部的沟通和协作,促进不同部门之间的信息共享和协同工作。

3. 信息推送系统业务流程

通过上一节的信息推送系统需求分析,可以将所有需求分成如下几个大类:推送信息查看、推送信息编辑、推送信息审核、推送机制设置以及反馈收集与处理。接下来本节基于需求逐条展示业务流程。

(1) 用户的业务流程

① 推送信息查看流程

在用户需求分析中已经阐明,医师以及病患都具有信息查看的需求,只不过两者查看的信息类型不同,医师查看的主要是与自身工作相关的病患信息,而病患则主要查看的是和自身就诊相关的病例以及服务信息;其具体流程如图4-3所示。

在用户登录进行身份认证后,用户会主动或者被动地从不同终端收到推送信息提醒。此时用户可以基于自己的需要选择自己想要查看的推送信息。在用户完成选择之后,终端会将用户的信息请求发送给系统,系统再将信息请求解码以后就可以确认需要查看信息的存储位置等信息,从而从医院的数据库中抓取出推送信息的原始数据文件。当然,数据原始文件还不能直接发送给用户,还需要根据用户的终端种类进行推送展示优化成合适的格式后最终回馈给终端进行显示。

② 推送信息编辑流程

用户除了可以查看推送给自己的信息,必要的时候还需要给医院推送特定的信息,比如回复信息以及填写满意度问卷等,和信息查看类似,医师以及病患都具有信息编辑的需求,只不过两者编辑的信息类型不同;其具体流程如图4-4所示。

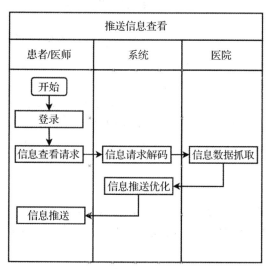

图4-3 推送信息查看流程图

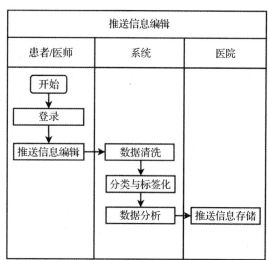

图4-4 推送信息编辑流程图

在用户登录进行身份认证后,用户将基于自己的需要在终端提供的编辑环境中撰写推送信息,完成后终端会将信息发送给系统进行处理。系统在收到信息后需要对原始信息数据进行一个简单的处理与分析,其中包括数据的清洗、分类与标签化,然后基于标签做符合医院统计需求的数据分析,在完成以后系统会将推送信息和分析结果一起发送给医院数据库存储以等待管理员审核。

（2）管理员的业务流程

① 推送信息审核流程

在用户编辑完信息并提交给系统存储后,这些信息还不能直接推送,而是需要管理员先对信息的内容进行审核,以确保信息中不包含文字错误、隐私泄露,甚至是非法信息等问题;其具体流程如图4-5所示。

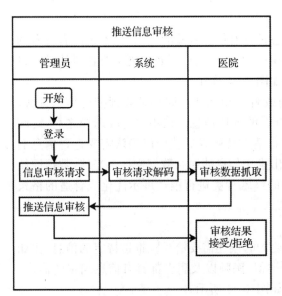

图4-5 推送信息审核流程图          图4-6 推送机制设置流程图

在管理员登录进行身份确认后,管理员会主动或者被动地从终端处收到信息审核任务,此时管理员可以根据自己的需求选择想要审核的信息。在管理员完成选择之后,终端会将管理员的信息审核请求发送给系统,系统再将审核请求解码以后就可以确认需要审核信息的存储位置等信息,从而从医院的数据库中抓取出审核信息数据文件。在抓取到审核信息的数据文件后,系统会将审核数据发送到终端给管理员进行审核。在管理员完成审核以后会将审核结果重新通过系统反馈给医院数据库,然后数据库基于审核结果来决定是接受还是拒绝推送信息。

② 推送机制设置流程

由于信息推送基于终端差别,发送接受用户的类型差别,以及信息类型的差异。信息推送机制通常也会有不同。而管理员可以基于推送机制进行信息推送的个性化定制,如图4-6所示。

在管理员登录后可以对信息的推送机制进行设置,能够设置的推送机制包括用户分群以及推送信息的策略设置。在设置好新的推送机制后,终端会将设置信息发送给系统进行处理,并进一步基于系统处理的结果来调整医院服务器中的信息存储机制。

③ 反馈收集与处理流程

管理员除了需要处理信息本身的审核以及机制外,还需要收集与处理用户们发送来的反馈消息,比如用户的报错或者调查问卷。具体流程如图4-7所示。

在管理员登录后,会主动或被动接受反馈收集请求,此时管理员可以根据自己的需求选择想要收集的反馈。在管理员完成选择之后,终端会将管理员的反馈请求发送给系统,系统再将反馈请求解码以后就可以确认需要的反馈信息的存储位置等信息,从而从医院的数据库中抓取出反馈数据文件。然后系统会将反馈的数据文件返回给终端,从而让管理员对反馈数据进行收集与处理,在处理完成后,终端会将反馈输出的处理结果存储到医院的数据库中。

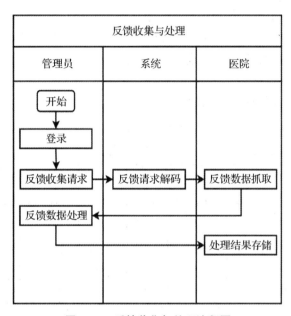

图 4-7 反馈收集与处理流程图

### 4.1.3 信息推送系统总体设计

医院信息推送系统的总体设计以云计算平台为基础,采用分布式架构,实现各子系统的独立部署与运行系统的整体设计以提高基层医疗服务水平和质量为目标,通过科技手段提高基层医师的知识和技能水平,改善基层医疗环境,提升基层医疗服务质量。

1. 系统设计考虑的主要内容

信息推送系统在进行系统设计时除了需要满足区县级医院、乡镇医院和卫生所、省级三甲医院等上下级医院的信息推送业务外,还应考虑以下几点:

(1)在系统设计时,应考虑在系统与用户之间的业务交互以及其他远程医疗信息系统和平台之间的业务交互的过程中,系统应具备数据安全性、数据隐私保护、容错机制等功能,以保证交互的可靠性和安全性。

(2)在硬件方面,需要考虑医疗机构的医疗设备是否齐全,并且设备的性能是否足够强大。如果设备不齐全或性能不足,在软件方面,需要考虑基层医疗机构的网络连接质量和软件版本是否能够支持基层医师指导系统的使用;如果网络连接质量不佳,可以考虑使用负载均衡等技术来提高网络性能,同时还需要确保基层医师指导系统的软件版本能够兼容基层医疗机构的硬件设施。

(3)系统需要支持在多个平台上运行,其中包括医院的门诊大厅、自助机系统等医院本身具备的硬件加软件融合平台,还需要考虑能够让医师、患者及家属以及管理员通过客户端或者移动端直接登录的软件平台。

2. 信息推送系统主要功能模块

信息推送系统是一个集信息收集与整合、信息分析与处理、信息推送与展示以及反馈收集与处理等功能于一体的医疗信息化系统。它通过远程技术为医疗机构提供信息推送服务,帮助医师、病患及家属即时获得医疗信息提供咨询和交互服务。通过信息推送系统可以提高诊疗效率,缓解了医疗机构的医疗资源不足和医疗水平不高等问题,有利于推进分级诊疗制度的落实,提高医疗服务水平和质量,同时也为广大患者提供了更优质、更便捷的医疗服务。

信息推送系统的功能模块划分如图4-8所示。

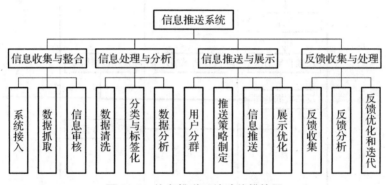

图4-8 信息推送系统功能模块图

(1) 信息收集与整合

系统接入:医院信息推送系统首先与各类医院信息系统(如 HIS、LIS、PACS 等)进行对接,确保能够实时获取医院内部的各类信息。

数据抓取:系统通过预设的接口和规则,自动抓取各类信息,包括但不限于患者信息、医疗通知、药品库存、床位使用情况等。

信息审核:抓取到的信息需要经过严格的审核和筛选,确保信息的准确性和可靠性。对于敏感信息,还需进行加密处理。

(2) 信息处理与分析

数据清洗:对收集到的原始数据进行清洗,去除重复、错误或无关的信息。

分类与标签化:根据信息的内容和类型,进行分类和标签化,便于后续的推送和查询。

数据分析:利用数据分析工具对信息进行深度挖掘,提取有价值的信息和趋势,为医院管理层提供决策支持。

(3) 信息推送与展示

用户分群:根据用户的角色和需求,将用户分为不同的群组,如医护人员、患者、管理层等。

推送策略制定:针对不同用户群组,制定个性化的推送策略,包括推送内容、频率和渠道等。

信息推送:通过短信、邮件、App 通知等多种渠道,将处理后的信息推送给相应的用户。

展示优化：优化推送信息的展示方式，确保信息内容清晰、易读，并提供交互功能，方便用户进行进一步操作。

（4）反馈收集与处理

用户反馈收集：通过系统内的反馈功能或调查问卷等方式，收集用户对推送信息的反馈意见。

反馈分析：对收集到的反馈进行分析，了解用户对推送信息的满意度、需求和建议。

系统优化与迭代：根据用户反馈和数据分析结果，对医院信息推送系统进行优化和迭代，提升用户体验和系统性能。

### 4.1.4　信息推送系统数据库设计

数据库逻辑模型设计的主要作用是通过分析实际业务需求，将业务对象及其之间的关系、属性等抽象成一种描述性的模型，从而明确数据库中的实体、属性、关系及其完整性约束等，为物理数据库的设计提供基础。逻辑模型设计能够帮助开发人员更好地理解业务需求，减少后期开发过程中的变更和调整，提高数据库的可靠性、稳定性和安全性，提高系统的可维护性和可扩展性。同时，逻辑模型设计也为数据库物理模型设计、数据库表设计和数据访问逻辑设计等提供了基础和指导。

### 4.1.5　信息推送系统数据交互

信息推送系统交互按照对接系统划分主要有：① 与 HIS 系统的数据交互；② 与 PACS 系统的数据交互；③ 与电子病历系统的数据交互；④ 与医院检查检验系统的数据交互。

与医院 HIS 系统的交互主要涉及：患者基本信息。信息推送系统需要从医院 HIS 系统中获取患者基本信息，包括姓名、性别、年龄、身份证号、联系方式等，这些信息将用于信息推送与展示。需要推送的信息包括实时查询服务（如预约、挂号、缴费成功与否）、提供诊疗活动情况告知（如手术通知、入院提示、出院提示、取药、报告、危机值等信息）以及应部分患者的要求推送检查注意事项或者用药指导信息等服务。除此以外，患者还可以借助医院的客户端或者移动端实时查询等候状态（如候诊、检查、治疗）、查询手术进展情况以及查看患者本人病历及图像等。

与医院 PACS 系统的交互主要涉及医学影像方面的数据。信息推送系统可以向 PACS 系统请求患者的影像数据，并将这些数据通过信息的形式推送给患者，方便患者及家属了解自己的病情。

与医院的电子病历系统的交互主要是病历信息推送，即向患者及家属了解病情或病史。

与医院检查检验系统交互主要体现在以下方面：信息系统会向医院检查系统推送用户的各种就诊流程，包括就诊实时信息（如预约、挂号、缴费成功与否）、就诊等候状态（如候诊、检查、治疗）、诊疗活动情况（如手术通知、入院提示、出院提示、取药、报告、危机值等信息）以及应部分患者要求的检查注意事项或者用药指导信息等。

### 4.1.6　中医医院信息推送服务要求

在《中医医院智慧服务建设指南》中，要求信息推送服务满足以下要求：

1. 智慧服务要求

应提供线上、线下多种信息告知和传送方式,推荐使用移动智能客户端、诊区展示屏、诊室叫号屏、多功能自助设备等进行信息推送与自助查询。应为患者提供门诊和住院详细信息实时推送与自助查询,推荐展示内容应包括但不限于出诊信息、号源信息、候诊信息、检查检验信息、取药信息、费用清单、预存情况、中医治疗安排、手术通知、入院提示、出院提示、危急值信息、宣教信息等。应支持患者家属在患者手术过程中在线实时查询手术进展节点情况。

2. 配套系统与设备

应配备信息展示屏、诊室叫号屏、自助设备、移动终端等,具备包含但不限于办卡、挂号、预约、充值、缴费、自助查询及检查检验报告打印、电子病历、电子发票、费用清单等系统功能,应与医院信息系统对接,宜部署在门(急)诊、病区等区域。信息推送宜使用医院公众号/服务号、小程序/App 等移动终端设备。应配备信息展示与推送管理系统,具备信息展示与管理平台,实现信息展示与推送的统一管理。

3. 保障机制

应明确信息推送与自助查询管理部门,明确责任分工与权限分配。应建立信息推送与自助查询管理制度,对信息推送与自助查询的内容及规则进行审核与监督管理。应建立医院信息推送与自助查询系统和硬件故障应对风险应急预案。

## 4.2 标志与导航系统

### 4.2.1 标志与导航系统概述

医院环境作为特殊的公共领域,人流物流的合理性是关键指标。健全的环境标志系统能够展现这种合理性,提升就医便捷性。针对传统医院的不足和智能化时代的要求,我们应加大投入,积极创新,满足患者需求,推动医疗事业健康发展,主要实现的内容包括:

(1)挂号、收费、药房等服务部门有电子排队叫号设施,可控制显示内容。

(2)门诊诊室、检查室有电子排队叫号设施,可通过诊室、检查室医生控制。门诊诊室外有电子显示系统,与挂号、报到、就诊等信息联动。

(3)打印的号条、检查单、导诊单上有准确的诊疗科室位置信息。

(4)支持患者使用自有移动设备及 PC 设备查询各类公共信息,如就诊到检、剩余号源、候诊信息、取药信息、抽血到检、检查到检等;患者可在移动端实时查询相关诊疗科室位置及患者排队诊疗情况;可根据患者等候队列的实时变化,提示并引导患者就诊。

(5)为患者提供与个人诊疗活动相关的院内定位与导航服务;为患者提供静态室内地图查询服务,支持患者在线查询各科室位置;可获取患者院内或医联体内多个科室的诊疗活动安排,并为患者规划最佳的诊疗路径。

1. 标志与导航系统定义

标志与导航系统,作为一种高效指引工具,旨在协助人们在医院内部实现精准且迅速的目的地定位。该系统融合了标志与导航的双重功能,致力于提供用户友好的导航体验,涵盖医院内部各区域、楼层、科室及服务设施的定位与路线规划。一套经过精心设计的医院标志导向系统,旨在为患者提供便捷高效的导航体验,减少不必要的绕行与困惑。同时,该系统还能够赋予医院建筑空间独特的视觉识别性,使患者在就医过程中能够轻松识别并遵循标志指引,进一步提升整体导航效率,营造更为舒适与便捷的就诊环境。

医院标志与导航系统通常包括医院智能导视系统、医院智能标志系统以及医院院内导航系统等多个组成部分。

2. 标志与导航系统目标

医院标志与导航系统致力于解决患者寻路难题,其优质的导向设计旨在协助患者迅速、自主地抵达既定目标地点,并辅助患者理解医院空间布局,充当着关键的指引角色。它的主要目标包括:优化患者就医流程,提升就医体验,同时提高医院运营效率;通过呈现实时、详尽的导航信息及自助服务设施,减少患者因迷路或等待而产生的焦虑感,缩短等待时间;确保标志信息的准确性、可读性及易于识别性,增强患者的自主导航能力,降低对医院工作人员的依赖性;提供精准的室内定位及导航服务,帮助患者在错综复杂的医院环境中迅速锁定目标地点,从而提升患者的就医效率与满意度。

### 4.2.2　标志与导航系统总体需求

标志与导航系统的总体需求以智慧服务病患为思路构建智能导航系统,运用蓝牙网络、地图导航、移动定位、多平台消息推送技术构建基础定位推送网络,有效引导病患错峰错时就医;根据数据分析建立可定制的预判数据字典,实现就医路径分析推送消息机制,计算医嘱推荐后续就医最优路径并提供实时导航功能。智能导航系统既能提升就医满意度又能缓解医院导医压力,为医院"互联网＋医疗健康"应用提供新思路。

1. 标志与导航系统需求描述

标志与导航系统在医院中的需求描述涵盖医院智能导视系统、医院智能标志系统和院内导航服务系统。标志与导航系统需与医院信息系统(HIS)、电子病历(EMR)、患者管理系统(PMS)等集成,实现数据共享和功能协同。以下是这些系统的详细需求描述。

(1)医院智能导视系统。需要将电子导视牌和屏幕设置在医院的主要出入口、走廊、候诊区等高流量区域。显示内容包括医院地图、科室位置、实时等候信息、医生出诊安排等,实时更新以确保信息准确和及时。自助服务终端能够提供挂号、缴费、打印检查报告、查询医疗记录等服务。提供简洁友好的用户界面,支持多语言操作。位置分布在门诊大厅、科室入口、主要走廊等区域,方便患者使用。开发的移动应用和微信小程序方便患者在线预约挂号、实时导航、候诊信息推送、检查结果查询等,并且程序需支持 ios 和 Android 系统,以及微信平台。可根据患者的历史数据和偏好,提供个性化的导航和提醒服务。

(2)医院智能标志系统。在医院的主要通道、楼层、电梯等位置设置科室和功能区标志牌。标明科室名称、方向指引、楼层信息等,确保信息清晰易读。使用标准化的图标和符号,保证一致性和可读性。通过不同颜色和图标帮助患者快速识别不同区域和科室。颜色和图标设计须符合视觉识别原则,简单明了。在标志牌、地面指引、墙面指示等多个层面应用颜色编码和图标。为国际患者提供多语言标志,包括中英文及其他常见语言。

（3）院内导航服务系统。利用 GPS、蓝牙定位、RFID 等技术，实现精确的室内定位。定位精度要求在 3 米以内，以确保导航的准确性。覆盖范围包括整个医院，包括所有楼层和区域。提供实时步行导航路线，结合语音提示和地图展示。设计友好的用户界面，操作简便，支持多语言。根据患者的目的地和偏好，提供定制化的导航路线。导航系统的地图须根据医院布局变化实时更新，确保信息准确。

2. 标志与导航系统业务流程

标志与导航系统（Signage and Wayfinding System）在建筑环境中是为了帮助用户轻松找到目的地，理解建筑空间的布局，并提高用户体验的系统。它的业务流程可以概述为以下几个步骤：

（1）需求分析

了解建筑的功能定位和设施特性。调研使用者特性，包括不同群体的需求（如无障碍要求、儿童友好等）。分析建筑的空间特性，了解建筑布局和重要地标。

具体描述为：

① 建筑的设施特性。分析建筑的功能定位（如医院、学校、商场）和内部设施特性（如急诊室、门诊、病房）。

② 建筑的空间特性。评估建筑的空间布局、通道复杂性、入口的可识别性、重要信息的可视距离、地标等。

③ 使用者特性。考虑不同使用者的需求，如无障碍设计、儿童友好设计等。

（2）设计规划

制定标志系统的总体设计方案，包括颜色、字体、图标等视觉元素的统一规范。确定标志的类型和位置，设计不同类型标志（如指示牌、信息牌、警示牌等）。设计导航路径，规划主要通道和辅助通道的标志。

具体描述为：

① 标志设计。确定标志的设计规范，包括颜色、字体、图标等，确保视觉统一。

② 位置规划。确定标志的安装位置，保证信息的清晰度和可达性。

③ 路径设计。规划主要路径和次要路径的导航，确保用户能够轻松找到目的地。

（3）制作与安装

根据设计方案制作标志，确保材料和工艺符合要求。安装标志，确保位置准确，信息清晰可见。

具体描述为：

① 制作标志。根据设计方案制作标志，选择耐用、清晰的材料。

② 安装标志。按照规划的位置安装标志，确保其稳固和清晰。

（4）测试与反馈

测试标志系统的实际效果，邀请不同使用者群体进行体验和反馈。收集反馈信息，发现问题并进行调整和优化。

具体描述为：

① 用户测试。邀请不同群体的用户进行体验，收集使用反馈。

② 反馈分析。分析反馈，发现问题并进行调整，如位置不当、信息不清等。

（5）维护与更新

定期检查标志系统，确保其清晰度和准确性。

根据建筑功能和使用者需求的变化，更新标志信息。

具体描述为：

① 定期维护。定期检查标志的清晰度和完整性，进行必要的维护。

② 信息更新。根据建筑功能变化和用户需求变化，及时更新标志信息。

通过以上业务流程，确保标志与导航系统能够高效、准确地为用户提供导引服务，提高用户在建筑环境中的体验和满意度。如图4-9是标志与导航系统业务流程图。

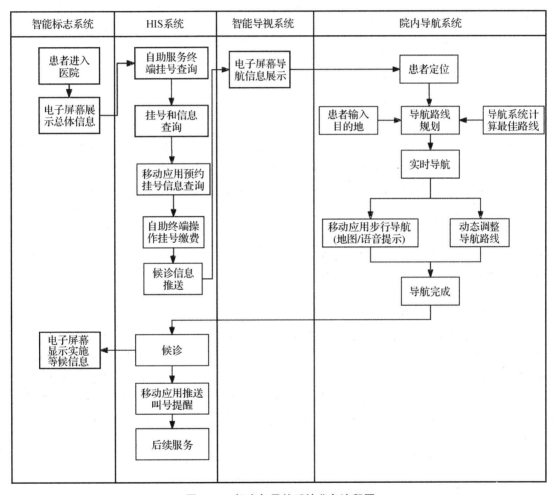

图4-9　标志与导航系统业务流程图

### 4.2.3　标志与导航系统总体设计

医院标志与导航系统的总体设计，旨在构建一个集成化、智能化的综合方案，以便患者能够便捷地在医院内部寻找到目的地，并顺利完成相关操作。

1. 系统设计考虑的主要内容

在标志与导航系统设计时,须关注以下核心:首先,整体布局应简洁明了,便于老年和技术水平较低用户操作。其次,提供多语言界面和标志,满足不同语言患者需求。再者,针对残障人士,采取人性化设计如语音提示、调整触摸屏高度等。此外,确保室内定位技术精准度在3米内。在功能层面,系统将实时更新挂号、候诊、检查等信息,并与医院信息系统等关键系统集成,实现数据高效共享。在系统架构上,注重可扩展性,保障数据传输和存储安全,支持远程监控和故障诊断。

总体而言,标志与导航系统设计将遵守法规,保护隐私,兼顾实用性和可维护性,为医院提供高效、便捷、安全的导航解决方案。

系统设计时主要从系统技术架构、系统详细设计、地理位置构建、地图数据构建、蓝牙网络构建、路径计算与推荐方法几个方面考虑。

2. 标志与导航系统主要功能模块

标志与导航系统主要由以下功能模块共同构成:

(1)地图展示功能

地图展示支持通过转换控件实现3D和2D的地图切换,手机端支持医院内部区域各场所地图的2D、2.5D、3D效果展示,同时用户可对地图进行缩放、平移、旋转、改变视角等操作,通过旋转控件实现不同视角地图旋转,能够对不同楼层地图进行展示与预览。

(2)定位导航功能

提供快捷搜索入口,接入服务系统能够实现院内地点查找、地图路径规划、院内实时定位、动态实时导航、模拟导航演示、医院信息展示等功能。点选地图后能够实现直接导航线路规划,根据动态位置,动画、语音实时导航提示,用户线路错误可实时进行语音及动画提示纠正位置信息。

(3)智能推送导航

整理医院典型就诊流程,建立指引规则表,包含挂号、候诊、就诊、缴费、检查、结果报告、诊断、缴费、治疗与取药、其他服务,建立起对应的指引规则表,通过规则表能够确定当前节点与下一步指引节点;建立医嘱关系表,将化验、B超、CT、取药等常见医嘱与接收科室建立起对应关系;通过判断患者当前就诊流程、HIS中所下医嘱,映射出可选的科室及位置对照表,结合导航信息表生成单点或多点指向推送地址,为患者自动安排最佳就诊流程与路线。

(4)系统应用分析

当前,在"互联网+医疗健康"广泛应用背景下构建了基于多业务场景消息收发技术的统一消息平台,搭建起了院内地图导航系统,通过对门诊历史数据调研就医各环节进行权重赋值,最终实现医嘱开立完成后就医路径引导。

标志与导航系统的功能结构如图4-10所示。

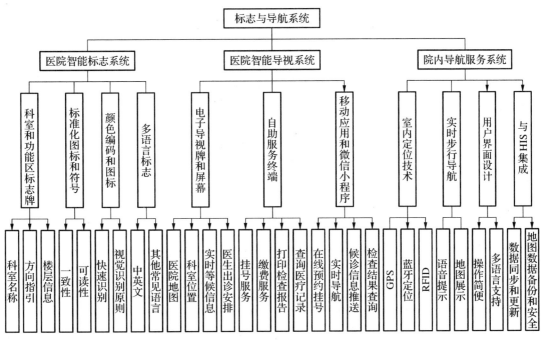

图 4 - 10 标志与导航系统的功能结构图

## 4.2.4 标志与导航系统数据库设计

### 1. 系统概念模型描述

标志与导航系统服务提供线上与线下两个系统入口,线上包括微信公众号、小程序,支付宝生活号、App 等;线下包括二维码标志、导诊互动大屏及未来线下机器人等,支持装载医院导航系统及导诊服务。院内位置服务范围包括支持室内地图查询、可扩展蓝牙定位导航、院内实时定位获取与一键导航等,系统支持用户通过微信公众号、扫一扫、摇一摇、App 分享等方式接入,所有智能导航服务可以由地理信息图定点发起调用,图形化操作简单快捷且形象直观。

医院标志与导航系统的 E-R(实体—关系)模型可以用来描述系统中主要实体及其之间的关系。实体主要有医院、建筑、楼层、科室、标志牌、导航点、用户、设备。实体间的关系为:医院包含建筑,一个医院包含多个建筑,一个建筑属于一个医院。建筑包含楼层。一个建筑包含多个楼层,一个楼层属于一个建筑。楼层包含科室。一个楼层包含多个科室,一个科室属于一个楼层。科室包含导航点。一个科室包含多个导航点,一个导航点属于一个科室。楼层包含标志牌。一个楼层包含多个标志牌,一个标志牌属于一个楼层。楼层包含设备。一个楼层包含多个设备,一个设备属于一个楼层。一个用户可以使用多个设备,一个设备可以被多个用户使用。

系统中各主要部分的 E-R 图如图 4 - 11 所示。

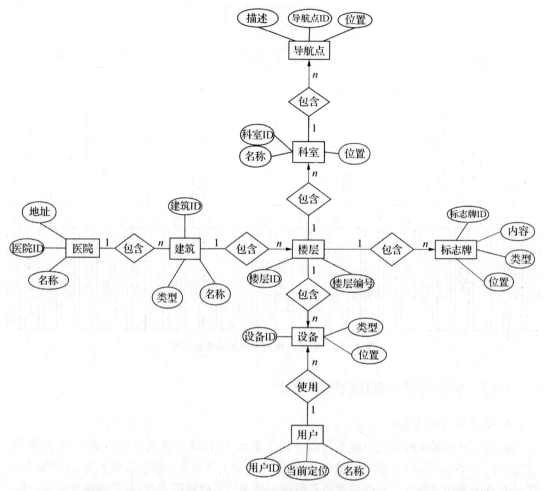

图 4-11　标志与导航系统 E-R 图

## 2. 系统逻辑模型设计

标志与导航系统的逻辑模型和数据库表设计需要反映实体之间的关系,同时确保数据的完整性和可访问性。以下是标志与导航系统逻辑模型和数据库表设计的基本描述。

逻辑模型是数据库设计中的一个阶段,它定义了数据的逻辑结构,而不考虑物理存储细节。在标志与导航系统中,逻辑模型将包括以下实体和关系。

医院:属于实体,包含多个建筑。

建筑:属于实体,属于一个医院,包含多个楼层。

楼层:属于实体,属于一个建筑,包含多个科室和标志牌,以及设备。

科室:属于实体,属于一个楼层,包含多个导航点。

标志牌:属于实体,属于一个楼层。

导航点:属于实体,属于一个科室。

用户:属于实体,可以与多个设备关联。

### 4.2.5　标志与导航系统数据交互

标志与导航系统与其他系统的数据交互是确保医院运营效率和提升患者体验的关键。以下是标志与导航系统可能与医院其他系统进行数据交互的描述。

(1) 与医院信息系统(HIS)的交互

标志与导航系统需要从 HIS 获取医院的科室信息、医生排班和出诊信息。将挂号信息和候诊状态实时更新，以便患者通过导航系统获取最新信息。接收 HIS 中的医院布局变更信息，确保导航系统的地图数据保持最新。

(2) 与电子病历(EMR)的交互

标志与导航系统可以利用 EMR 中的患者信息提供个性化导航服务。通过 EMR 获取患者的预约信息，如检查、治疗等，并在标志与导航系统中提供指引。

(3) 与患者管理系统(PMS)的交互

从 PMS 获取患者的基本信息，如姓名、年龄、性别等，用于个性化服务。接收患者的反馈和满意度调查结果，用于改进系统。

(4) 与资产管理系统(如设备管理系统)的交互

获取医疗设备的位置信息，以便在导航系统中提供设备查找服务。接收设备状态更新，如维修、故障等信息，及时更新导航系统。

(5) 与门禁系统的交互

标志与导航系统可以与门禁系统结合，提供基于权限的导航服务，如特定区域的访问权限。

(6) 与无线网络和定位系统的交互

接收定位系统提供的实时定位数据，用于提供精确的室内导航服务。与无线网络系统交互，确保导航服务的连续性和稳定性。

(7) 与移动应用和社交媒体平台的交互

通过移动应用和社交媒体平台，如微信公众号、支付宝生活号等，提供线上导航服务。接收用户通过这些平台的反馈和建议，用于改进服务。

(8) 与数据分析和大数据平台的交互

将标志与导航系统收集的数据，如患者流量、等待时间等，传输至数据分析平台。利用大数据分析结果优化导航服务和医院运营流程。

(9) 与紧急响应系统的交互

在紧急情况下，标志与导航系统可以与紧急响应系统协同工作，快速引导医护人员到达指定位置。

(10) 与物联网(IoT)设备的交互

与 IoT 设备(如智能手环、定位标签等)交互，提供实时的患者信息和位置服务。

通过这些数据交互，标志与导航系统不仅能够提供基本的导航服务，还能够实现智能分诊、优化就医流程、提高医院运营效率，并增强患者的整体就医体验。同时，确保所有数据交互都符合法律法规和隐私保护的要求。

### 4.2.6 中医医院标志与导航服务要求

在《中医医院智慧服务建设指南》中,要求标志与导航服务满足以下要求。

1. 智慧服务要求

应提供多种形式的标志,包括但不限于实体标志、电子化标志。应提供院内导航,支持静态室内地图查找服务、院内就诊科室位置查找服务。应提供多类别标志,包括但不限于介绍类标志、指示类标志、劝导类标志、警告类标志、禁止类标志。

2. 配套系统与设备

应配备实体标志物资、电子化标志设备、自助查询设备。电子化标志设备、自助查询设备应具备可管理功能,应部署在门(急)诊、病区各醒目区域。应配备电子化标志设备管理系统,对标志内容进行管理,并支持权限分级管理。应与医院信息系统对接,实现电子标志内容自动获取。

3. 保障机制

应建立标志与导航管理制度,对实体化及电子化标志的内容、楼宇信息、导航信息进行维护、审核与监督管理。应建立标志与导航管理系统和设备故障紧急预案,并建立应急演练制度,定期进行演练。应定期组织培训,使医务工作人员了解预案内容,掌握应急响应流程和操作方法。应建立标志和导航信息安全管理制度,定期巡检软硬件系统,以减少故障率。

## 4.3 患者便利保障服务系统

### 4.3.1 患者便利保障服务系统概述

医院智慧服务以患者为中心,打破时空限制,提升就医体验,服务升级并向院外延伸。医院智慧管理旨在提升医院管理水平和效率,实现粗放式向精益化的转变。患者便利保障服务是智慧服务的重要体现,完善便民设施是门诊管理的重要工作。便民服务内容不断增多,包括共享设施、充电宝、贩卖机等。部分医院特设药物配送服务,减轻患者负担。多种便民服务已广泛覆盖,但须进一步推广覆盖。

1. 患者便利保障服务系统的定义

患者便利保障服务系统是指为患者提供一系列便利性服务的整合性系统,旨在提高患者就医过程中的舒适度、便捷度和满意度,从而改善整体医疗体验。患者便利保障服务系统致力于为患者提供全面且个性化的支持与服务,旨在优化患者在医疗环境中的整体体验并提升其满意度,进而推动医患关系的和谐发展。

2. 患者便利保障服务系统的目标

患者便利保障服务系统的核心目标在于:

(1) 致力于提升患者在就医过程中的舒适度和便捷性,从而使其能够体验到更加人性化的医疗服务;

(2) 积极消除患者在医疗机构中所面临的不便与困扰,进而全面改善其整体的医疗体验;

(3) 充分尊重并满足患者多样化的需求和偏好,提供个性化的服务选择以满足其个性化需求；

（4）通过系统整合和信息化管理手段，实现服务效率与质量的显著提升，并不断优化与改进服务流程；

（5）推动医患之间建立良好的沟通与互动机制，增强医患关系，为双方建立坚实的信任与合作基础；

（6）通过提升医疗机构的品牌形象和市场竞争力，吸引更多患者选择该机构就医。

上述目标共同构成了患者便利保障服务系统的核心使命，旨在为患者提供更加优质、便捷的医疗服务，进而推动整体医疗水平的提升和患者满意度的增强。

### 4.3.2 患者便利保障服务系统总体需求

1. 患者便利保障服务系统需求描述

（1）功能性需求

患者便利保障服务系统的功能性需求描述如下：

① 轮椅租赁功能：实现轮椅租赁的在线预约和管理，包括轮椅的数量、型号、可用时间等信息。提供轮椅的实时位置信息和状态监控，方便患者查找和获取。提供轮椅归还功能，让患者可以方便地归还轮椅并结束租赁。

② 手机充电功能：提供手机充电设备的位置信息和使用状态，让患者可以快速找到可用的充电设备。实现手机充电的在线预约和管理，以确保患者在需要充电时能够及时使用。

③ 院内自助点餐功能：提供医院餐厅的菜单信息和价格，让患者可以在线浏览和选择餐品。实现在线点餐和支付功能，让患者可以自助完成点餐和结账流程。提供食物配送或取餐服务，让患者可以选择将食物送至指定地点或自行取餐。

④ 智慧停车功能：提供医院停车场的停车位信息和实时空闲情况，方便患者选择停车位置。实现停车位的在线预约功能，让患者可以提前预约停车位，避免停车难题。提供智慧导航功能，引导患者快速找到预约的停车位。

⑤ 护工选择功能：提供护工的个人信息、资质和服务经验等信息，让患者可以了解护工的背景和能力。实现在线预约护工的功能，让患者可以选择合适的护工并进行预约。

⑥ 志愿者翻译预约功能：提供志愿者翻译的语言种类和可用时间信息，方便患者选择合适的翻译人员。实现在线预约志愿者翻译的功能，让患者可以预约到适合自己语言需求的志愿者翻译服务。

⑦ 中药代煎功能：提供中药代煎的药材选择和配方信息，让患者可以根据自己的需求选择合适的药材和配方。实现中药代煎的在线预约和管理，让患者可以提前预约代煎服务，方便取药。

（2）非功能性需求

患者便利保障服务系统的非功能性需求描述如下：

① 易用性：系统应具有直观友好的用户界面，易于理解和操作，不需要用户长时间培训即可上手使用。

② 可靠性：系统应具有高可靠性，能够持续稳定地运行，保证服务的及时性和准确性。

③ 安全性：系统应具有严格的安全措施，保护用户的个人隐私和数据安全，防止未经授

权的访问和恶意攻击。

④ 性能:系统应具有良好的性能,能够快速响应用户请求,处理大量并发访问,并保证服务的稳定性和流畅性。

⑤ 可扩展性:系统应具有良好的可扩展性,能够根据需求灵活扩展和升级,支持更多的服务项目和用户规模。

⑥ 可维护性:系统应易于维护和管理,具有清晰的系统架构和模块化设计,方便系统更新、维护和故障排除。

⑦ 适应性:系统应具有一定的适应性,能够适应不同环境和用户需求,包括不同设备、网络条件和语言文化等。

⑧ 兼容性:系统应具有良好的兼容性,能够与现有的硬件设备和软件系统进行兼容,确保系统的互操作性和通用性。患者便利保障服务系统应具备的功能包括轮椅租赁、手机充电、订餐、停车预约、护工选择、志愿者翻译预约、中药代煎等。

2. 患者便利保障服务系统业务流程

患者便利保障服务系统的业务流程包括需求识别、服务选择、信息收集、服务预约或即时获取、服务执行以及服务完成与反馈等环节,旨在为患者提供便捷、个性化的医疗服务体验。图4-12是患者便利保障服务系统的典型业务流程图,具体描述如下:

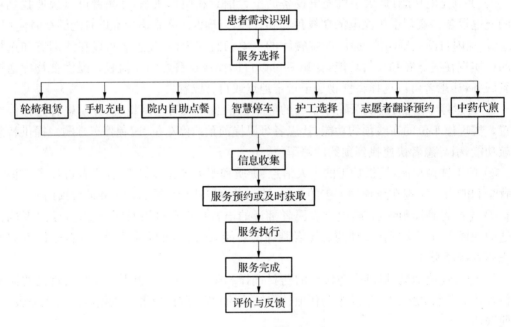

图4-12 系统业务流程图

① 轮椅租赁

入院诊疗期间,共享轮椅为患者解决了无处可坐等问题,并减少了席地而坐的现象。近年来,越来越多医院门诊大厅增设共享轮椅租赁点,采用物联网技术,为特殊群体提供高效便捷服务。通过"互联网+医疗"形式,共享轮椅在医院得到广泛应用。这类共享轮椅通过停放桩固定,使用方法简单,只需手机扫码即可开锁租借,24小时自助服务。归还时,将轮椅折叠推回停放桩,插锁扣回卡槽,扫码支付费用即可。医院按楼层摆放,人流大、用户精准的科室增加投放量。与传统轮椅租借相比,共享轮椅简化了流程,减轻了医护人员工作量,提升了患者体验,提高了医院管理效率,受到患者和医院欢迎。作为城市智慧助残服务的一环,共享轮椅通过线上线下结合,构建无人值守智慧场景,提升医院非核心医疗服务能力。

轮椅租赁服务流程为:患者或家属扫码进入平台→实名认证并支付押金→扫码开锁租借→使用并注意费用规则→归还并锁好→申请退还押金。

② 手机充电

大型综合及专科医院患者众多,候诊时间长。随着无纸化挂号预约支付的普及,手机在医院的使用率增加。门诊无插座供患者及家属使用,便携共享充电宝成为智慧陪护体系的一环。医院通过共享充电宝为患者和员工提供便捷充电服务。共享充电宝是企业提供的充电租赁设备,用户扫描二维码交付押金即可租借,归还后可提现押金。

共享充电宝的借取流程大致可以分为四步:扫码—注册—付款—借出,一般情况下整个流程花费不到 3 分钟。归还方式则类似于共享单车,用户可以在公众号平台上根据充电宝的 GPS 定位,就近归还。

③ 院内自助点餐服务系统

医院传统订餐一直是订餐员每天拿着纸和笔,逐层到每个房间,手工记录患者就餐需求,不仅工作效率低,而且病人的订餐体验不好。院内自助点餐服务系统通过床边二维码扫码订餐、结算支付,服务对象"足不出房"即可享受营养健康的饭菜,院内职工也可以通过 App 订餐,省去了家属送餐或者是进出病区买饭的苦恼,降低了患者在院内走动产生交叉感染的风险,同时也优化了常态化疫情防控措施,保障了患者及陪护人员的就餐安全,提升了患者就医体验。同时,在食堂管理方面,院内自助点餐服务系统拥有食堂管理系统和进销存系统,拥有饭卡绑定、用户充值、查看实时库存、库存预警、导出财务报表等功能,帮助食堂在财务管理、员工管理以及库存管理等方面改善管理效率,充分提高人效,具体业务流程见图 4 - 13。

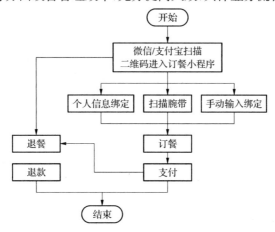

图 4 - 13　院内订餐流程图

④ 智慧停车

随着"互联网＋停车"的发展,智慧停车通过掌握停车大数据,实现智慧化、可视化和高效化,为车主提供电子支付、查询、预订、导航和周边信息推送等体验。智慧停车利用互联网、大数据和云计算技术,成为解决停车难题的可行方案。它的主要功能包括车位引导、停车场管理和反向寻车,部分停车场还新增特殊车辆管理功能。智慧停车的"智慧"体现在智能找车位和自动缴费,服务于车主的停车需求。智慧停车流程见图4-14。

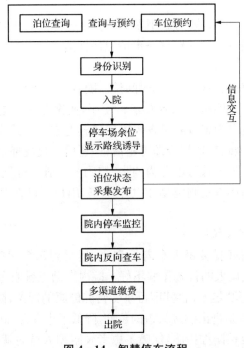

图 4-14 智慧停车流程

智慧停车旨在方便车主找车位,融合线上线下智慧。线上方面,车主通过 App、微信、支付宝获取停车场、车位信息、收费标准、预订、充电、共享等服务,实现预支付、线上结账。线下方面,则关注优化停车入位体验。

⑤ 护工选择

住院患者遇突发事件无陪护时,可预约护工协助。护工具备专业护理知识,能针对术后、植物人、瘫痪等患者进行康复护理。他们不仅可以分散家属精力,还能提升患者康复体验。患者可通过保障服务系统预约护工,系统智能匹配调度,护工也可抢单。平台提供筛选、更换、续期、支付、评价等功能,确保患者及家属方便找到合适护工,保障服务质量与满意度。

⑥ 志愿者翻译预约

医院备有志愿者,经培训后可为外国患者提供咨询、协助、翻译等志愿服务。但非普通话患者常难以获取翻译服务,导致就医效率低下,过程烦琐,甚至引发医患纠纷。患者便利保障系统提供志愿者翻译预约服务,可在线预约,节省时间,提高效率。提前预约也为医院安排志愿者工作提供了充足准备时间。志愿者翻译预约流程大致可以分为以下步骤:需求确认→服务平台登录→提交预约申请→志愿者匹配→确认预约→提醒与准备→服务实施→服务反馈→数据管理。

⑦ 中药代煎

虽然患者对中医的名医、名药、名方喜爱有加,但仍有患者因"煎药不便"而苦恼。煎药中心的启用解决了这一问题,引入了全新智能化现代化的煎药系统。中药代煎系统运用计算机和互联网技术,实现处方管理、调剂、浸泡、煎药、包装、物流配送等流程化操作,快捷安全。系统可根据需求个性化设定,完成"先煎""后下",提升中药有效成分和临床疗效。

例如,江苏省中医院推出代煎服务,无须排队,只需看病缴费后,即可享受一站式中药服务,上午交处方,下午取药,省时便捷。全过程透明可溯源,确保质量。近400台智能化煎药机将传统人工煎煮转变为智能化操作,可根据特殊要求煎煮,全程数字化操作,机械化包装,避免污染,确保质量。

煎药中心服务流程包括就医→审方、调配、复核→泡药→煎药→灌装→包装→冷却→窗口。

(1)患者需求识别

患者到达医院后,系统首先识别患者的需求,这可能通过医院的移动应用程序、自助终端或现场服务人员进行。

(2)服务选择

患者从可用的服务列表中选择所需的服务项目。这些服务可能包括轮椅租赁、手机充电、院内自助点餐、智慧停车、护工选择、志愿者翻译预约、中药代煎等。

(3)信息收集

一旦患者选择了需要的服务,系统会收集相关的信息。例如,如果患者需要租赁轮椅,系统可能会要求患者提供姓名、联系方式、身份证件信息等。

(4)服务预约或即时获取

根据患者的需求,系统可能会提供预约服务或即时获取服务。例如,如果患者需要轮椅租赁,系统可能会安排预约时间并告知患者何时可以取得轮椅;如果是智慧停车服务,患者可能会被引导到可用的停车位。

(5)服务执行

一旦服务预约或即时获取完成,服务便会执行。例如,轮椅租赁服务会提供轮椅并确保其满足患者需求;手机充电服务可能会提供充电设备等。

(6)服务完成与反馈

在服务执行完成后,系统可能会邀请患者提供反馈。这有助于医院了解患者对服务的满意度,并且可以用于改进服务质量。

### 4.3.3 患者便利保障服务系统总体设计

1. 系统设计考虑的主要内容

患者便利保障服务系统,作为医院智慧服务体系的重要组成部分,旨在借助先进的信息技术手段,全面优化患者就医流程,实现患者信息的互联互通与共享,并推动医疗服务向智慧化、高效化方向迈进。

在系统设计层面,患者便利保障服务系统应涵盖以下核心内容:

(1)服务内容与功能设计

系统应提供全面而细致的服务项目,包括但不限于轮椅租赁、手机充电、订餐服务、停车预约、护工选择、志愿者翻译预约以及中药代煎等多元化服务,以满足患者在就医过程中的多样化需求。

（2）系统管理与统一化布局

系统应建立统一的管理机制，确保院内不同地点所提供的服务信息内容一致、准确，从而保障患者能够享受到统一、标准的服务体验。

（3）自助服务与移动化应用

系统应支持患者利用自助设备或移动设备便捷地完成查询、预约、缴费等便利保障服务中的各项操作，提升患者的自主性和便利性。

（4）个性化服务推荐机制

系统应根据患者的实际病情和需求，自动推荐相应的服务内容，如护工推荐、餐饮推荐以及轮椅/推车预约等，以提供更加贴心、个性化的服务。

（5）实时状态查询与监控

系统应提供实时状态查询功能，使患者能够随时了解各项便利保障服务的最新状态，确保服务的及时性和有效性。

（6）非核心业务服务的拓展与应用

系统应充分利用互联网技术，为患者提供移动支付、远程医疗、人工智能辅助决策等辅助服务，进一步丰富服务内容，提升服务品质。

（7）线上线下一体化服务模式

系统应实现院内院外、线上线下一体化的医疗服务体系，依托 App、公众号等线上平台，打造新型服务模式，为患者提供更加便捷、高效的医疗服务。

（8）自助医疗服务系统优化

针对当前门诊患者就医时间长等实际问题，系统应设计并优化自助医疗服务系统，通过自助挂号、自助缴费、自助查询等功能，有效缩短患者的等待时间，提升就医效率。

综上所述，患者便利保障服务系统的设计旨在通过信息技术手段，全面提升患者的医疗服务体验，为患者提供更加便捷、高效、个性化的医疗服务。

2. 患者便利保障服务系统主要功能模块

患者便利保障服务系统涵盖了多个主要功能模块，每个模块都承担着特定的任务，以满足患者的各种需求。以下是每个主要功能模块的描述，系统涉及的主要功能模块如图 4-15 所示。

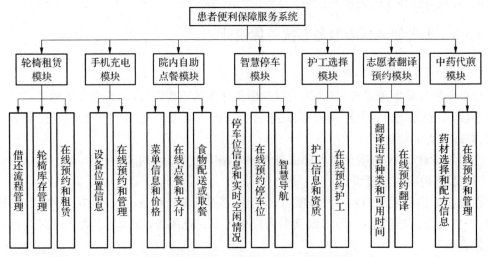

图 4-15　患者便利保障服务系统主要功能模块图

（1）轮椅租赁模块

负责管理轮椅的库存和状态，包括轮椅的数量、型号、可用性等信息。提供轮椅的在线预约和租赁功能，让患者可以提前预约并租赁轮椅。管理轮椅的借还流程，包括轮椅的领取、归还和结算等。

（2）手机充电模块

提供手机充电设备的位置信息和使用状态，让患者可以方便地找到可用的充电设备。实现手机充电的在线预约和管理功能，以确保患者在需要充电时能够及时使用。

（3）院内自助点餐模块

提供医院餐厅的菜单信息和价格，让患者可以在线浏览和选择餐品。实现在线点餐和支付功能，让患者可以自助完成点餐和结账流程。提供食物配送或取餐服务，让患者可以选择将食物送至指定地点或自行取餐。

（4）智慧停车模块

提供医院停车场的停车位信息和实时空闲情况，方便患者选择停车位置。实现停车位的在线预约功能，让患者可以提前预约停车位，避免停车难题。提供智慧导航功能，引导患者快速找到预约的停车位。

（5）护工选择模块

提供护工的个人信息、资质和服务经验等信息，让患者可以了解护工的背景和能力。实现在线预约护工的功能，让患者可以选择合适的护工并进行预约。

（6）志愿者翻译预约模块

提供志愿者翻译的语言种类和可用时间信息，方便患者选择合适的翻译人员。实现在线预约志愿者翻译的功能，让患者可以预约到适合自己语言需求的志愿者翻译服务。

（7）中药代煎模块

提供中药代煎的药材选择和配方信息，让患者可以根据自己的需求选择合适的药材和配方。实现中药代煎的在线预约和管理，让患者可以提前预约代煎服务，方便取药。

每个功能模块都是系统中的一个独立部分，但它们可以相互配合，共同为患者提供全面、便捷的服务体验。

## 4.3.4 患者便利保障服务系统数据库设计

1. 系统概念模型描述

E-R（实体—关系）模型用于描述系统中的实体及其之间的关系。对于患者便利保障服务系统，E-R 模型包括主要的实体、属性以及它们之间的关系如下。

（1）实体及其属性

① 患者属性：患者、姓名、联系方式；

② 轮椅属性：轮椅 ID、型号、状态、位置；

③ 预约属性：预约 ID、预约时间、状态；

④ 充电设备属性：设备 ID、位置、状态；

⑤ 餐品属性：餐品 ID、名称、价格、餐厅 ID；

⑥ 停车位属性：停车位 ID、位置、状态；

⑦ 护工属性：护工 ID、姓名、资质、经验；

⑧ 志愿者翻译属性：志愿者 ID、语言、可用时间；

⑨ 中药属性：药材 ID、名称、配方。

（2）实体间的关系

① 患者预约轮椅：一个患者可以预约多个轮椅，一个轮椅可以被多个患者预约（多对多）；

② 患者使用充电设备：一个患者可以使用多个充电设备，一个充电设备可以被多个患者使用（多对多）；

③ 患者点餐：一个患者可以点多个餐品，一个餐品可以被多个患者点（多对多）；

④ 患者预约停车位：一个患者可以预约多个停车位，一个停车位可以被多个患者预约（多对多）；

⑤ 患者选择护工：一个患者可以选择多个护工，一个护工可以服务多个患者（多对多）；

⑥ 患者预约志愿者翻译：一个患者可以预约多个翻译，一个翻译可以被多个患者预约（多对多）；

⑦ 患者预约中药代煎：一个患者可以预约多个中药代煎服务，一个中药代煎服务可以被多个患者预约（多对多）。

轮椅租赁、手机充电、订餐、停车预约、护工选择、志愿者翻译预约、中药代煎等相关的概念模型描述见图 4-16、4-17、4-18 和 4-19。

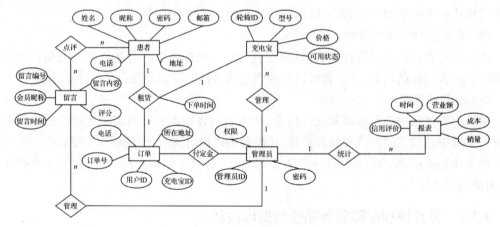

**图 4-16　轮椅租赁 E-R 图**

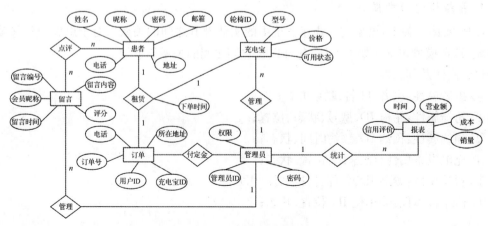

　**图 4-17　充电宝租赁 E-R 图**

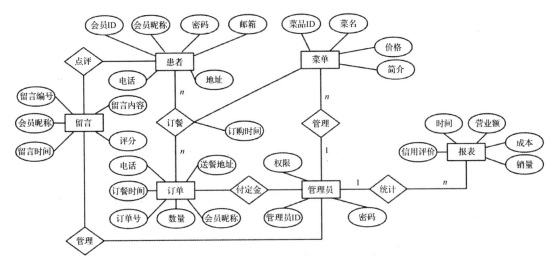

图 4-18　线上订餐 E-R 图

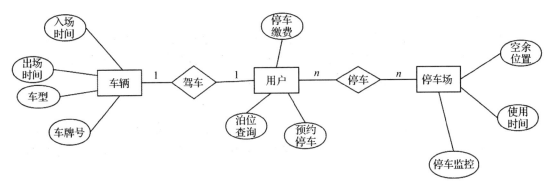

图 4-19　智慧停车 E-R 图

2. 系统逻辑模型设计

基于前述提供的实体和它们之间的关系,我们可以设计患者便利保障服务系统的逻辑模型。以下是患者便利保障服务系统逻辑模型和数据库表设计的基本描述。

患者:属于实体,患者与轮椅之间是多对多的关系;患者与充电设备是多对多的关系;患者与餐品也是多对多的关系;患者预约停车位时,一个患者可以预约多个停车位,一个停车位可以被多个患者预约(多对多);护工选择时,一个患者可以选择多个护工,一个护工可以服务多个患者(多对多);在志愿者翻译预约中,一个患者可以预约多个翻译,一个翻译可以被多个患者预约(多对多);中药代煎预约时,一个患者可以预约多个中药代煎服务,一个中药代煎服务可以被多个患者预约(多对多)。

### 4.3.5　患者便利保障服务系统数据交互

患者便利保障服务系统可能需要与其他系统进行数据交互,以实现更加全面和高效的服务。以下是部分涉及的数据交互情况。

(1) 医院信息系统(HIS):患者便利保障服务系统与 HIS 数据交互的内容包括获取患

者的基本信息、就诊记录等。

（2）支付系统：患者便利保障服务系统与支付系统的数据交互内容包括支付信息、交易状态等。

（3）地图导航系统：患者便利保障服务系统与地图导航系统的数据交互内容包括停车场的实时停车位信息、导航路线等。

（4）护工信息系统：患者便利保障服务系统与护工信息系统的数据交互内容有护工的资质、服务经验等信息。

（5）志愿者翻译信息系统：患者便利保障服务系统与志愿者翻译信息系统的数据交互内容包括志愿者翻译的语言能力、可用时间等信息，目的是支持患者进行志愿者翻译预约。

（6）药房系统：患者便利保障服务系统与药房系统的数据交互内容包括中药的种类、药材信息、代煎预约状态等。

### 4.3.6 中医医院患者便利保障服务要求

在《中医医院智慧服务建设指南》中，要求患者便利服务满足以下要求。

1. 智慧服务要求

应提供便利患者的非核心医疗服务，包括但不限于智慧煎药、智慧病房、轮椅租赁、手机充电、智慧停车、智慧订餐等。应提供中医药便利服务，推荐提供智慧煎药服务，实现智慧煎药管理、汤剂自动包装、自动出库、叫号、邮寄、物流查询等功能。

2. 配套系统与设备

应配备患者便利保障设备，应与信息推送系统对接，宜部署在门（急）诊、病区等区域。应配备患者便利服务相关系统，且与医院相关系统对接，实现数字化、智慧化、集约化管理。

3. 保障机制

应明确患者便利保障服务管理部门，明确责任分工与权限分配。应建立患者便利保障服务管理制度，对便利保障设施和服务等进行维护与管理。应建立便利保障服务系统和硬件故障应对风险应急预案及演练，对就诊过程中可能出现的故障和问题进行模拟，并给出可替代方案。

 习题4

1. 便利服务主要包括哪些方面？
2. 患者便利保障服务系统的总体需求有哪些？
3. 患者便利保障服务系统主要与哪些系统进行数据交互？
4. 标志导航服务系统主要包含哪几个子系统？
5. 电子排队系统包含的主要设备有哪些？
6. 使用电子排队系统的优点有哪些？
7. 信息推送服务的功能需求有几点？其中每一点包含什么内容？
8. 信息推送主要包含几类用户？他们的功能差别是什么？
9. 在诊前、诊中、诊后三个阶段，医师和患者这两种用户分别需要编辑哪些信息？

10. 信息推送系统会和 HIS 系统发生哪些数据交互?

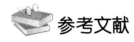 参考文献

[1] 黄永刚.基于微信的医院信息服务模式研究[J].中国数字医学,2014,9(8):75-76.

[2] 杨俊,兰宏勇.基于 RSS 的信息推送系统的设计和实现[J].计算机系统应用,2008(10):64-67.

[3] 江佩师,陈志伟,杨帅创,等.住院医师培训基于场景的知识推送系统研究[J].中华医学教育探索杂志,2023,22(2):253-256.

[4] Cybenko George, Brewington Brian. The foundations of information push and pull [M]//The Mathematics of Information Coding, Extraction and Distribution. USA: Springer, 1999:9-30.

[5] Cheverst Keith, Mitchell Keith, Nigel Davies. Exploring context-aware information push[J]. Personal and Ubiquitous Computing, 2002, 6:274-281.

[6] 丁万夫,董国营,汤学民,等.基于物联网定位技术的院内导航系统研究与应用[J].现代信息科技,2022,6(19):153-156,161.

[7] 胡艳丽,张璇,陈莺,等.运用 5G 院内导航规避门诊老年患者非故意伤害发生的研究[C]//2022SINC 第五届上海国际护理大会.上海:上海市护理学会,2022:18.

[8] 陈力嘉.基于可供性理论的互联网医院诊疗服务系统交互设计研究[D].成都:西南交通大学,2022.

[9] 和钊.医院室内位置服务技术方案的综合评价研究[D].杭州:浙江大学,2022.

[10] 吴龙,刘亮,杨洋.基于蓝牙与 WebGL 技术的智能导航系统在医院就诊流程中的应用[J].中国数字医学,2021,16(11):72-76.

[11] 刘海英.医院院内导航系统的建设与应用[J].科技资讯,2018,16(29):13,17.

[12] 金妍.目标导向交互设计方法探究——大型医院室内导航设计[D].北京:北京服装学院,2018.

[13] 郭小平.医院门诊电子排队管理系统的建设[J].电子技术与软件工程,2017(18):54.

[14] 顾明辰,孙赟,沈宁乔,等.基于新型室内定位技术的智慧医院导航系统架构与实现[J].中国医疗设备,2021,36(11):116-119,131.

[15] 国家卫生健康委办公厅印发医院智慧管理分级评估标准体系(试行)[J].医学信息学杂志,2021,42(4):94.

[16] 林文诗,张泽洪,陈永霖.从患者满意度分析患者发展性医疗服务需求变化[J].中华医学杂志,2018,98(24):1899-1901.

[17] 徐恺.医疗自助服务系统的发展趋势分析[J].中国卫生产业,2021(3):91-93.

# 第5章

# 医院智慧诊后服务

随着全民健康计划的深入实施，我国目前的医疗健康服务呈现出全面、多样化的增强趋势。为了应对患者出院后自我管理能力下降和用药依从性降低等现实问题，"院内治疗＋院外管理"的模式正在成为现实。随访患者管理系统及患者反馈系统提供连续性和高质量的医疗服务，全面提升患者的整体治疗效果。药品调剂与配送系统主要支持电子化药品服务与配送功能，工作人员使用药品调剂配送系统完成处方的确认、核对，院内各个科室处方数据实现统一管理，支持患者在院内通过自助设备查看处方与医嘱，并实现处方合理性检查，生成处方合理性检查记录。家庭签约管理系统通过建立居民与全科医生之间的稳定联系，以家庭医生服务团队为居民提供全面、有效、连续的综合医疗服务和健康管理为主要内容，实现从"以治病为中心"到"以健康为中心"医疗服务模式的重要改变。基层医师指导系统主要是针对基层医师的基本指导，一方面能够通过智慧化手段对基层医师实现基本的基层医疗工作指导，通过远程视频教学对基层医师进行培训与指导，另一方面，利用远程医疗系统及机构间共享的病例信息对基层医师进行指导，能够通过远程视频会诊、远程联合查房、远程手术指导、远程病程监控，实现上级医院医师对下级医院医师和患者的临床指导。

本章将着重介绍医院智慧服务信息系统诊后服务的基本概念、总体需求、系统主要功能设计、数据库设计、数据交互等，为今后诊后服务相关系统的开发提供参考。

## 5.1 患者反馈系统

### 5.1.1 患者反馈系统概述

患者就诊结束后，可通过医院网站、自助智能终端设备、移动应用等多种途径完成对本次就医过程的评价，具体应涵盖不同诊疗环节，如挂号、住院、取药、检查、治疗、就医环境，包括满意度评价、评价结果统计分析等。医院客服部门建立患者反馈平台，处理患者投诉和意见，打通医、患沟通渠道障碍，有助于实现患者反馈管理过程的智能化和人性化，提高医务人员工作质量，提升患者体验。

1. 患者反馈系统的定义

诊后服务的患者反馈系统是医疗机构和医生为患者提供的一种反馈机制,旨在收集患者对医疗服务的评价和建议,以便医疗机构和医生改进服务质量和满足患者需求。该系统是一种基于计算机技术和互联网技术的医疗服务模式,为患者提供诊后反馈等服务和管理功能的计算机应用软件。一般具有投诉反馈管理、服务调查问卷和医疗服务评估等功能,能够支持患者以文字、语音、视频等即时通信方式实现诊后的投诉和反馈,利用人工智能等技术融合院内外数据,打通沟通渠道障碍,实现患者反馈管理过程的智能化和人性化,同时能提高医务人员工作效率,提升患者体验。

2. 患者反馈系统的目标

患者反馈系统对于缓解医疗纠纷、改进医院内部管理工作、提高医院工作人员医德修养、提升医疗服务质量,都有很直接的促进作用,重点是各类各级医院为患者诊后反馈提供及时、高效的优质服务,其系统目标如下:系统提供用户对于医院整体满意度评价的功能,构建多种互动途径,通过语音电话、短信、PC 端、自助终端、官方网站多种沟通方式,完成医疗服务评估;实现线下与线上实名认证的融合,支持居民健康卡、居民身份证等实名认证,方便患者投诉反馈;持居民健康卡等患者的反馈处理查询,支持患者投诉、投诉反馈等信息自动提醒,对于患者投诉支持以短信、App 消息等方式回应;通过文字、语音、视频等即时通信方式实现医患沟通,处理好医疗投诉,避免医疗纠纷;提供医疗服务评估功能,可以对相应临床科室、病区、医技、行政、后勤等多个科室的人员进行监督和评价功能;在医院的官方网站、自助设备上集成满意度、医德医风等问卷调查,支持患者访问及填写问卷调查,收集患者意见或建议,问卷调查的信息支持汇总、统计及分析;支持医院微信公众号上集成患者满意度问卷调查等功能,将收集的患者意见和建议进行汇总、统计和分析,调查结果可生成电子化记录。

## 5.1.2　患者反馈系统总体需求

1. 患者反馈系统需求描述

(1) 患者反馈系统的总体需求

患者反馈是医疗服务机构对外提供服务的重要环节,医院按照时间和科室筛选门诊、住院、出院患者,通过短信、微信、电话等调查方式进行满意度调查;对满意度调查结果进行信息登记;能够根据患者回复的满意度调查问卷自动识别异常问卷;同时,对于收集来的满意度调查可转投诉至相关部门,进入投诉管理流程。患者反馈服务的总体需求满足国家卫生健康委员会发布的《医院智慧服务分级评估标准体系(试行)》有关诊后服务的分级功能评估要求;满足医院智慧信息的整合与共享,支持集约化的诊后患者反馈服务;支持多种技术方式和渠道的患者反馈的服务应用,实现患者诊后反馈及分析等功能。

(2) 患者反馈系统的功能性需求

患者反馈系统能方便地、及时地、智能化地实现患者反馈信息的数据整合、处理和分析,使用一定的算法分析当前患者的满意度情况,形成临时报表供管理层查阅,管理层以此来制定相应的策略,提高医院数字化管理的质量,以满足医院可持续发展的需求,提高医院管理水平和工作效率,提升医护人员服务质量和患者满意度,减少医患纠纷。患者反馈管理系统功能如表 5-1 所示。

表 5-1　患者反馈管理功能

| 序号 | 功能模块 | 功能说明 |
|------|----------|----------|
| 1 | 投诉反馈管理 | 完成患者反馈信息的获取与处理,对投诉意见的分类处理,可通过短信、App消息等方式通知医院管理部门,对于患者投诉支持以短信、App消息等方式回应 |
| 2 | 服务调查问卷 | 实现满意度调查问卷管理,对患者进行院内满意度调查,调查结果生成电子化记录;根据患者就诊活动,动态推送满意度调查内容,满意度调查结果与就诊活动可对应。患者通过院内自助设备完成满意度调查问卷、移动设备及PC设备完成满意度调查问卷 |
| 3 | 医疗服务评估 | 结合医院信息系统数据、患者满意度调查结果等信息,对医疗服务进行综合评估 |

图 5-1 为患者反馈系统中简化的患者、管理员和医生用例示意图。患者用例包含患者注册、登录、患者信息、就诊信息、投诉反馈、问卷调查等功能模块,管理员包含登录、医生管理、患者管理、问卷分析、医疗评估等功能模块,医生用例包含登录、医生信息、处理反馈、看诊信息等功能模块。

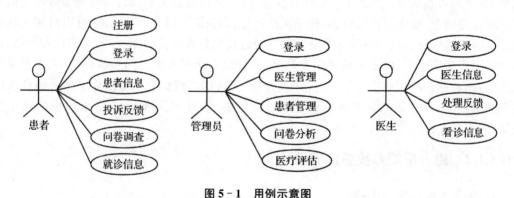

图 5-1　用例示意图

**2. 患者反馈系统业务流程**

(1) 投诉反馈管理业务流程

患者投诉反馈管理完成患者投诉或反馈信息的获取、处理和反馈,患者(或患者家属)根据自身就诊体验,提供投诉或者反馈信息,系统负责记录和转发投诉或者反馈,医院负责调查、处理和回复投诉或反馈,示意图如图 5-2 所示。

(2) 服务调查问卷业务流程

服务调查问卷主要是满意度调查问卷管理,医院负责问卷的发起、内容审核以及最终结果的分析与改进,医院重视调查问卷结果的整理、分析和应用,示意图如图 5-3 所示。

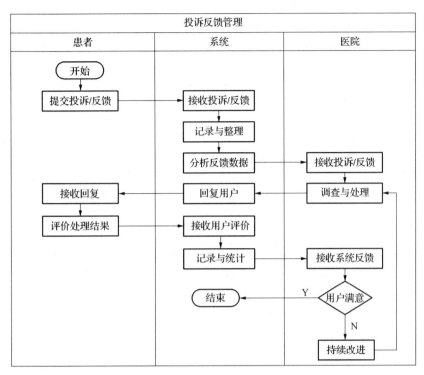

**图 5‐2 投诉反馈管理流程示意图**

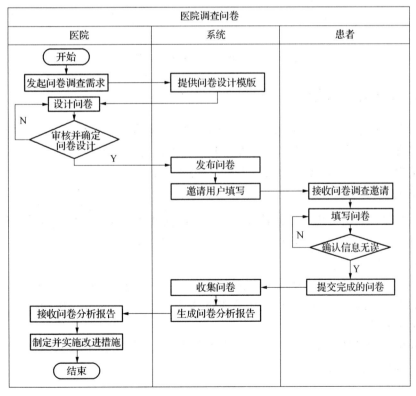

**图 5‐3 服务调查问卷流程示意图**

（3）医疗服务评估业务流程

患者(或患者家属)接受医疗服务后,通过系统提供反馈和评价。系统结合医院其他信息系统数据,对多源数据进行统计分析并生成报告,通知医院,示意图如图5-4所示。

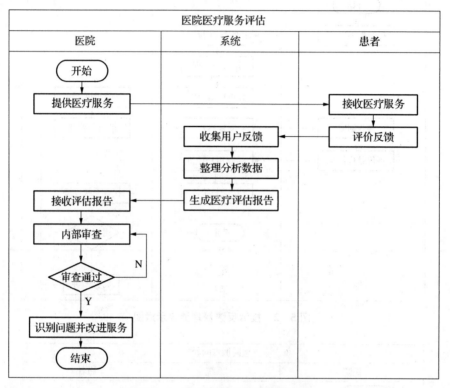

图5-4　医疗服务评估流程示意图

### 5.1.3　患者反馈系统总体设计

患者反馈系统总体设计主要考虑用户需求、现有技术条件、经济投资、系统应用等方面,促使系统能够在医院、诊所以及社会各种需要的场所满足患者的反馈需求。医院收到反馈后将处理结果返回给患者,优化医院门诊管理,提高效率。

1. 系统设计考虑的主要内容

患者反馈系统需要考虑问卷设计、数据采集、数据处理、反馈和改进、持续改进等多个方面,以确保患者反馈信息的有效性和医疗服务质量的不断提高。

（1）问卷设计

考虑到患者的不同需求和就诊体验,问卷设计需要尽可能全面、客观、易于理解和回答,包括患者的个人信息、就诊体验、医疗服务质量、医护人员态度、医疗设施和环境等方面。

（2）数据采集

考虑到患者的隐私和安全,数据采集需要采用安全可靠的技术和措施,包括在线填写、短信反馈、电话回访等方式。

（3）数据处理

考虑到反馈信息的准确性和可靠性，数据处理需要使用适当的数据分析工具和技术，包括数据清洗、数据挖掘、统计分析等，以提取反馈信息中的有用数据，并进行汇总和分析。

（4）反馈和改进

考虑到患者的反馈信息的实时性和有效性，反馈和改进需要尽快得到医护人员和管理层的关注和回应，及时采取相应措施改进医疗服务质量，提高患者满意度。

（5）持续改进

考虑到医疗服务的动态性和变化特点，持续改进需要根据患者反馈信息的变化和医疗服务的发展趋势，及时调整问卷设计、数据采集、数据处理和反馈机制，以不断提高医疗服务质量和患者满意度。

2. 患者反馈系统主要功能模块

患者反馈系统的用户主要有患者、医生和管理人员三大类，患者主要包括患者信息、投诉反馈、问卷调查等功能模块；管理员主要包括医疗评估、问卷分析、医生管理、患者管理等功能模块；医生主要包括看诊信息、医生信息、处理反馈等功能模块，如图5-5所示。

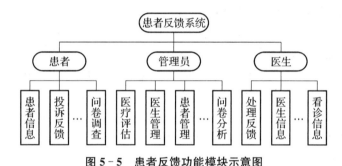

图5-5　患者反馈功能模块示意图

### 5.1.4　患者反馈系统数据库设计

1. 系统概念模型描述

简化的患者反馈系统可以设计患者、医生、管理员、病历、问卷五种实体，省略了实体属性的患者反馈 E-R 图如图5-6所示。其中，管理员实体与医生、患者存在"管理"的联系，一个管理员可以管理多名医生或患者，一个医生或患者只能被一位管理员管理，管理员和医生之间、管理员和患者之间存在一对多联系（1∶n）；一份服务调查问卷可以由多位管理员分析，一位管理员可以分析多份问卷，问卷和管理员之间存在多对多联系（m∶n）；一位管理员可以评估多份病历，一份病历可以由多位管理员评估，管理员和病历之间存在多对多联系（m∶n）；一位患者可以填写多份问卷，一份问卷可以由多位患者填写，问卷和患者存在多对多联系（m∶n）；一位患者可以到多位医生处就诊，一位医生可以为多位患者看诊，患者和医生之间存在多对多联系（m∶n）；一位患者可以对自己某次就诊的病历投诉反馈，一份病历只能由它对应的患者投诉反馈，患者和病历之间存在一对一联系（1∶1）；一位医生可以开具多份病历，一份病历只能由一位医生开具，医生和病历之间存在一对多联系（1∶n）。

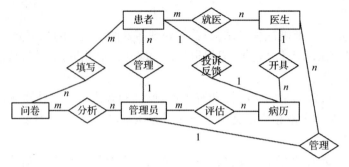

图 5‑6　患者反馈 E-R 图

2. 系统逻辑模型设计

依据上述概念模型设计,可以设计患者反馈系统的逻辑模型结构。下述内容是患者反馈系统的逻辑模型设计示意,包括患者信息表、患者病历表、投诉反馈表等。

患者信息表(患者编号、身份证号、姓名、密码、性别、手机号、……、管理员编号);

医生信息表(医生编号、医生姓名、科室、身份证号、手机号、……、管理员编号);

管理员信息表(管理员编号、身份证号、姓名、手机号……);

病历表(病历号、患者编号、病历描述、处方、时间、……、医生编号);

问卷表(问卷编号、问题编号、问题内容……);

问卷填写表(调查问卷填写编号、患者编号、问卷编号、填写时间……);

投诉反馈表(投诉反馈编号、病历号、投诉反馈内容……);

问卷分析表(问卷分析编号、管理员编号、问卷编号、问卷评分、问卷时间……);

病历评估表(评估编号、管理员编号、病历编号、评估时间……);

就诊表(就诊号、医生编号、患者编号、就诊时间……)。

### 5.1.5　患者反馈系统数据交互

患者反馈系统与医院的多个信息系统存在数据交互,这些数据交互有助于医院全面了解和掌握患者的需求和满意度情况,从而有针对性地改进和优化医疗服务质量。同时,通过与其他信息系统的协同工作,患者反馈系统可以更有效地发挥其作用,为医院的管理和决策提供支持。

1. 与医院信息系统的数据交互

患者反馈系统与医院信息系统交互主要体现在患者信息同步、就诊流程反馈、医疗服务质量评估、治疗效果跟踪等方面。例如,当患者在 HIS 系统中进行注册、挂号、就诊等操作时,患者反馈系统能够同步获取这些基本信息,如患者姓名、就诊科室、就诊时间等;患者可以通过反馈系统对在 HIS 系统中记录的就诊流程进行评价和反馈,如挂号流程的便捷性、医生就诊的专业度、药品领取的等待时间等。

2. 与随访患者管理系统的数据交互

患者反馈系统可以与随访患者管理系统进行交互,实时获取随访过程中收集的患者反馈数据,以便及时响应患者需求并改进医疗服务。交互数据包括随访过程中收集的患者反馈数据等。例如,随访患者管理系统根据患者的手术情况和治疗方案,自动制订随访计划,包括随访时间、随访内容、随访方式等,这些随访计划信息被同步到患者反馈系统中,以便患者在随访后提供相应的反馈。

3. 与床旁智能交互系统的数据交互

床旁智能交互系统可以为患者提供智能健康宣教、生活娱乐、用药指导等服务。患者可以在使用这些服务后,通过反馈系统对服务进行评价和反馈。这些反馈可以帮助医院更好地了解患者需求,优化床旁智能交互系统的服务内容和方式,提高患者住院体验,增强医患互动。

4. 其他医疗支持系统

患者反馈系统还可以与其他医疗支持系统(如远程医疗系统、移动医疗应用等)进行数据交互。通过收集和分析患者在使用这些系统时的反馈数据,医院可以不断优化和改进这些系统的功能和性能,为患者提供更加便捷、高效的医疗服务。

### 5.1.6 中医医院患者反馈服务要求

在《中医医院智慧服务建设指南》中,要求患者反馈满足以下要求。

1. 智慧服务要求

应支持对门急诊、体检、住院患者进行院内满意度调查,可根据患者就诊活动例如就诊类型、科室等,动态差异推送满意度调查内容,满意度调查结果与就诊活动可对应。应涵盖不同诊疗环节满意度调查,如挂号、住院、取药、检查、治疗、就医环境等内容中的至少 3 项;支持患者通过院内自助设备、医院公众号/服务号、小程序/App 等完成满意度调查问卷。应在医院公众号/服务号、小程序/App 等为患者提供投诉及意见反馈渠道。应支持系统对投诉意见的分类处理。应支持对于患者投诉以短信、医院公众号/服务号、小程序/App 消息等方式回应。应对满意度调查及意见反馈结果生成电子化记录。

2. 配套系统与设备

应在院内部署自助设备,自助设备须配置身份证、医保卡、扫码枪等用户身份识别设备。应配备医院满意度调查反馈系统,具备分类配置满意度调查问卷,自动推送调查提醒,意见反馈自动向管理员发送提醒,处理意见可通知至用户,意见反馈及调查问卷支持嵌入 PC、自助设备、医院公众号/服务号、小程序/App 等多种终端,问卷调查结果进行归档,提供多维度统计报表。

3. 保障机制

应明确医院满意度调查反馈管理的组织架构,宜明确牵头部门,门诊办公室、医务处(科/部)、护理部、体检中心、宣传部(科/处)等相关科室配合开展医院满意度管理工作。应制定详细满意度调查反馈管理流程,包括明确业务发起、分级管理、业务科室受理、处理情况、改进措施、复访等闭环管理流程,按照反馈内容等级、类别分类制定相应的处置流程和措施。

## 5.2 随访患者管理系统

### 5.2.1 随访患者管理系统概述

1. 随访患者管理系统的定义

随访患者管理系统是各类各级医院基于互联网的非医疗服务功能的软件系统,用于帮助医疗机构或医生对患者进行综合管理的过程。该系统可以收集和管理患者的个人、病史和诊断信息，跟踪随访患者的病情变化，并根据需要进行调整和管理，为患者提供诊后随访档案、随访路径、随访结果等服务和管理功能的计算机应用软件。随访患者管理系统可以帮助医疗机构提高患者的治疗效果和康复质量，也可以提高患者的健康知识水平，促进患者的健康管理和康复。

2. 随访患者管理系统的目标

随访患者管理系统的目标是通过利用互联网和信息技术，为医疗机构和医生提供一个全面、高效和便捷的随访患者管理工具，能够支持患者文字、语音、视频等即时通信方式实现诊后随访患者管理，以便更好地管理和记录患者的医疗信息，并为患者提供更全面和个性化的医疗保健服务。具体来说，随访患者管理系统的目标可以分为以下几个方面：

（1）管理患者的医疗信息

随访患者管理系统可以帮助医疗机构和医生收集、管理和记录患者的医疗信息。

（2）实现随访和提醒服务

随访患者管理系统可以根据患者的随访计划，自动发送随访提醒，以确保患者按时接受随访服务，并对患者的健康状况进行及时监测和评估。

（3）提高医疗机构的管理效率

随访患者管理系统可以提高医疗机构的工作效率和医疗质量。

（4）促进医患沟通

随访患者管理系统可以通过在线随访、健康宣教、在线咨询等方式，为医、患之间提供一个更为便捷和高效的沟通平台。

（5）降低医疗成本

随访患者管理系统可以帮助医疗机构降低医疗成本。系统的自动化管理，可以减少医疗机构的人力和物力消耗，提高医疗效率和整体效益。

## 5.2.2　随访患者管理系统总体需求

1. 随访患者管理系统需求描述

（1）随访患者管理系统的总体需求

随访患者管理系统的总体需求是满足国家卫生健康委员会发布的《医院智慧服务分级评估标准体系（试行）》有关诊后服务的分级功能评估要求。系统应支持多种技术方式和渠道的诊后随访患者管理的服务应用，能够收集患者的基本信息、随访记录、治疗效果等相关数据，同时确保数据的安全性和隐私性。随访患者管理系统能够对患者诊后的信息进行分析，识别出有价值的信息，发现问题和改进空间，为医疗机构提供决策支持。随访患者管理系统能够对患者诊后数据进行管理，包括数据清洗、存储、备份、维护等，以确保数据的完整性、准确性和可靠性。随访患者管理系统能够提供良好的用户体验，使患者能够轻松地使用系统，同时可以提供给患者满意的可视化反馈，以增加患者对医疗服务的信心和信任。

（2）随访患者管理系统的功能性需求

随访患者管理系统一般包括随访患者管理、随访路径管理、健康宣教管理、随访执行管理、健康指标监测和随访结案管理等功能，能够支持患者文字、语音、视频等即时通信方式实现诊后随访患者管理,其功能如表 5 - 2 所示。

表 5 - 2　随访患者管理功能

| 序号 | 功能模块 | 功能说明 |
|---|---|---|
| 1 | 随访患者档案 | 完成患者反馈信息的获取与处理,支持对患者基本信息、病历记录、检查结果、医嘱等信息进行收集、整理、存储和管理,实现全面、准确的患者档案管理 |
| 2 | 随访路径管理 | 系统需要能够对患者进行定期或不定期的随访管理,记录患者的健康情况、随访方式、随访时间、随访内容等,及时发现和处理疾病问题,有效提升治疗效果和患者满意度。随访一个月,每周需要随访完成的内容,并管理执行情况、提醒服务,随访路径可以按照疾病分,系统支持不同的疾病 |
| 3 | 健康宣教管理 | 可对患者进行康复指导和健康教育,以帮助他们更好地了解自己的疾病情况,并采取有效的治疗和康复措施。这种方式,可以提高患者的生活质量和健康水平,同时为患者的康复提供更好的支持。在随访过程中发现,健康宣教也是非常关键的一部分,因为它可以帮助医护人员更好地了解患者的康复进展,并及时发现和解决潜在的健康问题 |
| 4 | 随访执行管理 | 比较随访计划的检查项目和医嘱系统传送的检查项目 |
| 5 | 健康指标监测 | 系统需要能够对患者的健康情况进行管理和监测,包括体征数据、生理指标、生活习惯、健康风险等。不同的疾病监测不同的指标,数据如何传输到平台,可以采用手工录入或智能终端设备录入 |
| 6 | 随访结案管理 | 流程结束后的结案评价,判断随访是否达标,继续随访进入下一流程,并对随访数据进行随访服务数据统计分析和挖掘,提供相应的报表和数据分析结果 |

图 5 - 7 为随访患者管理系统中简化的患者、管理员和医生用例示意图。

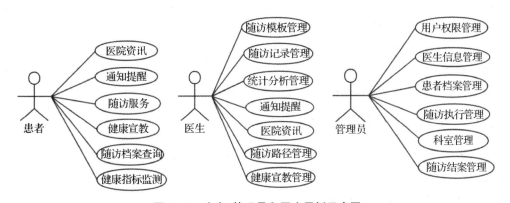

图 5 - 7　患者、管理员和医生用例示意图

2. 随访患者管理系统业务流程

(1) 随访患者档案

随访患者档案是在患者结束院内的主要治疗后,病情得到好转或痊愈出院后,医生定期对其进行的问诊、查体以及安排的相关特殊检查所建立的医疗档案。通过这些检查的结果,医生可以得出诊断意见或安排进一步的治疗。这种随访档案的建立,能够及时了解患者的病情,并进行具有指导性的治疗,以此巩固并提高治疗的效果。此外,需要按照专业要求制定随访表,并由随访医师详细记录患者每次随访的情况。

（2）随访路径管理

随访路径管理实现疾病管理的信息自动采集,防治知识的即时查询和智能推送,辅助医生进行管理、科研和临床研究,提高管理患者的效率,方便医患沟通。为出院患者提供相关疾病健康指导,依据患者健康档案,定期随访并管理随访执行情况,为患者提供提醒服务,系统的路径可以按照疾病分。

（3）健康宣教管理

健康宣教管理是对患者实施健康教育,例如可以通过健康科普推送来提高患者对疾病治疗的正确认识,达到有效沟通。医院可以通过设立图文并茂的宣传资料,与随访路径等配合定期发送提醒,让患者了解疾病治疗过程。患者(或患者家属)接收康复指导和健康教育,反馈康复进展和健康问题,系统负责提供教育内容、记录康复进展、收集反馈,医院的医护人员使用系统,进行康复指导、制订教育计划、监控患者康复情况等。

（4）随访执行管理

随访执行管理通过比较随访计划的检查项目和医嘱系统传送的检查项目,根据比较结果设置计划外检查项目和计划内未执行检查项目,从而自动获知医生完成了随访计划中的检查项目以及没有完成的检查项目,从而实现对医生是否按照随访计划完成对患者的检查和治疗执行情况进行管理,及时掌握随访计划的执行情况,并适时向医生发出监控提醒,避免患者的病情延误。

（5）健康指标监测

健康指标监测主要任务是实时监测人体状态并显示,可以采用手工录入和智能终端设备录入,或者穿戴智能终端设备。不同的疾病监测不同的指标,数据可以采用手工录入或智能终端,手工录入依据不同的疾病录入不同的监测指标,可以由患者或者其护理者录入设备;智能终端设备自动监测健康指标。

（6）随访结案管理

随访结案管理评价结案评估文档,随访患者流程结束后结案评价是否达标,继续随访进入下一流程,进行随访服务数据统计分析,应用数据挖掘技术对随访服务进行统计分析。

### 5.2.3　随访患者管理系统总体设计

随访患者管理系统总体设计主要考虑用户需求、现有技术条件、经济投资、系统应用等方面,能够在诊后满足患者的随访服务、健康宣教等需求,为患者提供连续性、高质量的医疗诊后服务,综合改善患者整体治疗效果。

1. 随访患者管理系统业务流程

随访患者管理系统从"医、护、患"与医院的多个角度出发设计,并以智能自主随访引擎和云随访在线知识库为依托,以智能随访、智能提醒、智能宣教、健康监测、医护患沟通为随访患者管理主要手段,实现随访智能化、沟通多渠道化,数据对接平台标准化,客服随访便捷化的平台化设计理念,为不同类型医疗机构打造统一随访平台,提供医院随访系统、出院随访系统、住院及门诊随访系统等符合不同应用场景的解决方案。

系统设计需要考虑随访类型。关怀性随访为患者提供个性化的提醒(复诊、用药、生活、健康宣教)帮助患者康复,提升患者满意度;管理性随访提供满意度调查,医风医德调查,投诉建议反馈,提升管理水平;科研性随访收集患者愈后情况,统计分析,提高医疗水平。

系统设计需要考虑患者随访的方式。集中式——随访中心(病友服务中心)负责全院随访,管理方便,随访到位,结果公正;分散式——由各科室负责随访,随访专业,随访不容易到位,结果不客观;混合式——关怀型随访由随访中心进行,专科随访由科室进行,吸取两者优点。

2. 随访患者管理系统主要功能模块

随访患者管理系统分患者、管理员、医生三种用户,图 5-8 为随访患者管理系统初步划分的功能模块图,更详细的划分会随着用户需求进一步调整。

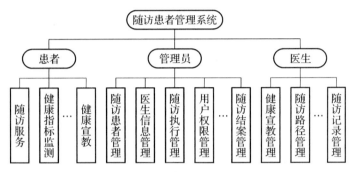

图 5-8 随访患者管理系统功能模块图

### 5.2.4 随访患者管理系统数据库设计

1. 系统概念模型描述

本节主要以随访服务、通知提醒、随访模板管理、随访记录管理和医生信息管理五个功能为代表简洁地说明随访患者管理系统的概念模型设计,如图 5-9 所示。系统管理员可以对医生用户以及医生简介进行管理,主要负责医生用户的创建,权限的维护;系统管理员需要配置消息模板,管理医院科室相关的内容,对随访问题所属的类别进行管理;患者的随访次数可能是多次,每一次随访都会生成一个随访记录,因此患者与随访记录的关系是一对多的关系;一个医生用户可以查看多个随访记录,所以医生和随访记录的关系属于多对多的关系。

一些主要的实体的具体描述如下:

(1)患者,主要存储患者的编号、病历号、患者年龄、性别、姓名、电话、就诊医生、就诊科室、就诊时间、随访的类型、随访时间、进行随访的次数等。

(2)医生简介,主要存储医生 ID、姓名、性别、所属科室、擅长领域、简介、医生照片等。系统管理员可以对这部分内容进行编辑修改。

(3)系统管理员,存储系统管理员登录系统所需要的用户名和密码。

(4)医生,这是系统管理员创建的能够进行随访等相关业务管理的用户账号,一般由医生来操作。主要存储用户 ID、用户名、密码、用户电话、用户类型、用户描述以及其可以管理的详细科室权限。

(5)随访记录,主要存储随访记录编号 ID、随访类型、患者随访时间、随访方式、与随的内容相匹配的话术 ID 以及随访内容等。随访内容包括患者进行随访的问题和患者对应问题的回答。

（6）随访模板，主要存储医生用户创建的模板信息，包括模板 ID、模板类型、问题个数、回答类型以及问题的内容。

（7）科室，主要存储医院科室的 ID、科室名称、科室描述、科室的显示序号。

（8）消息模板，主要存储通知提醒的消息模板相关内容，包括模板 ID、AppID、模板名、修改时间以及模板内容等。

（9）话术，主要存储与诊后病情随访模板相匹配的对话流程内容，包括话术 ID、类别、修改日期和话术内容。

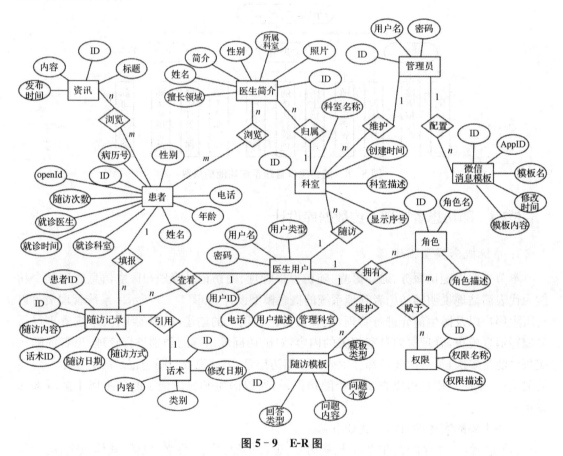

图 5-9　E-R 图

## 2. 系统逻辑模型设计

依据上述概念模型设计系统的逻辑模型结构，下述内容是随访患者管理系统的逻辑模型设计部分示意表，包括患者信息表、医生简介表、随访记录表、随访模板表、模板消息表等。

患者信息表（患者编号、患者姓名、患者病历号、随访单编号、就诊医生编号……）；

医生简介表（医生编号、医生姓名、医生性别、所属科室、医生简介、医生图片……）；

随访记录表（随访记录编号、患者编号、医生编号、随访类型、随访时间、随访内容……）；

随访模板表（随访模板编号、随访类型、问题个数、问题内容……）；

医生用户表（用户编号、用户名、用户类型、手机号、科室权限……）；

科室表(科室编号、科室名称、科室描述……);

模息消息表(模板编号、模板名称、创建时间、模板类型、模板内容……);

话术表(话术编号、话术类别、话术内容……)。

### 5.2.5 随访患者管理系统数据交互

随访患者管理系统与门诊挂号收费系统、医院检查检验系统、健康体检系统、门诊医生工作站系统等都有数据交互。在数据交互过程中,需要考虑数据的安全性和保密性,采取相应的安全措施,防止数据泄露和被非法获取。同时,也需要建立相应的数据备份和恢复机制,确保数据的完整性和可靠性。

1. 与门诊挂号收费系统的数据交互

随访患者管理系统与门诊挂号收费系统的数据交互是医院信息化建设中的重要组成部分。通过实现数据共享、同步和交互,可以提高医疗服务的质量和效率,为患者提供更好的就医体验。同时,需要注意数据的安全性和隐私保护,确保患者信息不被非法获取或泄露。

(1)患者基本信息

随访患者管理系统需要从门诊挂号收费系统中获取患者的基本信息,如姓名、性别、年龄、联系方式、身份证号、就诊卡号等,用于建立随访档案,确保随访时能够准确识别患者并提供个性化的随访服务。

(2)就诊记录与费用信息

随访患者管理系统需要获取患者在门诊挂号收费系统中的就诊记录,包括就诊科室、就诊时间、主诉、诊断结果、医嘱等,还需要获取与就诊相关的费用信息,如检查费、治疗费、药品费等,以便在随访时提供准确的费用查询和结算服务。

2. 与医院检查检验系统的数据交互

随访患者管理系统与医院检查检验系统之间的数据交互可以通过接口实现。随访系统可以向检查检验系统发送患者的检查检验项目,检查检验系统可以将患者的检查检验结果返回给随访系统。

(1)患者基本信息

随访患者管理系统从检查检验系统中获取患者的基本信息,如姓名、性别、年龄、就诊卡号等,确保在随访过程中能够准确识别患者。

(2)检查检验结果

检查检验系统向随访患者管理系统提供患者的各项检查检验结果,如血液常规、生化指标、影像资料等。这些结果是医生制订随访计划和评估治疗效果的重要依据。

(3)医嘱与检查检验需求

随访患者管理系统根据医生的医嘱和患者的具体情况,向检查检验系统发送检查检验需求,如复查某项指标、进行特定检查等。

3. 与健康体检系统的数据交互

随访患者管理系统与健康体检系统的数据交互主要包括以下方面:

(1)健康档案信息同步

随访患者管理系统可以获取健康体检系统中患者的基本信息、健康档案信息等数据,并同步到自身的数据库中,方便随访人员查看和管理。

(2)随访计划更新

当患者在健康体检系统中完成相关检查和体检后,随访患者管理系统可以根据体检结果和医生建议,更新患者的随访计划,包括随访时间、随访方式、随访内容等。

(3)随访数据记录

在随访患者的过程中,随访人员需要记录相关的健康数据和随访结果。这些数据可以通过随访患者管理系统与健康体检系统进行同步,以便医生和患者查看。

(4)随访结果分析

随访患者管理系统可以根据患者的随访数据和健康体检系统中的检查结果,对患者的健康状况进行分析和评估,以提供更好的医疗服务和健康指导。

### 5.2.6 中医医院患者随访服务要求

在《中医医院智慧服务建设指南》中,要求患者随访满足以下要求。

1. 智慧服务要求

应实现全院随访统一管理,对特殊患者可进行标记,对于不同患者应根据不同疾病特点及诊疗规律,明确随访时间、频次、形式和内容等。应支持从医院信息系统中直接获取患者基本信息。应支持以短信、医院公众号/服务号、小程序/App 消息、AI 人机电话等方式自动向患者推送随访调查表,患者可使用自有移动设备及 PC 设备完成填写,支持患者提问的自动应答功能,调查结果可自动填入随访系统,患者随访形成电子化记录。应根据患者病情变化,动态调整康复计划,可根据病情自动提示患者关注相关健康指标,如运动、血压、血糖、体重等。

2. 配套系统与设备

应配备随访管理系统,具备随访分类问卷及计划管理、差异化自动推送随访提醒、意见反馈自动向管理员发送提醒、随访调查结果进行分类归档、提供多维度统计报表等功能。对电子终端依从性不好的用户,应提供人工或智能语音随访,并将结果电子化。

3. 保障机制

应明确医院随访管理的组织架构,宜由医务处(科/部)牵头,护理部配合开展全院随访,各科室具体负责安排专人进行随访并准确记录,宜将随访单纳入绩效考核。应按照科室或病种制定详细随访管理流程,包括明确业务发起规则、分级管理等闭环流程,按照患者体征监测情况及风险等级分类制定相应的处置步骤和措施。

## 5.3 药品调剂与配送系统

### 5.3.1 药品调剂与配送系统概述

1. 药品调剂与配送系统的定义

药品调剂广义上是指包括处方调剂(凭处方调剂)、非处方调剂(无须处方也可调剂,如社会药房销售)及其所包含的药物信息服务等在内的药学技术服务。它是涉及多项药学领域的多单元操作过程,其步骤一般包括收方、审方、配方(包括取药、分装、临时处方药剂的配制等不同内容)、包装、核对、发药和用药指导等。狭义的药品调剂是指按照医师处方专为某一患者配制的,并注明用法、用量的药剂的调配操作,是广义药品调剂中的一个操作单元,即配方步骤中临时处方药剂的配制(相对于医院制剂的固定处方制剂)。

智慧医院服务信息系统诊后服务的药品调剂与配送管理系统的定义是指患者、医师、药师、基层医院医师利用该平台,完成患者的用药审核、用药指导、基层医师用药指导、患者日常用药记录等的需求,规范电子处方的审核和管理,开展药物咨询、用药指导相关活动,实现上级医院医师对下级医院医师的指导功能。

2. 药品调剂与配送系统的目标

药品调配管理系统的目标是通过利用线上、线下平台,满足医院不同科室之间处方数据统一管理的需求,药师根据医师的处方进行合理审查,患者可在线查询药品及物流信息。减少不合理用药发生的可能性,增强对药物不良事件的敏感性且采取高效应对措施,确保安全经济的临床科学用药目标得以真正实现。以下是药品调剂与配送管理系统的主要目标:

(1)提高药品配送的效率。药品调剂与配送系统需要通过自动化和数字化的方式,加速药品配送的流程,降低配送成本,提高配送的效率和准确性,同时减少人为错误和事故的发生。

(2)确保药品配送的安全性。药品调剂与配送系统需要严格遵守相关法规和规定,保证药品配送的安全性和合规性。系统需要对药品进行全面的管理和跟踪,确保药品的来源、品质、存储、配送等环节都符合规定和标准,防止药品被污染或失窃。

(3)提高药品配送的服务质量。药品调剂与配送系统可以提供更加便捷和快速的药品配送服务,为患者提供更好的医疗体验和服务,同时也可以提高医疗机构的服务水平和竞争力。

(4)优化药品配送的管理。药品调剂与配送系统可以对药品进行全面的管理和跟踪,包括药品的品种、库存量、保质期、使用方法等。系统可以实现药品的自动调剂和自动配送,提高药品配送的管理效率和精度,降低药品浪费和损失。

## 5.3.2 药品调剂与配送系统总体需求

1. 药品调剂与配送系统需求描述

(1)药品调剂与配送系统的总体需求

药品调剂与配送系统应满足国家卫生健康委员会发布的《医院智慧服务分级评估标准体系(试行)》有关药品调剂与配送的分级功能评估要求。符合国家卫生健康委员会于2018年6月印发的《医疗机构处方审核规范》,满足其中要求医疗机构开具的处方在收费和调配前应通过审核的需求。改善基层医疗卫生机构合理用药问题,推进基层医疗卫生机构处方审核工作,深化我国分级诊疗,推动医共体处方审核机制的建立。系统满足功能的同时与医院信息管理系统(HIS系统)、物流与供应链系统做到无缝对接。系统支持患者多种渠道和方式查询药品及物流相关信息。

(2)药品调剂与配送系统的功能性需求

从用户的角度分析,药品调剂与配送系统的用户主要有患者、审方药师、上级医师、基层医师和管理员。患者主要指利用药品调剂与配送管理系统进行药品订单查询、用药过程记录、用药信息查询、药品信息查询的个体。上级医师指患者来院就诊的主治医师或门诊医师,医师为患者开具处方,处方不合格进行处方修改及提供用药指导和监测的上级医院医师。审方药师主要指为上级医院医师或基层医院医师开具的处方进行审核的药房工作人员。基层医师主要指提交基层药方并等到审核通过的基层医师。管理员主要对医务人员和患者、处方等基本信息的管理。

患者用例图、医生用例图如图 5-10、5-11 所示。

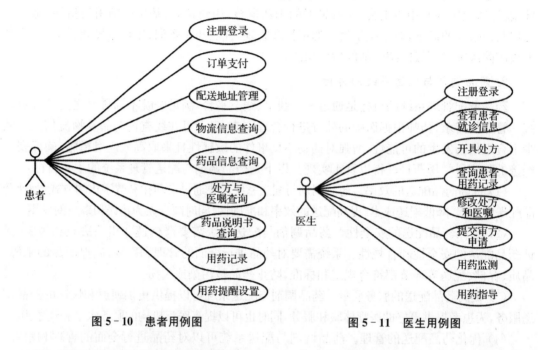

图 5-10  患者用例图　　　　　　　　　图 5-11  医生用例图

审方药师用例图和管理员用例图如图 5-12、5-13 所示。

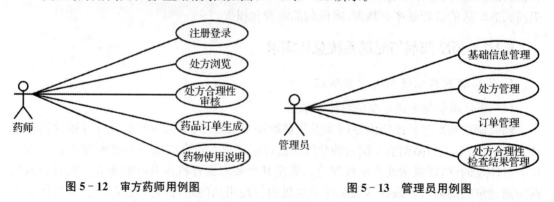

图 5-12  审方药师用例图　　　　　　　图 5-13  管理员用例图

药品调剂与配送系统的功能需求可以概括为以下几点:

(1)电子处方审核和管理功能。该系统应该能够对电子处方进行审核和管理,包括审核处方的合法性、完整性、准确性和安全性等;系统需要能够接收和存储医生或其他医疗机构发来的电子处方。审方药师识别和验证处方信息,判断药品配方是否合理,提醒和提示异常处方,记录审核结果。

（2）药品配送与付费。患者可以对药品订单进行管理,查看医生开具的处方,患者可以选择购买部分或全部药品,选择多种支付方式,完成在线支付,对配送地址进行管理,跟踪物流,系统与物流公司系统对接,实时更新物流信息,包括配送状态、预计到达时间,提供物流跟踪页面,方便患者随时查询药品配送进度,并提供一定的售后服务。

（3）患者用药记录。提供患者用药记录功能,以记录患者的日常用药情况。记录内容包括药品名称、剂量、用药时间、疗效等信息,以便医师和药师进行用药指导和调整。同时提供用药记录查询、分析用药数据、提供用药提醒。

（4）药品信息查询及用药信息查询功能。该系统应该能够为医师、药师和患者提供药品信息查询服务,包括药品的名称、成分、作用、用法、用量、副作用、药品信息、用药时间、用药剂量、药品效果等信息。

### 2. 药品调剂与配送系统业务流程

药品调剂与配送系统提高了药师处方审核效率,为临床医生和药师工作带来极大便利,同时能够提高患者的就医体验和用药查询效率,为患者安全用药及合理性用药提供高效的监督和反馈。① 药品调剂与配送系统工作过程中,审方药师通过系统接收医师开具的处方,审方药师针对医生开具的处方进行医嘱处方审查、用药合理性审查、基层处方审查等,审方合格,为病人确认药品订单,审方不合格,退回医生端或基层端医师进行处方修改。② 患者在审方药师确认订单后在线完成订单支付,可通过医院设备或在线系统查看第三方物流信息,患者收到药品后可以登录系统进行个人处方查询、药品用药查询、个人医嘱查询、出院时用药说明查询,患者在用药过程中及时记录自己的用药信息。③ 医师接收审方药师的反馈,对处方进行修改;医生查看和接收患者用药过程记录,并对患者的用药过程进行监测。以下是相关核心业务流程的介绍。

（1）患者的业务流程

医生在系统中提交电子处方并且审核通过后,患者可在系统中查看电子处方,设置配送地址并选择缴费进行缴费,患者可以选择在线支付（如支付宝、微信支付等）或货到付款。

此外,患者还可以进行用药过程监测,包括日常用药记录、用药信息日志发送、用药反馈等。日常用药记录功能辅助患者记录自己的用药信息,按照实际用药情况记录在系统内,形成完整的用药信息日志,用药信息日志帮助医师对其做出准确的用药审核,是下一步用药指示的依据。患者完整记录了个人用药信息之后,定期地自动上传患者用药信息日志至系统云平台,患者管理医师可动态掌握患者用药情况,审核患者用药是否合规合理,为患者制定进一步的用药方案。用药反馈功能作为用药过程监测的辅助功能,为管理医师对患者的下一步用药计划的制定提供积极的反馈与指导,系统根据患者是否按时用药、是否按时记录用药信息,智能化地发出提示信息,辅助患者规范用药及用药信息记录。

（2）审方药师业务流程

处方审核业务过程中,药师从医师处收取处方之后,在进入患者缴费环节之前,药师按照一定的原则完成处方调配审查。审方药师将不合理的处方/医嘱退回到医生端,由医生端选择双签或修改,直到处方/医嘱审核通过,进入调剂环节,实现审方药师的实时审方。处方管理功能可以接收下级医院医师发送的处方审核请求,实现对下级医院医师开具的处方实现用药合理性审查功能。

### 5.3.3 药品调剂与配送系统总体设计

**1. 系统设计考虑的主要内容**

药品调剂与配送系统在设计过程应该主要遵循一些统一标准原则:在数据交换平台建设中,必须"统一规范、统一代码、统一接口"。加强指导、组织和协调,规范数据平台的基本功能、数据模型和数据编码等信息标准。药品调剂与配送系统需要具备一定的扩展性,能够适应不同规模的医疗机构的需求。在系统设计时需要考虑模块化、可扩展性、可维护性等方面,确保系统能够随着医疗机构的需求变化而进行调整和升级。药品调剂与配送系统由于涉及与第三方物流平台处方流转的需求,需要保证医药数据的安全性和隐私,防止数据泄露和滥用。在系统设计时需要考虑数据的加密、权限控制、访问日志等安全措施,确保医药数据的保密性和完整性。同时,系统记录用户对医药数据的访问和操作日志,便于追踪和审查数据的使用情况,及时发现异常行为。在实际应用中,药品调剂与配送系统需要同时考虑以上问题,以确保系统的可靠性和安全性,为医疗机构和患者提供更好的服务和保障。同时,药品调剂与配送系统需要严格遵守相关法律法规,以保护医疗机构和患者的合法权益。

**2. 药品调剂与配送系统主要功能模块**

药品调剂与配送管理系统主要分为四大功能模块,分别是处方审核与管理、药品订单管理、药品信息查询以及用药过程监测等功能,按照角色划分为医生/基层医生端、患者端、审方药师端和管理员端。系统的功能模块图如图 5-14 所示。

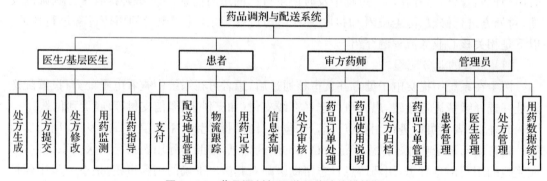

图 5-14 药品调剂与配送系统功能模块图

药品调剂与配送管理系统从功能模块角度划分为如下:

(1)电子处方和审核管理,包括处方审核、合理用药检查、处方状态追踪、处方修改、处方归档、数据统计与报告等功能。

(2)药品订单支付和配送,包括药品订单管理功能、在线支付、配送地址管理、物流跟踪、售后服务等功能。

(3)药品信息及处方信息查询模块。系统具有药品信息查询、用药信息查询、提供患者个人处方记录查询、提供患者用药历史查询、药品知识普及等功能。

(4)用药记录及过程监测,包括用药记录管理、分析用药数据、不良反应监测、健康管理与用药提醒等功能。

### 5.3.4　药品调剂与配送系统数据库设计

#### 1. 系统概念模型描述

在药品调剂与配送系统的概念模型设计过程中,通过梳理实体、属性和关系,设计者可以确保系统涵盖了所有相关的业务场景。以下是药品调剂与配送系统部分核心功能的局部 E-R 图。

"患者"实体与"处方"实体存在"使用"的联系,一个患者可以使用多个处方,所以它们之间存在一对多联系(1∶n),如图 5-15 所示。

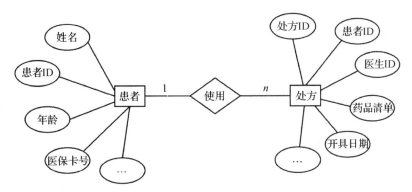

**图 5-15　"患者"与"处方"的局部 E-R 图**

"患者"实体与"用药记录"实体存在"审方"的联系,一个患者可以记录多份用药记录,所以它们之间存在一对多联系(1∶n),如图 5-16 所示。

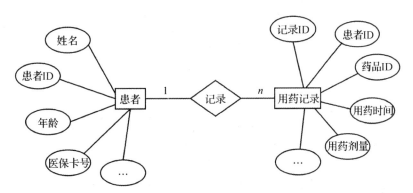

**图 5-16　"患者"与"用药记录"的局部 E-R 图**

"处方"实体与"药品"实体存在"包含"的联系,一个处方可以包含多种药品,而每种药品也可以出现在多个处方中。因此,这是一个多对多(m∶n)关系。"处方"与"药品"的局部 E-R 图如图 5-17 所示。

"患者"实体与"订单"实体之间存在"查询"的关系。一个患者可以查询多个药品订单,而每个订单(Order)也可以只属于一个患者。因此,这是一个多对多(1∶n)关系。"患者"与"订单"的 E-R 图如图 5-18 所示。

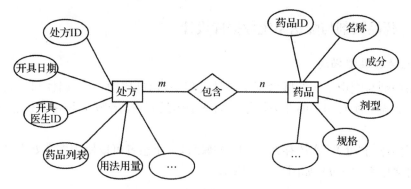

图 5-17　"处方"与"药品"的局部 E-R 图

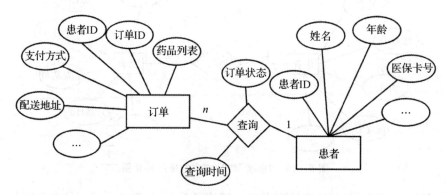

图 5-18　"患者"与"订单"的局部 E-R 图

全局 E-R 图如图 5-19 所示。

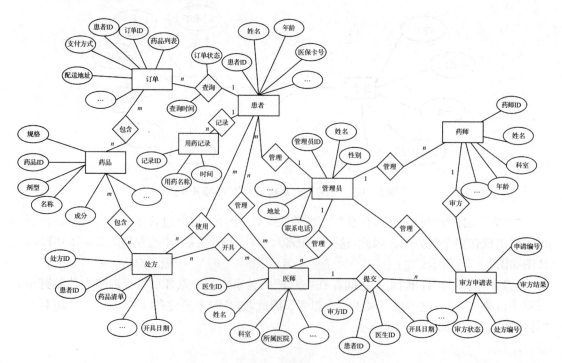

图 5-19　全局 E-R 图

2. 系统逻辑模型设计

根据此前的分析,系统的主要功能在于处方的合理性审查、药品的配送、订单查询及用药过程监测。在逻辑模型设计阶段,将复杂的现实世界问题抽象为清晰、简洁的数据结构,确保数据库中的数据一致性和完整性。以下是系统核心功能相关的数据库表。

患者信息表(患者 ID、姓名、年龄、性别、电话、住址、电子邮箱、出生日期、身份证号、医保卡号……);

医生信息表(医生 ID、姓名、专业、职称、执业证书编号、联系电话、电子邮箱、所属科室……);

药师信息表(药师 ID、姓名、专业、职称、执业证书编号、联系电话、电子邮箱、所属药房……);

处方信息表(处方 ID、医生 ID、审方药师 ID、患者 ID、开具日期、处方金额、处方状态科室、门诊号、住院号、过敏史、临床诊断、医保卡号、药品名称、药品剂型、药品规格、药品用量、给药途径、药品价格……);

审方规则表(药品名称、生产厂家、疾病拼音、ICD_10 疾病编码、药品剂型、药品规格、用法用量、用药途径、适应征、禁忌征、慎用征、特殊人群用药警告、副作用、不良反应、配伍禁忌、相互作用、注意事项……);

药品信息表(药品 ID、名称、规格、剂量、生产厂家、库存数量、有效期、进货价格、销售价格……);

药品说明书表(药品说明书 ID、通用名 ID、通用名、剂型、生产厂家、药理毒理、相互作用、禁忌、说明书……);

审方申请表(申请编号 ID、处方编号、医生编号、药师编号、审方状态、审方结果、审方意见、创建时间、更新时间……);

订单表(订单编号、实付金额、订单创建时间、更新时间、付款时间、患者性别、物流单号、物流公司、用户 ID、药物编号、药物名称、数量、规格、价格……);

用药记录表(用药记录编号、方案变更记录号、患者 ID、药品名称、用药说明、用药次数、药品编码、药物剂量、单次用量、用药时间……);

配送地址表(地址 ID、患者 ID、街道、城市、邮编、收货人姓名、收货人电话、是否默认地址……);

物流表(物流 ID、订单 ID、物流公司、物流状态、发货时间、预计到达时间、实际到达时间……)。

### 5.3.5　药品调剂与配送系统数据交互

药品调剂与配送系统需要与医院的其他信息系统进行数据交互,以实现信息共享和流通。具体来说,药品调剂与配送系统需要与以下医院信息系统进行数据交互。

1. 与 HIS 系统的交互

药品调剂与配送系统需要从 HIS 系统中获取患者的医疗信息、诊断结果和医嘱信息,以便根据医嘱调剂和配送药品。药品调剂与配送系统可以与 HIS 系统进行数据库同步,实现数据的实时更新。

2.与电子病历系统的交互

药品调剂与配送系统需要从电子病历系统中获取患者的病史、病情和用药记录等信息,以便医师和药师进行用药指导和调整。

3.与第三方平台的交互

药品调剂与配送系统可以通过数据接口与第三方物流公司进行数据交互。系统将药品的配送信息发送给第三方物流公司,包括药品名称、数量、配送地址等,第三方物流公司则将药品的配送状态实时反馈给药品调剂与配送系统,以便及时更新配送信息。同时,系统还能够与第三方代煎公司进行数据交互。系统将药品的调剂和代煎信息(如药品名称、剂量、患者需求、煎煮方式等)发送给第三方代煎公司。代煎公司根据接收到的信息完成煎煮处理,并将煎煮完成的状态、煎药结果、包装信息等反馈给药品调剂与配送系统。系统随后将此信息与患者的配送信息进行整合,确保患者能够及时收到准确的中药汤剂,同时保持全流程的可追溯性和透明度。

药品调剂与配送系统的数据交互从功能上划分一般包括以下几个方面:

(1)医生信息交互

药品调剂与配送系统需要从医生信息系统中获取医生开具的电子处方信息,以便进行药品调剂和配送。

(2)患者信息交互

药品调剂与配送系统需要从医院信息系统中获取患者基本信息,以便进行药品调剂和配送,并在必要时提供患者用药指导和咨询服务。

(3)药品库存信息交互

药品调剂与配送系统需要从药品库存管理系统中获取药品库存信息,以便进行药品调剂和配送,并在必要时进行药品采购和补充。

(4)物流信息交互

药品调剂与配送系统需要与第三方物流公司进行数据交互,以便跟踪药品配送的状态和进展,并及时调整和处理异常情况。

(5)电子病历信息交互

药品调剂与配送系统需要与电子病历系统进行数据交互,以便记录和追踪患者用药情况,并将药品调剂和配送的相关信息反馈到电子病历系统中。

本节介绍了药品调剂与配送系统的数据交互过程,涵盖了处方提交、处方审核、药品订单创建等主要流程。还有例如药品配送管理、药品订单管理等,与其他信息系统的数据交互过程确保了系统中各个模块之间的有效沟通和协作,保证了药品调剂与配送流程的顺利进行。

### 5.3.6 中医医院药品调剂与配送服务要求

在《中医医院智慧服务建设指南》中,要求药品调剂与配送服务满足以下要求。

1.智慧服务要求

应通过自助设备、医院公众号/服务号、小程序/App、官网等提供个人门诊处方、出院带药、药品说明书查询服务。应提供院内处方合理用药检查提示。应提供窗口取药、代煎、快递配送等功能,可有多种取药方式供患者选择。应支持患者在线完成药品配送付费及设置配送地点,患者可在线查看药品的配送情况。

2. 配套系统与设备

应配备合理用药系统、前置审方系统、排队叫号系统(窗口取药)、药房发药系统、煎药系统、物流系统,并实现各系统间互联互通。宜通过医院公众号/服务号、小程序/App、官网等开通互联网医院,供患者移动端操作使用。应配备院内自助设备,具备查询处方、药品说明书、报到等功能。针对用药咨询与指导,应建设用药咨询平台,通过医院公众号/服务号、小程序/App 等向患者提供图文或视频用药咨询。应建设用药管理平台,通过医院公众号/服务号、小程序/App 等开发互动应用、用药科普等功能。

## 5.4　家庭签约管理系统

### 5.4.1　家庭签约管理系统概述

1. 家庭签约管理系统的定义

家庭签约是一种医疗服务模式,其通过建立居民与全科医生之间的稳定联系,以家庭医生服务团队为居民提供全面、有效、连续的综合医疗服务和健康管理为主要内容。开展家庭医生签约服务是推进分级诊疗的关键,不仅能够提高居民健康水平和医疗卫生服务质量、可及性和公平性,同时有利于合理利用医疗资源,降低医疗总费用。它是在家庭签约基础上进一步加强对医疗服务的管理和优化,在这种模式下,患者与特定的家庭医生团队签订长期的医疗服务协议,享受持续的医疗关怀和管理,注重全程健康管理、资源优化利用和医患关系的稳定性。通过全程健康管理,签约医生团队会对患者的健康状况进行全面评估,并制订个性化的健康管理计划,同时,家医签约管理也注重医患关系的稳定性,通过加强医患之间的沟通和信任,提高医疗服务的效果和患者的满意度。

2. 家庭签约管理系统的目标

家庭签约作为一种医疗服务模式,旨在实现多方面的目标,主要包括:

(1) 建立稳定的医患关系。通过签约,患者与特定的家庭医生建立起直接的联系,并形成稳定的合作伙伴关系。

(2) 提高患者的健康管理水平。家庭签约服务可通过全程健康管理服务,提高患者的健康管理水平。签约医生团队会对患者的健康状况进行全面评估,制订个性化的健康管理计划,通过及时的健康干预和管理,预防和控制疾病的发生和发展,提高患者的健康水平。

(3) 促进患者的健康行为。签约医生团队会与患者密切合作,制订个性化的健康行为改变计划,并提供必要的支持和指导,帮助患者树立健康的生活理念和行为习惯,减少慢性病的风险,提高生活质量。

(4) 降低医疗资源的浪费。患者将优先选择与签约医生就诊,避免频繁的医疗转诊和重复检查,使医疗资源得到更加合理和充分利用,从而降低医疗成本,提高医疗服务的效率和经济效益。

(5) 实现医疗服务的精准化和个性化。签约医生团队会根据患者的健康状况、生活习惯和需求制定个性化的医疗服务方案,为患者提供更加个性化、全面的医疗服务,提高医疗服务的质量和效果。

### 5.4.2 家庭签约管理系统总体需求

1. 家庭签约管理系统需求描述

(1) 总体需求

家庭签约管理系统是一个面向基层医疗卫生机构、家庭医生和居民的综合信息服务平台,通过推进家庭医生签约服务,提高基层医疗服务的连续性和个性化,促进分级诊疗体系的建立和完善。家庭签约管理系统总体需求如下:实现多方位对患者身体状况及病情的有效监控和及时提醒;确保服务信息数据与患者的医院电子病历信息能够完整融合;对患者,提供服务的医务工作者进行高效管理;支持多种技术方式和渠道的预约的服务应用,实现预约资源统筹调度的功能。

(2) 家庭签约管理系统的功能性需求

① 对签约患者的信息、反馈意见进行管理。系统应能够有效地收集、存储和管理签约患者的个人信息、病历记录以及他们的反馈意见,包括个人基本信息、过往病史、用药情况等。同时,系统应提供便捷的反馈渠道,让患者可以随时提出意见和建议,以便医护人员及时了解并做出相应调整。

② 对医护人员的家庭服务项目信息及参与人员信息进行管理。系统应具备管理医护人员执行的家庭服务项目的功能,包括服务内容、执行时间、参与人员等信息的记录和管理,确保家庭服务的及时执行和有效管理,同时也方便医护人员对服务项目的评估和改进。

③ 对患者相关身体指标的自动检测和反馈提醒。系统应当具备自动检测患者身体指标的功能,如血压、血糖、体温等,并能够及时反馈给患者相应的检测结果和健康提醒,以便患者及时了解自身健康状况,以及采取必要的健康管理措施。

④ 存储及发送患者相关监测信息。系统应能够安全地存储患者的监测信息,并具备发送信息的功能,以便医护人员及时了解患者的健康状况。同时,系统应确保信息的准确性和完整性,以便医护人员能够做出准确的诊断和治疗建议。

⑤ 患者健康信息与医院电子病历的整合。系统应具备将患者的健康信息与医院的电子病历系统进行整合的功能,实现信息的互联互通,为患者提供更加个性化和精准的医疗服务。

⑥ 对指标出现异常的患者发出复诊提醒。系统应能够自动监测患者身体指标的变化,并对出现异常的情况进行识别和分析。一旦发现异常情况,系统应能够及时向患者发送复诊提醒,以便他们及时就医并接受进一步的治疗和管理。

家庭签约管理系统的用例图如图 5-20 所示。

(3) 家庭签约管理系统的非功能性需求

患者端使用界面应该考虑到患者可能年龄较大的情况,因此应采用相对较大的字体和语音提示功能,以确保其能够轻松地使用系统。检测健康指标的操作应该简单易行,避免复杂的步骤,让患者能够快速完成。此外,健康指标的显示应集中在同一界面,以便患者能够一目了然地查看所有相关信息。

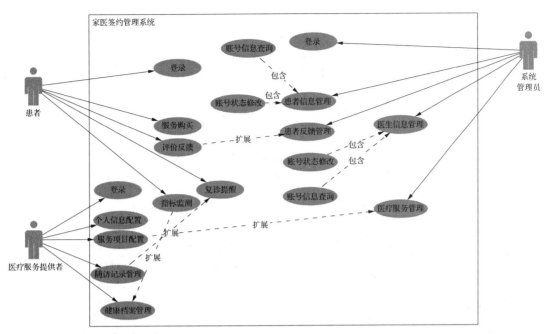

**图 5-20　家庭签约管理系统用例图**

为了确保医疗信息的及时传输和反馈,患者的生理指标等信息应该及时上传并反馈给医院或相关的医疗服务提供机构。这些医疗数据应采用与提供服务的医疗机构信息系统相兼容的格式,以便于信息的整合和共享。对于医疗提供者使用端的设计风格,应尽可能接近医院信息系统的设计,以减少医疗服务工作者重新适应新系统的时间。提高医疗服务的效率,促进医疗信息的流畅交流。

2. 家庭签约管理系统业务流程

家庭签约管理系统的业务流程主要包括居民签约申请、选择家庭医生、签约确认、建立健康档案、服务预约、提供医疗服务、健康管理、慢性病管理医保结算、服务反馈、续约或终止以及报表统计等关键环节。此外,系统还须定期进行维护与升级,并为家庭医生和工作人员提供相应的培训与支持,以确保系统高效、安全地运行,满足居民的健康管理需求,提升基层医疗服务的质量和效率。以下是家庭签约管理系统主要业务流程分析。

(1) 患者管理业务流程

在患者管理业务模块,主要实现对患者基本信息、签约状态的维护及更新,以及患者账号状态的管理、患者意见的反馈。具体业务流程如图 5-21、5-22 所示。

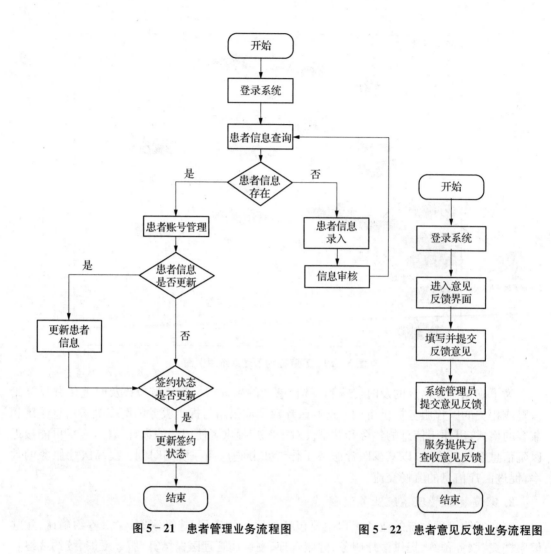

**图 5-21  患者管理业务流程图**　　　　**图 5-22  患者意见反馈业务流程图**

（2）家庭医疗服务业务管理流程

家庭医疗服务包选择签约过程中，系统主要实现提供不同类型和等级的服务包供居民选择，服务包包括基础医疗服务、健康管理、慢性病管理、专科咨询等，居民根据自己的健康需求和经济状况，选择一个或多个适合的服务包，进行签约条款确认。具体业务流程如图5-23所示。

（3）健康指标监测业务流程

健康指标监测过程中，系统设定个性化的健康监测指标，制订监测计划，分配监测任务，通过多种方式收集监测数据，系统自动存储并分析监测数据，家庭医生进行健康评估，提供健康建议和干预措施，将监测结果反馈给居民，更新居民健康档案，发送定期监测提醒，处理监测中的异常情况，并生成监测数据报表以供分析。具体业务流程如图5-24所示。

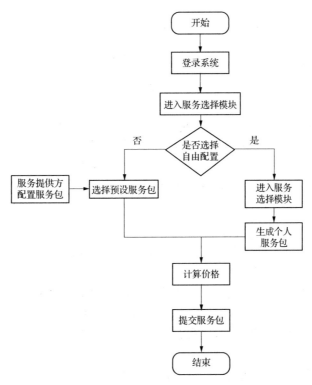

图 5‒23　家庭医疗服务包选择流程图

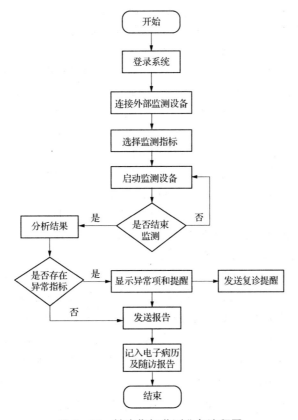

图 5‒24　健康指标监测业务流程图

### 5.4.3　家庭签约管理系统总体设计

家庭签约管理系统的设计需要综合考量用户需求、系统功能、数据安全、用户体验和系统性能等多方面因素的复杂任务。在系统架构设计时,需要充分考虑客户端和服务器端的构建,确保系统在不同平台上的稳定运行和良好的用户体验。在设计功能模块时着重于满足家庭医生、签约患者和管理员的各项需求,包括签约管理、远程复诊、数据管理等关键功能。在底层数据传输与存储过程中,要充分考虑数据流设计和安全与隐私保护,采取相关对应安全措施,以保护用户的个人隐私和医疗信息安全。家庭签约管理系统确保系统能够持续满足用户的需求并可以不断优化改进。

1. 系统设计考虑的主要内容

家庭签约管理系统设计主要考虑的内容包含基本的家庭签约服务、基本的随访功能管理、患者的基本健康监测指标的存储与分析和基本的健康监测提醒功能,此外还包括在设计过程中与其他系统的数据交互、界面交互设计是否友好、性能要求以及安全性等问题。

从功能设计角度考虑,家庭签约管理系统的设计必须全面考虑到家庭医生、签约患者和管理员等不同角色的功能需求,以确保系统能够有效地满足他们的实际操作和管理需求。

系统提供完善的用户管理功能,以确保系统的安全性和可靠性。用户注册和登录是用户接入系统的基本入口,注册流程简明,并提供多种身份验证方式,如手机验证或邮箱验证,以保障用户账号的安全性。权限管理的设计需要根据用户的角色和身份设置不同的权限,如对家庭医生和患者的权限进行差异化设置,以确保系统数据和功能的安全。

系统具备完善的签约管理功能,实现患者对家庭医生的选择及签约功能。在签约管理功能模块中,为患者提供搜索和筛选家庭医生的功能,使其能够根据自身需求和偏好找到最合适的医生。在签约过程中,系统需要记录签约状态、签约时间以及服务内容等信息,并为家庭医生和患者提供相应的签约管理界面,以方便双方随时查看和管理签约信息。

系统还要考虑为患者提供远程复诊功能,使患者能够通过系统进行在线问诊和诊疗,同时也能够在线获取处方和医嘱,还支持患者进行家庭医疗或护理服务的在线预约,使患者能够方便地获取家庭医疗服务。系统还将提供医疗记录管理功能,用于记录患者的诊疗信息、用药记录等医疗数据,以方便医生进行诊疗和治疗。

家庭签约管理系统为患者提供反馈与沟通功能,使患者能够及时向家庭医生提供反馈意见,并与家庭医生进行沟通交流,同时也将为家庭医生提供相应的反馈管理界面,用于查看和处理患者的反馈意见。此外,系统还将提供在线沟通工具,如聊天和视频通话等功能,以便患者和家庭医生之间进行实时交流,解决问题和改进服务。

家庭签约管理系统的设计不仅需要考虑功能性需求,还需要重视非功能性方面的设计。系统必须保证高性能、可靠性和安全性,以及良好的用户体验。在性能方面,系统应保证快速地响应时间和良好的并发处理能力,同时通过设计负载均衡机制来平衡系统资源的利用。安全性方面,系统应采取数据加密和访问控制等措施,以保护用户隐私和敏感信息。此外,系统的可扩展性和易用性也是重要考虑因素,确保系统能够适应未来的业务扩展和用户增长,并提供简洁直观的用户界面,让用户能够轻松上手并享受便捷的操作体验。

2. 家庭签约管理系统主要功能模块

家庭签约管理系统的建立旨在促进我国诊疗分级管理、提升医疗服务质量、优化医疗资源配置、提高医疗服务效率，并促进医患之间的沟通和信任，从而实现更加人性化、便捷和高效的医疗服务模式。在系统设计和实现之前，详细的功能需求分析可以为系统实现提供充分的设计基础。家庭签约管理系统主要功能包括实现用户管理、签约管理、医疗服务和反馈与沟通。具体的相关功能可以参照图5-25功能模块图。

以下我们将分别从不同的用户角度分析家庭签约管理系统的主要功能：

（1）患者方的主要功能有家庭医生签约服务、签约状态查询、相关的信息浏览和查询、反馈与沟通、健康监测、预约服务及复诊提醒功能。

（2）医生方的主要功能有签约管理、患者管理、在线复诊、患者监控、健康管理、预约管理等。医生可以通过系统管理与患者之间的签约关系，包括签约、续约、解约等操作。

（3）管理员方在家庭医生签约管理系统中承担着核心的管理职责，主要包括签约患者管理、医生和医生团队管理、健康包管理、档案管理、病历管理、患者预约管理、患者反馈管理等。

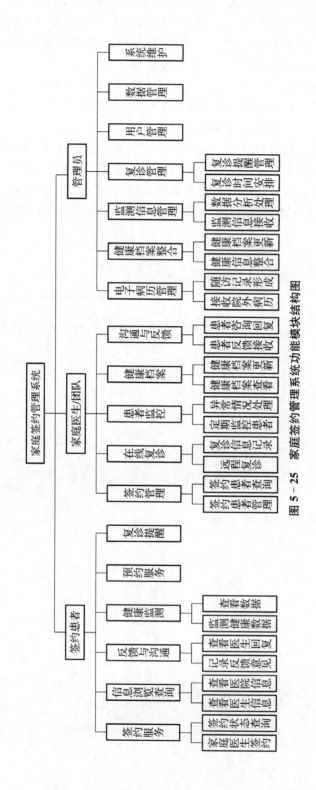

图 5 - 25　家庭签约管理系统功能模块结构图

### 5.4.4　家庭签约管理系统数据库设计

1. 系统概念模型描述

在家庭签约管理系统概念模型中,主要包含患者、家庭医生、家庭医生团队、签约、健康包、监测设备、健康监测数据、反馈、健康档案、随访记录等实体,此外,还包括一些辅助实体和属性,如医院、科室等,以及各个实体之间的关系,如患者与家庭医生的签约关系、患者与健康监测设备的关联关系等。通过数据库概念模型的设计,可以有效地组织和管理与家庭签约服务相关的各项信息,为系统的功能实现和数据管理提供了良好的基础。以下内容是家庭签约管理系统的部分核心功能的局部 E-R 图展示。

"患者"实体与"反馈"实体存在"提交"的联系,一个患者可以提交多条反馈,一条反馈只能来自一个签约患者,所以它们之间存在一对多联系(1∶n),如图 5-26 所示。

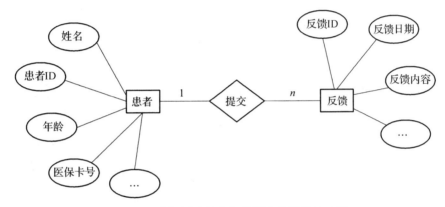

**图 5-26　"患者"实体与"反馈"实体局部 E-R 图**

"患者"实体与"签约"实体存在"签订"的联系,一个患者签订多个健康签约,一个健康签约只能被一名患者签订,所以它们之间存在一对多联系(1∶n),如图 5-27 所示。

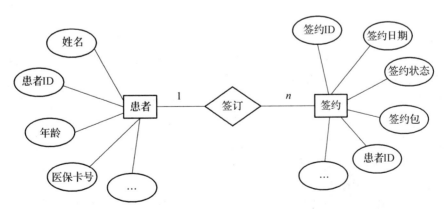

**图 5-27　"患者"实体与"签约"实体局部 E-R 图**

"患者"实体与"监测设备"实体存在"拥有"的联系,一个患者使用多个监测设备,一个监测设备可以被多个患者使用,所以它们之间存在多对多联系(m∶n),如图 5-28 所示。

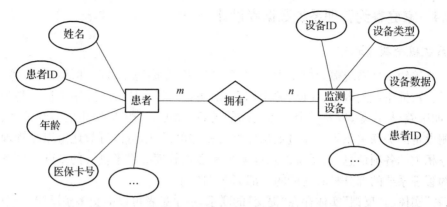

**图 5 - 28　"患者"实体与"监测设备"实体局部 E-R 图**

"健康包"实体与"签约"实体存在"属于"的联系,一个签约可以包含多个健康包,一个健康包也可以属于多个签约,所以它们之间存在多对多联系($m$∶$n$),如图 5 - 29 所示。

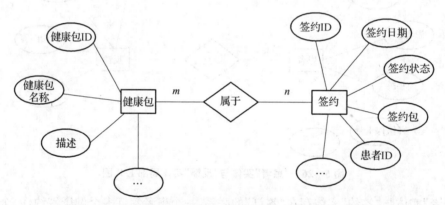

**图 5 - 29　"健康包"实体和"签约"实体的关系**

### 2. 系统逻辑模型设计

家庭签约管理系统的逻辑模型设计基于数据库概念模型,精确地定义了系统中的各种实体、它们之间的关系以及属性,主要包含患者、家庭医生、签约、健康监测设备、健康包、健康档案、随访记录、监测数据和反馈等实体,并明确定义了它们之间的关系。其中患者与家庭医生之间形成签约关系,每个签约实体记录了签约的详细信息,如签约时间、状态和期限。患者可以拥有多台健康监测设备,监测数据与患者相关联,记录了患者的健康状况。健康包实体记录了患者选择的健康服务计划,而健康档案则用于记录患者的诊疗信息。医生团队可以与家庭医生相关联,并记录了对患者的随访记录。患者可以向家庭医生提供反馈,这些反馈信息也被记录在系统中。

患者表(患者 ID、姓名、性别、出生日期、身份证号、民族、血型、RH 因子、身高、文化程度、职业、婚姻状况、工作单位、地址、常住类型、邮编、电话、手机、医保类别);

家庭医生表(医生 ID、姓名、性别、医院、科室、联系方式……);

家庭医生团队表(团队 ID、团队名称、所属医院、科室、团队成员……);

签约表(签约 ID、签约时间、签约状态、签约期限、患者 ID、医生 ID……);

健康监测设备表(设备 ID、设备类型、设备数据、患者 ID……);

健康包表(健康包 ID、健康包名称、描述……);

健康档案表(档案 ID、数据类型、数据内容、记录时间……);

随访记录表(随访 ID、随访时间、随访内容、患者 ID、医生 ID……);

反馈表(反馈 ID、反馈时间、内容、患者 ID、医生 ID……)。

### 5.4.5　家庭签约管理系统数据交互

家庭签约管理系统的数据交互按照对接系统划分,主要有:与医院信息系统的交互;与支付结算系统的交互;与社区卫生服务信息系统的交互。

(1) 与医院信息系统的交互

患者信息同步:家庭签约系统需要与医院信息系统进行数据同步,确保患者的基本信息、诊断记录和治疗计划等信息的一致性。这可以通过定期的数据同步或实时接口实现。

诊疗信息共享:医院信息系统可能包含患者的诊断、处方和检查结果等信息,家庭签约系统需要获取这些信息以便及时了解患者的健康状况,并根据需要进行家庭签约服务的调整。

预约和排班管理:家庭签约系统可能需要与医院信息系统进行预约和排班管理的交互,以确保患者能够顺利获取家庭签约服务并合理安排医疗资源的利用。

(2) 与支付结算系统的交互

费用结算和报销:家庭签约服务可能涉及费用的结算和报销,需要与支付结算系统进行数据交互,确保服务费用的准确计算和及时报销。这包括家庭医生服务费用、患者自付费用和医保报销等方面的数据交互。

费用查询和统计:家庭签约系统可能需要查询和统计各项费用的情况,以便对服务成本和效益进行评估和优化。因此,与支付结算系统的数据交互不仅涉及费用的结算,还包括费用的查询和统计功能。

(3) 与社区卫生服务信息系统的交互

居民档案同步:家庭签约系统需要与社区卫生服务信息系统进行居民档案的同步,确保基本的人口统计信息和健康档案等数据的一致性。这有助于提高家庭签约服务的精准性和针对性。

健康管理协作:社区卫生服务信息系统可能包含居民的健康管理计划和健康教育资料等信息,家庭签约系统需要获取这些信息以便为居民提供更加全面和个性化的家庭签约服务。

家庭签约管理系统的数据交互从功能上划分一般包括以下几个方面:

(1) 用户信息交互

用户注册和身份验证时,与其他系统交互以验证用户身份,并获取用户基本信息,同时保证用户信息同步,确保用户在不同系统中的信息保持一致,如姓名、联系方式等。

(2) 医疗记录交互

共享诊断和治疗记录,可以获取患者在其他医疗机构的诊断、治疗记录,以及从其他系统获取患者的检查结果和医学影像数据,用于诊断和治疗过程中的参考。

(3) 健康监测数据的交互

健康监测数据的交互包括从健康监测设备或其他系统获取患者的生理参数数据,如血压、血糖、心率等,将患者的健康监测数据上传至其他医疗系统或健康管理平台,以便医生和患者进行远程监测和管理。

（4）医疗资源信息交互

医疗资源信息交互包括从其他医疗系统获取医院和科室的信息,用于预约和安排就诊,获取医生的排班信息,方便患者选择合适的就诊时间。

（5）事件和提醒信息的交互

将其他系统中的患者提醒信息同步至家庭签约管理系统,确保患者能够及时收到就诊提醒和用药提醒等信息,获取其他系统中的患者事件和警报信息,如住院提醒、用药警告等,以便及时调整就诊安排。

（6）健康档案信息交互

与其他健康管理系统交互,获取患者的健康档案信息,如过往病史、家族病史等,用于辅助诊断和治疗决策。

### 5.4.6 中医医院家庭签约服务要求

在《中医医院智慧服务建设指南》中,要求家庭服务满足以下要求。

1. 智慧服务要求

系统应依据患者病情、住址等内容,通过线上、线下多种渠道,向患者推荐家庭医师或居家护理团队。应提供电子化的家庭医疗服务或护理服务管理记录与健康档案记录。应支持系统查看签约医护团队及相关医院信息。应支持签约患者在线预约家庭医疗或护理服务。应支持医护人员对开展的家庭医疗服务或护理服务在信息系统中记录,通过信息系统管理已签约患者。应支持医护团队在线完成远程复诊。应定期对签约患者提供在线咨询、居家指导等随访服务。若患者自觉不适,可发起异常信号,医护端可自动获取提示,并执行下一步的处理。应对管理人员及医护人员共享患者家庭医疗及护理服务信息。应在系统中记录签约患者的反馈意见。

2. 配套系统与设备

应通过医院公众号/服务号、小程序/App 等提供家庭服务系统模块,具备向患者进行签约团队推荐、提供团队信息查询、家庭医疗服务及家庭护理服务在线预约、支持患者在线进行意见反馈等功能;医护团队可在线审核签约申请,接受签约患者申请,支持根据签约患者情况向家庭提供签约患者智能监测及预警提醒,可在线通过音视频或图文形式完成远程会诊,提供健康咨询、就诊指引等服务,受理患者反馈的问题。

3. 保障机制

应明确医院家庭医护团队及管理部门,宜由医务处(科/部)负责统筹协调,应明确医院家庭医护团队的准入机制及团队组建标准,明确医护收入绩效标准。应制定详细的家庭医护服务管理流程,包括明确签约管理、服务管理流程等。应制定家庭医护团队上门服务安全保护机制,配备随身视频录制和一键式报警设备,记录整个医疗服务的同时也保护医护人员人身安全。宜为家庭医护人员购置相关保险。应按照用户情况及风险等级分类制定相应的处置步骤和措施,定期对相关人员组织培训,使其了解预案内容,掌握应急响应流程和操作方法。应制定患者信息安全管理制度、家庭服务医疗废物处理管理制度、不良事件报告制度。家庭服务应确保预约、评估、服务、确认全流程留痕、可追溯。

## 5.5 基层医师指导系统

### 5.5.1 基层医师指导系统概述

基层医师指导系统是一种利用互联网技术,为基层医疗机构提供远程指导和支持的系统。该系统通过远程视频教学、远程视频会诊、远程查房处理、远程手术指导和远程病程监控等多种方式,为基层医师提供实时的指导和支持,帮助他们提高诊疗水平和技能。

1. 基层医师指导系统的定义

基层医师指导系统是一套面向基层医疗机构、乡镇卫生院、村卫生站和城市社区卫生服务中心的综合应用系统,是以远程医疗技术为基础综合临床医学相结合的产物,即运用计算机网络、远程通信、多媒体技术、人工智能等技术,跨越院区限制,远距离实现上下级医院、患者等医疗服务的新型模式,充分发挥大型医学中心、大医院或专科医疗中心的医疗技术和医疗设备优势,对医疗条件较差的边远地区、社区的医生提供远距离的医学信息和服务,进行远程疾病咨询、监控、指导和学习等。建立基层医师指导系统可以为基层医疗机构提供远程指导和支持,帮助他们提高诊疗水平和技能,提高医疗服务的质量和效率。

2. 基层医师指导系统的目标

基层医师指导系统的目标是提高基层医疗机构的医疗水平和服务质量,从而改善医疗服务的现状。它的目标包括:提高基层医师的专业技能和诊疗水平,帮助其解决诊疗难题,提高医疗服务的质量和效率;促进城乡医疗资源的均衡分配,缓解医疗服务资源紧缺的状况,提高人民的医疗服务满意度;推动分级诊疗的实施和发展,促进基层医疗机构与高级医疗机构的合作和联动,提高医疗服务的层次化和分级化;提高医疗服务的信息化水平,促进医疗信息化建设的发展,为医疗服务的数字化转型提供支持。

### 5.5.2 基层医师指导系统总体需求

1. 基层医师指导系统需求描述

(1)基层医师指导系统的总体需求

当前我国基层医疗系统的医疗资源和医疗水平严重不足,基层医师缺乏必要的医疗指导和培训,需要一个基层医师指导系统来提供必要的指导和培训。近年来,我国政府提出了许多关于医疗卫生领域的政策和措施,其中包括推广分级诊疗制度、加强基层医疗建设等。基层医师指导系统正是符合这些政策和要求的产物,能够促进基层医疗建设,提高基层医疗服务质量,推进分级诊疗制度的落实和推广。基层医师指导系统不仅可以提供实用的医疗指导和培训服务,还可以提供在线临床决策辅助、高危患者通知等服务,帮助基层医师及时处理患者疾病情况,提高医疗服务质量和水平。

(2)基层医师指导功能性需求

从用户需求的角度分析,基层医师指导系统的用户主要有基层医师、上级医院指导医师及医院管理人员。具体包括:① 直接接触患者管理患者病情、必要时刻提出远程会诊、申请协助远程查房的基层医院医师;② 接受基层医院医师申请,为基层医院提供远程会诊、远程手术指导、远程查房及远程病程监控的上级医院主任级医师;③ 对基层医院医师、病人、上级医院医师、远程会诊、远程手术指导、远程查房及病情监控过程中的相关信息和申请管理的医院管理人员。

基层医师用例图、上级医院医师用例图以及管理员用例图如图 5-30 所示。

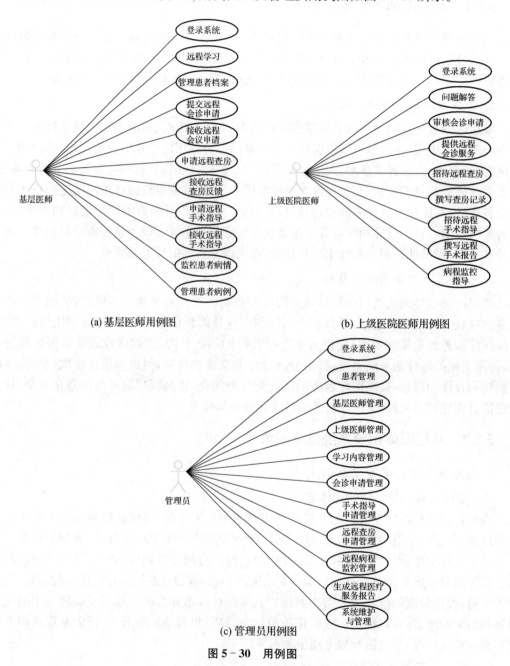

(a) 基层医师用例图          (b) 上级医院医师用例图

(c) 管理员用例图

图 5-30   用例图

基层医师指导系统的功能需求可以概括为以下几点:

（1）远程视频教学子系统。在线学习课程管理:管理各类医学知识的课程内容,包括视频、文字、图片等。视频播放管理:支持基层医师在线观看和播放医学知识视频。习题训练管理:提供医学知识的习题训练,并对答题情况进行自动批改。考试评估管理:提供在线考试和评估功能,对医学知识的掌握情况进行考核。

(2)远程视频会诊子系统。支持基层医师发起会诊请求,并接收会诊意见。支持医院治疗方案的传送,以支持基层医师更好地处理疑难病例。支持基层医师对会诊请求进行申请受理资料上传审核,以更好地准备会诊。支持基层医生上传和分享患者电子病历信息。支持基层医师上传、分享和查看医学影像。

(3)远程查房处理子系统。支持基层医师对远程查房处理进行申请预约,以便及时处理病情。支持基层医师对查房处理请求进行申请受理资料上传审核。及时通知基层医师高危患者的病情变化情况,以便及时采取相应的处理措施。提供在线的临床决策支持,帮助基层医师快速制定合理的治疗方案。

(4)远程手术指导子系统。支持基层医师对远程手术指导进行申请预约,以便安排好手术操作时间和流程。支持基层医师对手术指导请求进行申请受理资料上传审核。支持基层医师上传、分享和查看医学影像,以便更好地进行手术操作指导。支持在线指导基层医师手术操作,提供实时的手术指导和建议。提供手术操作视频演示,帮助基层医师学习和掌握手术操作技能。

(5)远程病程监控子系统。病情监测和分析:对基层医疗机构的主要疾病情况进行监测和分析,及时给出相应的处理建议。提供在线的临床决策支持,帮助基层医师快速制定合理的治疗方案。及时通知基层医师高危患者的病情变化情况,以便及时采取相应的处理措施。

2. 基层医师指导系统业务流程

(1)远程视频教学业务流程包括基层医师登录、视频浏览与播放、留言与回复、习题测试训练等。基层医师通过系统登录平台,输入个人的登录账号和密码,进入系统主页面。选择学习内容、视频浏览与播放、留言与回复、习题测试训练、参加考试通过等。通过该业务流程,基层医生可以利用远程视频教学业务平台,学习和掌握临床医学知识,提高自身的医疗服务水平和技能。远程视频教学业务流程图如图 5-31 所示。

(2)远程视频会诊子系统可获取医院及医生账户,可在线发起实时远程门诊、远程会诊申请、协助并管理下级医院等功能。基层医师为患者创建会诊并填写相关会诊信息,如果患者病情紧急需要急诊,则基层医师首先为患者预约急诊专家,预约成功后急诊专家与患者、基层医师当即进行远程视频会诊,此时基层医师使用病症模板为患者创建电子病历,远程会诊完成后会诊专家撰写患者会诊报告;患者若非急诊则基层医师首先通过病症模板为患者创建电子病历,申请远程视频会诊预约远程会诊专家。主要流程包括会诊申请、资料审核、会诊安排、会诊实施、会诊报告、结果反馈。远程视频会诊流程如图 5-32 所示。

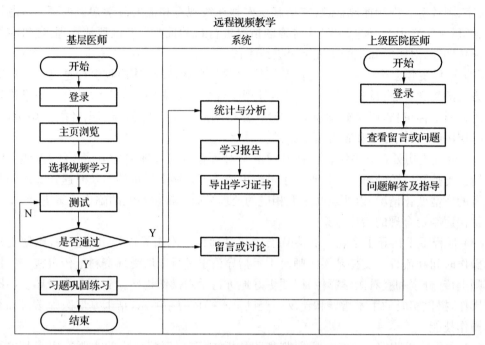

**图 5 - 31　远程视频教学业务流程图**

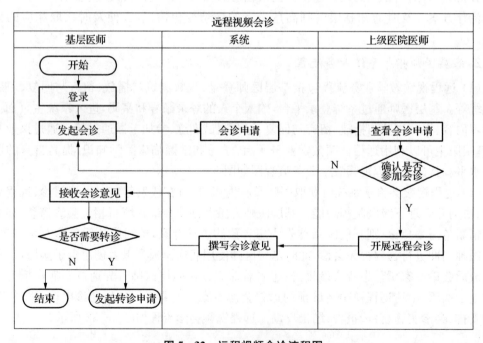

**图 5 - 32　远程视频会诊流程图**

（3）远程查房功能包括双方的实时通信、数据传输、专家远程阅片和远程问诊等功能。患者通过高清视频终端实现远程汇报患者病史、医嘱执行情况等，胶片资料、纸质病例、图文报告以及心电影像资料等数据都可通过系统实现远距离传输，借助医疗推车还可实现患者生命体征数据的实时、连续、动态获取与传输。专家对患者远程问诊，包括病人症状、查询患者对疗效的感受和意见等,远程查房结束后,专家撰写诊疗意见单,提供给基层医院作为参考,基层医生根据诊疗意见单,结合患者病情,经分析讨论后确定患者的进一步治疗方案及预后治疗等。基层医院和上级医院均安排相关人员对整个远程查房过程进行记录。

远程联合查房流程图如图5-33所示。

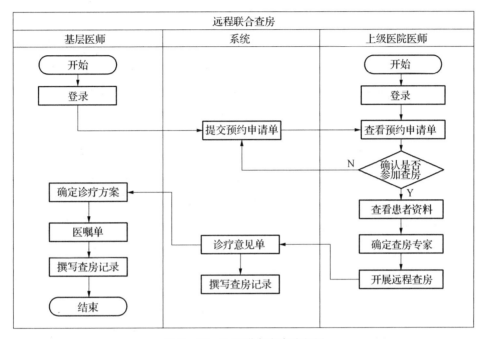

**图5-33　远程联合查房流程图**

(4) 远程手术指导业务流程涵盖了基层医师登录系统并上传患者病史资料,提交远程手术指导申请,上级医院审核患者病历信息,受理预约申请,并安排远程手术时间,远程手术期间上级专家登录系统并进行远程手术指导,指导下级医生填写术后诊断报告。主要流程包括手术申请、资料审核、手术安排、远程、术后报告与诊断。远程手术指导业务流程如图5-34所示。

(5) 远程病程监控系统是基于视频的智能远程监控监护系统,包括远程监护终端和中心工作站,以智能护理床及配套的生理参数监护仪为客户端,实时监测患者生理参数,视频监控被监护对象的身体状况,通过数据自动采集、实时分析监护对象的健康状况,远程病程监控可以对血压、呼吸、血氧饱和度和脉率等参数进行警报,若出现异常情况向上级医疗单位报警以获得及时救助。远程病程监控流程如图5-35所示。

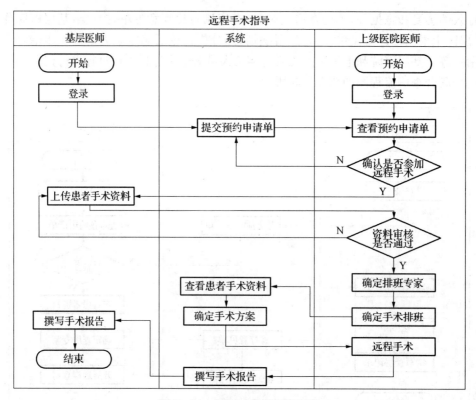

图 5-34　远程手术指导流程图

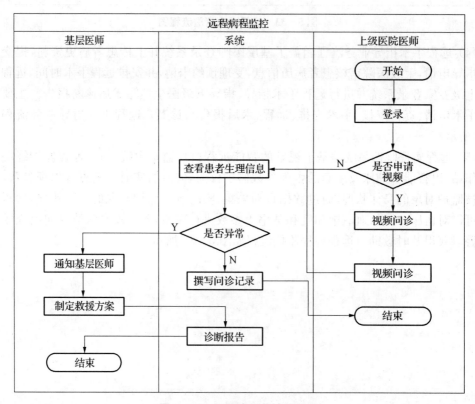

图 5-35　远程病程监控流程图

### 5.5.3 基层医师指导系统总体设计

基层医师指导系统的总体设计是基于分布式架构的云计算平台,将各个子系统分别部署在不同的服务器上,实现分布式部署和运行。整个系统采用 B/S 架构,采用 Web 技术进行开发,基于浏览器进行访问和操作。系统包括五个子系统,分别为远程视频教学子系统、远程视频会诊子系统、远程查房处理子系统、远程手术指导子系统和远程病程监控子系统,每个子系统都具有独立的功能和特点。同时,系统还包括用户管理子系统、数据管理子系统、安全管理子系统和日志管理子系统等。用户通过登录系统后,可以选择不同的子系统进行学习、会诊、查房、手术指导等服务,并能够进行在线讨论、留言和问答等操作。系统的整体设计以提高基层医疗服务水平和质量为目标,通过科技手段提高基层医师的知识和技能水平,改善基层医疗环境,提升基层医疗服务质量。

1. 系统设计考虑的主要内容

基层医师指导系统在进行系统设计时除了需要满足区县级医院、乡镇医院和卫生所、省级三甲医院等上下级医院的远程会诊、远程预约、远程影像诊断、远程教学、远程监护和远程手术指导等业务外,还应考虑以下几点:

在系统设计时,应考虑基层医院与上级医院之间的业务交互,以及其他远程医疗信息系统和平台之间的业务交互的过程中,系统应具备数据安全性、数据隐私保护、容错机制等功能,以保证交互的可靠性和安全性。同时,系统还应具备医疗信息和资料调阅功能,方便医务人员在远程会诊、教学、监护、诊断等场景下快速获取所需信息和资料,提高工作效率和诊疗质量。

系统应支持远程医疗服务相关的业务操作,要考虑数据防篡改及隐私数据保密、业务流程的追踪与审计,满足高可靠性需求。

在硬件方面,需要考虑基层医疗机构的医疗设备是否齐全,并且设备的性能是否足够强大。在软件方面,需要考虑基层医疗机构的网络连接质量和软件版本是否能够支持基层医师指导系统的使用。如果网络连接质量不佳,可以考虑使用负载均衡等技术来提高网络性能,同时还需要确保基层医师指导系统的软件版本能够兼容基层医疗机构的硬件设施。

除了以上问题外,还需要考虑基层医疗机构的管理和服务质量。为了确保基层医师指导系统能够正常运行,需要加强对基层医疗机构的管理,包括对医疗设备的维护和管理、对医疗人员的培训和管理等方面。此外,还需要建立完善的服务体系,提供全天候的技术支持和服务,以保障基层医疗机构的正常运转和用户的体验。

2. 基层医师指导系统主要功能模块

基层医师指导系统是一个集远程视频教学、远程视频会诊、远程查房处理、远程手术指导和远程病程监控等功能于一体的医疗信息化系统。它通过远程技术为基层医疗机构提供专家远程指导和咨询服务,帮助基层医师提高诊疗水平和技能,提高诊疗效率,缓解基层医疗机构的医疗资源不足和医疗水平不高等问题,有利于推进分级诊疗制度的落实,提高医疗服务水平和质量,同时也为广大患者提供更优质、更便捷的医疗服务。

基层医师指导系统的功能模块划分如图 5-36 所示。

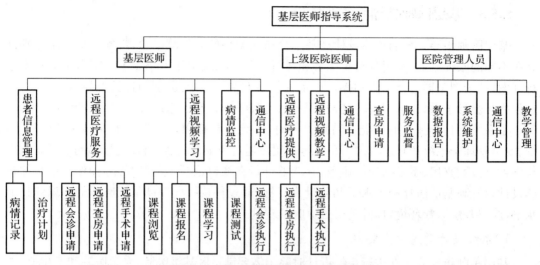

**图 5 - 36　基层医师指导系统功能模块图**

（1）远程视频教学：依托音视频终端，由会诊医院专家在线对申请医生进行教育活动。远程医疗教学功能可以在各个医院不同会诊室，互动研讨，打破传统教学，高效易用。远程教学可提供现场直播、课件互动点播、培训教学等多种功能，能够服务于申请医疗机构远程终端，能够为申请医疗机构终端提供实时或录播的教学服务。

（2）远程视频会诊：支持由区域远程医疗中心专家通过远程会诊系统与申请医疗机构医生，依托音视频平台，开展在线交互式的实时交流，指导基层医疗机构医务人员开展诊疗活动。

（3）远程联合查房：支持有临床辅助决策功能基层信息系统，可以进行写病历、开处方。并由区域远程医疗中心专家通过远程会诊系统与申请医疗机构医生和患者，就患者病史、病历、影像进行实时交流和讨论，为医生和患者之间建立远程可视诊断平台，高清标清自动适应，达到面对面临场体验。

（4）远程手术指导：远程手术指导系统可以全天候、无地域对接各科室专家，术中会诊更加快速、更加便捷、更加准确，专家可使用各种通信工具（手机、电脑、iPad 等）接收手术室患者影像信息及手术室医生声音。远程专家通过语言、动作以及对手术部位的精准标注提出自己的指导意见，手术室医生接收指导专家的手术建议，开展手术。各科室专家在异地对手术医生进行远程协助时，大量的实时手术过程信息、病人生命体征变化信息和电子病历信息快速全面地传输至远程专家面前，在线上完成诊疗相关工作及双向沟通。

（5）远程病程监控：远程病程监控通过让物联网与医疗结合，实现患者远程监测计划，通过电子设备（包括可穿戴传感器、植入设备和手持仪器）促进患者健康数据的收集、传输、评估和通信。这些设备在传统的临床环境之外监测患者健康，并收集从血糖、血压、血氧水平到心率、睡眠模式和浴室使用情况等各种医疗和其他形式的健康数据。当这些数据通过远程监测设备传输至医疗机构时，医生可根据收集的患者数据了解患者实时数据，帮助从慢性病到急性病发作后恢复的各种疾病的护理。远程病程监控业务流程包括上级专家登录远程系统查看患者病历信息、监控参数，填写监控诊断书和监护指导，如有需要制定救援方案，基层医师接收上级医院的监护指导意见书，开展相关救治。

### 5.5.4　基层医师指导系统数据库设计

#### 1. 系统概念模型描述

将需求分析得到的用户需求抽象为信息结构的过程就是概念结构设计,其为整个数据库设计的关键。目前,在概念设计阶段,实体—联系(E-R)模型是转换应用的表示方法。

基层医师指导系统的主要实体有基层医师、上级医院医师、管理员、课程、会诊报告等。以下是基层医师指导系统的核心功能的部分局部 E-R 图介绍:

"上级医师"实体与"查房记录"实体存在"撰写"的联系,一个上级医师可以撰写多个查房记录,一个查房记录理论上只能被一名医师处理,所以它们之间存在 1 对多联系($1:n$),如图 5-37 所示。

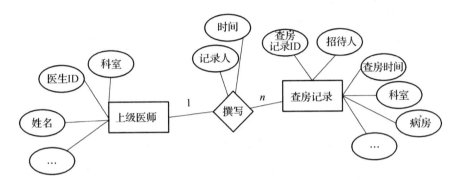

**图 5-37　"上级医师"与"查房记录"实体的局部 E-R 图**

"上级医师"实体与"基层医师"实体存在"会诊申请处理"的联系,一个上级医师可以与多名下级医师会诊,它们之间存在 1 对多联系($1:n$),如图 5-38 所示。

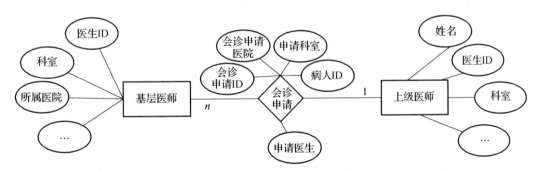

**图 5-38　"上级医师"与"基层医师"实体的局部 E-R 图**

图 5-39 展示了基层医师指导系统的全局 E-R 图。

#### 2. 系统逻辑模型设计

基层医师指导系统的逻辑模型设计基于数据库概念模型,精确地定义了系统中的各种实体、它们之间的关系以及属性,主要包含上级医院医生、基层医院医生、管理员、会诊申请表、会诊文件表、手术信息表等实体,并明确定义了它们之间的关系。以下是主要涉及的一些数据表。

在线学习数据表(用户 ID、用户姓名、课程名称、学习时长……);

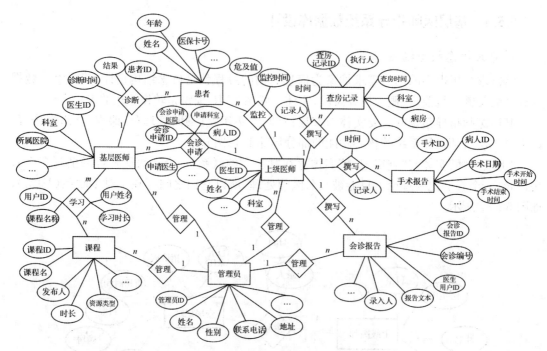

**图 5-39 基层医师指导系统全局 E-R 图**

课程信息表(信息表 ID、标题、发布人、发布时间、资源类型、资源图片、推荐次数……);

单选题信息表(单选题 ID、题目、选项 A、选项 B、选项 C、选项 D、答案、得分);

会诊申请表(会诊申请表 ID、申请会诊医院、申请科室、申请医师、病人 ID、会诊时间、会诊状态、会诊疾病 ID……);

患者病情表(患者病情表 ID、现病史、既往史、过敏史、家族史、主诉……);

会诊报告及会诊医生信息表(会诊报告 ID、会诊编号、医师用户 ID、报告文本、报告图片、补充文本、录入人……);

会诊文件表(文件 ID、会诊 ID、检查类别、补充文本、专家是否确认参加会诊、是否已提交);

受邀方调查表(调查表 ID、申请会诊医生姓名、申请会诊医生职称、申请会诊医生亚专业、申请会诊医生科室、申请会诊医生医院);

住院患者医嘱执行记录表(记录 ID、患者 ID、医嘱序号、计划执行时间、实际执行时间、药品执行剂量……);

住院患者巡视查房信息表(查房信息表 ID、执行人、执行时间、记录时间、科室、病区、患者 ID 号……);

血压表(血压表 ID、采集时间、血压数据内容、病人 ID、执行地点);

手术信息表(手术 ID、病人 ID、手术日期、手术开始时间、手术结束时间、手术医师 ID、手术麻醉师 ID……)。

### 5.5.5 基层医师指导系统数据交互

基层医师指导系统交互按照对接系统划分,主要有:① 与 HIS 系统的数据交互;② 与 PACS 系统的数据交互;③ 与电子病历系统的数据交互;④ 与医院检查检验系统的数据交互。

与医院 HIS 系统的交互主要涉及以下方面。患者基本信息:基层医师指导系统需要从医院 HIS 系统中获取患者基本信息,包括姓名、性别、年龄、身份证号、联系方式等;诊断结果:基层医师指导系统需要将诊断结果和治疗方案传输到医院 HIS 系统,供其他医生参考和使用;检验结果和影像资料:基层医师指导系统获取医院 HIS 系统中的检验结果和影像资料以及将自己的检验结果和影像资料传输到医院 HIS 系统;医嘱管理:基层医师指导系统获取医院 HIS 系统中的医嘱信息,包括用药方案、用量、频次等,以确保患者的用药安全和治疗效果。

与医院 PACS 系统的交互主要涉及医学影像方面的数据。基层医师指导系统可以向 PACS 系统请求患者的影像数据;基层医生在进行会诊时,将所需要的影像资料上传至 PACS 系统,并在系统内查询 PACS 系统中存储的影像资料。

与医院的电子病历系统的交互。病历信息共享:基层医生在使用指导系统的过程中,可以通过系统与医院电子病历系统进行数据交互,实现患者病历信息的共享和传输;远程会诊:通过基层医师指导系统,基层医生可以向医院电子病历系统发送会诊请求,医院的专家可以通过电子病历系统查看患者病历信息,进行远程会诊和指导;治疗方案更新:医院的专家可以在医院电子病历系统中制定和更新患者的治疗方案,通过基层医师指导系统将方案传输给基层医生。

与医院检查检验系统交互。基层医师指导系统可以向医院检验系统发送检验申请单,包括病人的个人信息和需要检验的项目,医院检验系统收到申请单后进行检验并将结果返回给基层医师指导系统,基层医师指导系统可以将这些数据显示在病人的电子病历中,供医生参考。基层医师指导系统可以向医院检验系统查询历史检验数据,便于医生进行比较和分析。

基层医师指导系统的数据交互从功能上可以划分为以下几个方面:

(1) 会诊信息交互

基层医生可以通过基层医师指导系统向上级医院发起会诊申请,上级医院可以通过系统接受会诊请求,并将会诊报告传回基层医院。

(2) 影像信息交互

基层医生可以通过基层医师指导系统上传患者的影像资料,如 CT、MRI 等,上级医院专家可以通过系统查看这些资料,并对患者的诊断和治疗提出指导意见。

(3) 电子病历信息交互

基层医生可以通过基层医师指导系统向上级医院传递患者的电子病历信息,以便上级医院专家更好地了解患者的病情,为其提供更为准确的诊疗指导。

(4) 检验信息交互

基层医生可以通过基层医师指导系统上传患者的生化指标检验结果,上级医院专家可以通过系统查看这些检验结果,并对患者的诊断和治疗提出指导意见。

(5) 教育信息交互

基层医生可以通过基层医师指导系统接受上级医院专家的远程教育和指导,学习新的医疗知识和技能,提高自己的临床水平。

### 5.5.6 中医医院基层医师指导服务要求

1. 智慧服务要求

应支持通过远程视频教学对基层医师进行培训与指导,在远程视频会诊中可利用电子病历信息对基层医师进行指导。应利用远程医疗系统及机构间共享的病历信息对基层医师进行指导,医院的诊疗方案可通过系统传送给基层医疗机构。应建立系统监控基层医疗机构的疑难危重患者情况,给出相应指导,为基层医疗机构提供在线临床辅助决策,可通知医师处理患者高危情况。

### 2. 配套系统与设备

应提供高清摄像头或专用摄像头支持远程教学视频录制及远程会诊指导。应提供医疗服务网络专线,实现医院与医联体基层医疗机构网络联通。

### 3. 保障机制

应明确医院基层医师指导管理部门组织架构,宜由医务处(科/部)牵头,互联网医院管理部门等进行配合。

## 习题 5

1. 列举国内外 3 个患者反馈系统,并简述其应用情况。
2. 概述患者反馈系统的分级评估要求。
3. 列举患者反馈系统的 3 个主要功能及其功能概述。
4. 列举 3 个与患者反馈系统有数据交互的系统。
5. 概述随访患者管理系统的分级评估要求。
6. 列举 4 个与随访患者管理系统有数据交互的系统。
7. 药品调剂与配送系统中的主要功能模块的业务流程是什么?
8. 说明药品调剂与配送系统如何记录和追踪患者用药情况。
9. 简述药品调剂与配送系统与其他信息系统之间的数据交互流程。
10. 请查阅文献并思考为居民推荐家庭签约医生或团队的方法有哪些。
11. 请从功能上列举出家庭签约管理系统的其他数据交互案例,1 至 2 项。
12. 描述基层医师指导系统的整体架构和模块组成。
13. 分析基层医师指导系统中的数据交互方式,如何传送治疗方案和临床决策?
14. 如何处理患者敏感信息的安全传输和存储?
15. 探讨基层医师指导系统未来的发展趋势,是否会引入新的技术或功能?

## 参考文献

[1] 郑序颖. 重磅! 共六级,医院智慧服务分级评估标准体系来了![J]. 科技新时代,2019,317(2):7.
[2] 刘胜超,张锦,毛亚杰,等. 基于客户反馈的医院病人满意度调查系统的构建[J]. 护理研究,2020,34(8):1428-1430.
[3] 宋丽莉. 在医院中建立服务反馈信息系统的设想[J]. 中国中医药咨讯,2011,3(9):408.
[4] 高志宏,卢朝升,赵章记. 医患互动系统的研发与应用[J]. 医院管理论坛,2017,34(6):71-72.
[5] 王美玲. 基于微信小程序的患者满意度调查软件的设计与实现[J]. 中国卫生产业,2021,18(22):90-93.
[6] 李新华,陈海聪,徐达新. 正确处理患者投诉构建和谐医患关系[J]. 医院管理论坛,2012,29(1):42-43.

［7］厉绿萍.处理患者投诉减少医疗纠纷发生［J］.中国医学创新,2011,8(10)：169－170.

［8］胡登利,张莹,赵振宇,等.大数据时代医院管理体系的反馈机制应用和启示［J］.中国医院,2015,19(8)：58－59.

［9］王剑彬.基于C/S模式的医院评价系统设计与实现［D］.成都:电子科技大学,2016.

［10］李静娴.基于患者体验的县级公立医院医疗服务绩效评价研究［D］.南京:南京医科大学,2017.

［11］王雪菲.脑卒中协同诊疗及其服务评价系统的设计与实现［D］.哈尔滨:哈尔滨工业大学,2016.

［12］章凯燕.安徽省医联体患者满意度评价指标体系构建［D］.合肥:安徽医科大学,2022.

［13］徐庭松,王上林,主立鹏,等.基于企业微信的医院信息推送程序的设计与开发［J］.电子技术与软件工程,2021(23)：48－51.

［14］黄晓红,王思贤.基于Web的医疗信息管理系统的设计与实现［J］.计算机应用研究,2000(10)：99－101,104.

［15］吴琛,谢丽花,高源.我院泌尿外科感染的护理干预分析［J］.当代临床医刊,2015,28(5)：1701.

［16］医院智慧服务分级评估标准体系(试行)［J］.中国数字医学,2019,14(8)：12,102,108,120.

［17］陈佩婷,陈森,项春敏.合理用药监测系统的构建及应用［J］.电脑知识与技术,2012,8(18)：4396－4397,4400.

［18］阚全程.医院药学高级教程［M］.北京:人民军医出版社,2015.

［19］朱长德.一种患者用药信息远程监控系统的设计［J］.信息通信,2014(5)：43－45.

［20］黄欣黎.基于H-TOE模型的合理用药监测系统评价及其影响因素研究［D］.合肥:安徽医科大学,2021.

［21］洪灵鸿.大数据技术在儿科临床合理用药中的应用初探［D］.杭州:浙江大学,2018.

［22］国家卫健委.医院智慧服务分级评估标准体系(试行)［J］.医学信息学杂志,2019,40(4)：93.

［23］张允刚.社区居民健康档案管理系统的设计与开发［D］.济南:山东大学,2006.

［24］李秋粟,黄文昊,苗春霞,等.徐州市城区居民签约家庭医生意愿及影响因素研究［J］.中国卫生资源,2018,21(3)：262－266.

［25］贾琳琳,詹雨婷,曹雪霏,等.中国居民家庭医生签约服务续约意愿的Meta分析［J］.中国循证医学杂志,2022,22(3)：324－331.

［26］王冬阳,陆雅文,王梦圆,等.江苏省家庭医生签约服务的现状及对策［J］.中国卫生资源,2018,21(2)：140－143,148.

［27］景日泽,冯黄于飞,方海.家庭医生签约服务制度的国际经验对中国的启示［J］.中国农村卫生事业管理,2020,40(6)：387－392.

［28］常园园,徐鸿彬,乔岩,等.国外家庭医生签约服务及其对我国的启示［J］.中国卫生政策研究,2020,13(5)：50－53.

［29］彭涛,滕黎.医共体模式下家庭医生签约服务的困境与进路探析［J］.南京医科大学学报(社会科学版),2024,24(2)：120－123.

［30］赵明清,程子祎,赵志广,等.家庭医生签约服务的需求管理研究［J］.卫生经济研究,2024,41(4)：18－20,24.

［31］赵静,刘芳羽,李泽,等.北京市家庭医生签约服务满意度研究——基于患者视角［J］.卫生经济研究,2022,39(1)：54－58.

［32］李榕,黄良东.深圳423万人已签约家庭医生［N］.南方都市报,2020－05－19.

［33］应泽琴.杭州市家庭医生签约服务现状和满意度调查［J］.中医药管理志,2020,28(12)：8－21.

［34］黄礼平,蒲川,何雨芯,等.重庆市居民家庭医生签约服务现状及影响因素分析［J］.中国卫生事业管理,2021,38(6)：415－416,476.

［35］赵明清,程子祎,赵志广,等.家庭医生签约服务的需求管理研究［J］.卫生经济研究,2024,41(4)：18－20,24.

[36] 易国仲,徐海艳,李志勇,等.胶质瘤患者全程管理随访系统构建及其价值研究[J].中国医学装备,2023,20(1):110-113.

[37] 王婷婷.一种基于医疗系统的皮肤病患者智能随访管理系统:CN202210576342.2[P].2023-09-08.

[38] 王辰辰,陈慧,梁静,等.前列腺肿瘤单病种病房随访管理系统的设计与应用[J].安徽卫生职业技术学院学报,2021,20(2):4-6.

[39] 吴郁抒.一种基于医疗系统用的智能随访管理系统及方法:CN113113156A[P].2023-09-08.

[40] 杨豪,王觅也,陈凤,等.医院全程随访管理平台建设[J].中国卫生信息管理杂志,2021,18(5):620-625.

[41] 王卿宇,陈玉玲,吴瑛,等.移动健康管理系统对冠心病患者饮食行为的影响[J].中华现代护理杂志,2021,27(24):3273-3279.

[42] 冯可铮.医院患者随访系统的设计开发与实现[D].济南:山东大学,2014.

[43] 刘德龙.医院信息管理系统的发展趋势[J].信息与电脑,2019(4):231-232.

[44] 李育申.患者随访系统方案设计[C]//中华医学会第二十一次全国医学信息学术会议.郑州:中华医学会,2015:321-324.

[45] http://www.hcrm98.com/html/guanyuwomen/list_aboutus.html.

[46] 赵亚龙.医患关系管理系统(HCRM)的开发[J].现代医院,2012,12(7):135-136.

[47] 梁铭会.医院患者安全目标手册(中国医院评审丛书)(4)[M].北京:科技文献出版社,2013.

[48] 卫生部.卫生部医院评审评价工作文件汇编[M].北京:人民卫生出版社,2012.

[49] 刘亚宁.面向医疗的随访系统的设计与实现[D].西安:西安电子科技大学,2020.

[50] 覃肖云.病人随访系统的设计与实现[D].成都:电子科技大学,2014.

[51] 李生,胡冬发,李森源,等.医院智能随访管理系统设计与应用[J].医学信息学杂志,2017,38(4):24-27.

[52] 周豪爽.医院随访管理系统的设计与实现[D].广州:中山大学,2013.

[53] 赖思思,王倩,占晨龙,等.基于物联网的智能健康监测系统设计[J].现代工业经济和信息化,2021(7):72-74.

[54] 廖甘湘琳,王思帅,周芬.梧州市某三甲综合医院病案随访登记情况[J].健康管理,2021(13):142-143.

[55] 杨志海.危急值短信报告系统的设计与实现[J].医疗卫生装备,2017,38(12):48-50,54.

[56] 国家卫健委.医院信息化建设应用技术指引(2017版)[S].北京:国家卫生计生委,2017.

[57] 李晓南,常朝娣,张金贵,等.社区远程查房系统设计与应用[J].中国卫生信息管理杂志,2016,13(2):173-176.

[58] 陈浩.基于DICOM的远程医疗会诊信息系统的设计与实现[D].绵阳:西南科技大学,2023.

[59] 戴逸贤.基于物联网的远程医疗系统的研究与实现[D].南京:南京理工大学,2018.

[60] 王崟.基于云服务的远程医疗数据共享系统设计与实现[D].石家庄:河北科技大学,2023.

[61] 王艳.三六三医院患者远程医疗诊断系统的设计与实现[D].成都:电子科技大学,2023.

# 第6章

# 医院智慧全程服务

全程服务是指通过信息化手段,围绕患者服务全流程,实现智能导医、智慧结算、健康宣教、远程医疗等功能,建立跨部门协调联动机制,充分应用新技术、新手段,建设完善、规范的医院智慧服务体系,持续提升医疗服务智慧化、数字化水平,提升患者满意度。

## 6.1 远程医疗系统

### 6.1.1 远程医疗系统概述

1. 远程医疗系统的定义

国家卫健委定义:远程医疗服务是一方医疗机构邀请其他医疗机构,运用通讯、计算机及网络技术,为本医疗机构诊疗患者提供技术支持的医疗活动。医疗机构运用信息化技术,向医疗机构外的患者直接提供的诊疗服务,也属于远程医疗服务。

远程医疗是一种医疗行为,因此不能将轻问诊之类的服务与之画等号,同时远程医疗的服务提供方一定是有相关资质的医疗机构,而非个人。

2. 远程医疗日益重要的原因

近年来,远程医疗在医疗服务中的重要性显著提高。有几个因素促成了其日益突出的地位,包括技术的进步、患者偏好的变化,以及对可获得且方便的医疗服务的需求。以下几点突出说明了远程医疗日益重要的关键原因。

增强了患者的便利性:远程医疗为患者获取医疗服务提供了更大的灵活性和便利性,患者足不出户就可以享受医疗服务,在恰当的场所和家庭医疗保健中使用远程医疗可以极大地降低运送病人的时间和成本,时间就是生命。远程医疗还使行动不便或交通不便的患者受益,使医疗更加方便。

平衡医疗资源:远程医疗已成为解决医疗差距和改善获得医疗机会的解决办法。它克服了地理障碍,使偏远或服务不足地区的个人无须旅行即可获得专家的服务,也可以使医生突破地理范围的限制共享病人的病历和诊断图片,从而有利于病人得到更全面的诊疗。

连续性医疗:远程医疗能够提供连续性医疗,确保患者即使无法亲自到访医疗机构,也能够获得医疗建议、咨询和监测。这对于治疗慢性病或接受术后治疗的个人来说尤其重要,因为它允许远程定期检查和及时干预,而无须经常亲自到院就诊。

成本效益:远程医疗有可能降低患者和医疗提供者的成本。通过避免不必要的旅行和减少对有形基础设施的需要,远程医疗可以节省费用。

公共卫生紧急情况和危机应对:新冠病毒大流行突出了远程医疗在危机中的关键作用。远程医疗在维持医疗保健服务的同时尽量减少病毒传播的风险方面发挥了重要作用。它有助于远程筛查、分诊和监测染病患者,减轻了医院的负担,减少了医疗提供者和患者的感染风险。这一经验突出了远程医疗作为应急和灾害管理工具的重要性。如图 6-1 所示,在武汉新冠肆虐期间,中医肺病国医大师晁恩祥和中日友好医院中医部主任张洪春率团队为武汉雷神山医院重症新冠肺炎患者远程会诊。

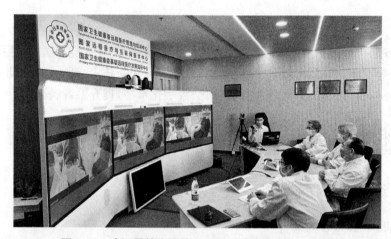

图 6-1 武汉雷神山医院重症新冠肺炎患者远程会诊

技术进步:技术的迅速进步,包括因特网连接、移动设备和电信基础设施的改进,为远程医疗服务的扩展铺平了道路。视频会诊、远程监控设备和安全的电子健康记录平台的可用性使得远程医疗服务更加无缝和有效。

综上所述,远程医疗在医疗服务提供中的重要性日益增长,这是由于人们希望改善医疗可及性、增强患者体验、降低成本和提供连续医护。随着技术的不断进步和医疗系统的发展,远程医疗有望在改变医疗服务的提供和获取方式方面发挥更重要的作用。

3. 人工智能在远程医疗服务中的作用

人工智能已经成为一种革命性的技术,有潜力改变各种行业,医疗保健也不例外。在远程医疗服务领域,人工智能在革新医疗服务的提供和获取方式方面发挥着关键作用。通过利用人工智能算法和数据分析的强大功能,可以通过多种方式增强远程医疗服务,从而改善患者结果、简化流程和开展个性化医疗。

医疗领域的人工智能包括使用先进的算法和机器学习技术来分析大量的数据、识别模式、做出预测和辅助决策。在远程医疗服务的背景下,人工智能有潜力通过赋予医疗服务提供者智能工具或诊疗建议,从而加强分诊、诊断、远程监控和个性化医疗,人工智能正在重塑远程医疗的格局。

人工智能技术有潜力加强远程保健服务的各个方面,下面重点介绍人工智能在远程医疗服务中的关键作用。

分诊和诊断:AI驱动的症状检查和决策支持系统可以通过分析患者的症状、病史和其他相关数据来帮助分诊患者。这些人工智能算法可以提供对患者的初步评估,提出诊断建议或适当的治疗措施,例如提供自我治疗措施,或建议患者获取进一步的医疗评估。人工智能支持的分诊系统有助于优化医疗资源,根据患者的紧急程度确定患者的优先级,并提高诊断过程的准确性和效率。

个性化医疗:AI算法可以分析大量患者数据,包括电子健康记录、医学文献和实时监测数据,提供个性化医疗建议。通过考虑个别患者的特征、病史和治疗结果,AI可以帮助医疗保健提供者定制治疗计划、药物剂量和干预措施,以满足每个患者的特定需求。通过人工智能进行个性化医疗,可以改善患者预后,降低不良反应或无效治疗的风险。

远程监测:基于人工智能的远程监测设备和算法能够从远距离连续监测患者的健康状况和生命体征。这些设备可以收集诸如心率、血压、血糖水平和睡眠模式等参数,然后通过AI算法进行分析,以检测模式、趋势和异常。AI可以在出现偏离正常值的情况时及时向医疗保健提供者发出警报,从而实现对健康状况的早期干预和主动管理。使用人工智能进行远程监控可以提高患者的参与度,更早地发现潜在问题,并减少频繁亲自到医院就诊的需要。

虚拟助理和聊天机器人:AI支持的虚拟助理和聊天机器人可以即时响应患者的咨询,提供基本医疗建议,并帮助安排预约。这些人工智能系统利用自然语言处理和机器学习技术,以了解病人的咨询意图,并提供准确和相关的信息。虚拟助理还可以通过建议自我医护措施、药物提醒和生活方式建议来指导患者。AI支持的虚拟助理增强了患者参与度,提供全天候支持,并减少了医疗保健提供者的时间和资源负担。

数据分析和人口健康管理:AI算法可以分析大型医疗保健数据集,以确定模式、趋势和辅助决策,从而为人口健康管理战略提供信息。通过整合来自多个来源的数据,包括电子健康记录、可穿戴设备、与健康相关的社会因素,人工智能可以帮助识别高危人群、预测疾病爆发和优化资源分配。人工智能驱动的数据分析能够实现更主动、更有针对性的医疗干预,改善人口健康结果。

虽然人工智能在转变远程医疗服务方面具有巨大潜力,但需要解决诸如数据隐私、安全、道德伦理和监管框架等挑战,以确保负责任和有效地实施。医疗保健提供者、技术公司、决策者和研究人员之间的合作对于充分利用人工智能在远程医疗服务中的潜力和提供高质量可远程访问的医疗保健至关重要。

### 6.1.2 远程医疗系统的总体需求

远程医疗的目标是促进医院与医院之间的合作、医生与医生之间的协同、医生与患者之间的互动,为大众提供更有序、便捷、高效和优质的医疗健康服务。

远程医疗通过提升基层诊疗能力来服务患者,更多地强调专科医生之间的合作和带教培训。当远程的专家为患者会诊时,同时也依托病例的讲解对基层医生进行了指导和答疑释惑,这本身就是一个培训过程。

医院智慧服务分级评估要求远程医疗系统满足以下基本要求:全院远程分级诊疗工作

统一安排;诊疗资料内容与交互视频可同时进行展示;会诊资料存储于医院信息系统。参与业务的工作人员应进行身份认证;支持医师及患者使用移动设备开展会诊。支持远程医疗与线下诊疗业务无缝集成;针对慢病、复诊患者,可实现在线交互诊疗,在线开具处方、检查单、检验单等,至少支持 1 项。在远程会诊过程中,支持对患者医学影像、病历资料等的智能化辅助功能。

远程医疗系统的管理功能包括对基础数据和业务数据的管理,是对各级医疗机构、医务人员以及患者信息资源进行统一管理,并与其他各个功能子系统对接,实现基础数据和业务数据的存储、交换、更新、共享以及备份等功能。远程医疗系统的管理功能包括权限管理、医疗卫生机构数据管理、科室数据管理、专家数据管理、病历数据采集与存储、随访管理、统计分析和财务管理等,具体可见本书其他章节的相关内容。

远程医疗系统的业务功能包括:以检查诊断为目的的远程医疗诊断系统,以咨询会诊为目的的远程医疗会诊系统,以教学培训为目的的远程医疗教育系统,以家庭病床为目的的远程病床监护系统等。以下是远程医疗系统的主要业务功能。

1. 远程会诊

远程会诊是指医疗机构之间利用通信技术、计算机及网络技术,采用离线或在线交互方式,开展异地指导检查、协助诊断、指导治疗等医疗活动。远程医疗会诊在医学专家和病人之间建立起全新的联系,使病人在原地、原医院即可接受远地专家的会诊并在其指导下进行诊断、治疗和护理,可以节约医生和病人大量时间和金钱。

远程会诊功能模块支持离线和在线两种工作模式。两种模式的通用功能包括:

(1) 参与远程会诊的工作人员应进行身份认证。

(2) 在远程会诊过程中,支持对患者医学影像、病历资料等的智能化辅助功能。

(3) 诊疗资料内容与交互视频可同时进行展示。支持门诊病历、检验报告、检查报告、处方、治疗记录、住院病历、医嘱、医学影像、病患部位及其他文件导入远程会诊系统,供远程会诊专家查看。

(4) 支持参与远程会诊的医疗服务机构之间集成与共享远程会诊记录,记录的内容包括会诊日期、患者基本信息、责任医生及所在机构信息、会诊医生及所在机构信息、会诊原因、会诊意见,其中包括诊断、用药和治疗意见等,以及远程会诊过程是否有异常情况导致中断等。远程会诊资料存储于医院信息系统。

(5) 支持使用符合权威部门质量检测标准的中医四诊信息数字化采集与智能化分析系统,提供中医远程体质辨识,中医远程舌诊、脉诊、闻诊和经络诊断等辅助功能。

离线远程会诊也称异步远程会诊,不需要参与各方同时在线。离线远程会诊在具备远程会诊通用功能的基础上,还需具备以下功能:

(1) 支持基层医生在诊疗中遇到疑难病情向一个或多个远程专家咨询会诊意见;

(2) 支持远程专家在方便时阅览共享的病历资料,并提供具有电子签名的会诊意见。

在线远程会诊也称同步远程会诊或视频会诊,要求参与各方同时在线。支持通过音视频实现本地医患与远程专家的实时交流互动。在线远程会诊又可分为预约型视频会诊和非预约型视频会诊。非预约型视频会诊只可选择当时在线的远程专家,选定后可立即发起视频会诊。在线远程会诊在具备远程会诊通用功能的基础上,还需具备以下基本功能:

（1）支持医疗服务机构在排班时，为预约型或非预约型视频会诊预留一定比例的专家号源，供基层医疗机构申请。

（2）支持本地主管医生查看授权医院的远程联合视频门诊（也称在线云门诊）的排班表，进行预约挂号。

（3）支持专家医生自行更改是否在线的状态，若医生自己设为在线状态，则可接受非预约型视频会诊。

（4）支持远程望诊和问诊，即在视频会诊期间，远程专家可查看患者电子病历，包括既往病历。支持远程专家通过高清晰视频对患者"神、色、形、态"和声音等进行仔细观察；支持远程专家对异地摄像头进行远程控制，实时调整观察视角；支持远程专家指导本地主管医生实施那些无法远程进行的检查，包括脉诊、触诊、听诊或敲击检查等；支持远程专家在与本地医患充分沟通了解情况后，远程指导诊治患者。

2. 远程双向转诊

远程双向转诊是指医务人员根据患者病情治疗的需要在各级医疗机构之间实现转院的过程。邀请方不具备患者病情治疗所需的技术和设备时，可以通过远程医疗信息系统向受邀方提出转院申请；受邀方根据患者病情的治疗进展，认为无须在受邀方继续治疗，可以将患者转到基层医疗机构继续治疗。

远程双向转诊基本功能包括：

（1）由基层医生通过转诊信息系统填写转诊申请，上传患者基本信息、病情摘要、欲转往科室等，在线帮助患者预约转诊至上级医院相关专家。

（2）对于病情稳定但仍需后续观察与复查的患者、康复期患者，可由上级医院主诊医生根据患者签约的社区卫生服务中心及家庭医生提交转诊申请。

（3）应提供转诊审核功能，支持接诊医生查看病历，与申请医生、患者沟通了解患者病情，接诊医生根据转诊要求及实际业务情况，对转诊患者进行相应操作。

（4）应为危重患者转诊开通绿色通道。

（5）设立转诊服务窗口，接受转诊请求后协助办理预约并与院内相关科室对接，提前做好接诊准备。

（6）为转诊患者提供优先挂号、优先检查、优先住院等服务。

（7）支持"门诊转诊"和"住院转诊"。

（8）支持转诊过程的查询和提醒功能，让医生和患者及时了解转诊进程。

（9）支持转入与转出医疗机构之间集成与共享转诊记录，内容包括患者信息、责任医生及转入机构的信息、转诊医生及转出机构的信息、转诊原因、检查信息、用药记录、医学处置、既往史、转诊建议、对转出患者需要进一步治疗和康复指导的建议等。

（10）支持基层医疗机构根据上级医院共享的转诊记录，对出院患者进行随访与院后管理，引导患者当地复查复诊，并与上级医院共享随访记录。

3. 远程影像

远程影像诊断由邀请方向受邀方提出申请并提供患者临床资料和影像资料，由受邀方出具诊断意见报告。

远程影像包括与中医四诊相关的舌像图和面色图等，也包括放射（含普放、核磁、CT）、超声、心电和病理等影像文件。

远程影像基本功能包括：

（1）代管患者的医学影像；

（2）为患者及时推送影像检查报告，支持患者根据需要随时随地使用医学影像；

（3）支持远程专家或本院医生进行远程影像诊断或复诊。

### 4. 远程心电

远程心电诊断是指由邀请方向受邀方提出申请并提供患者临床资料和心电图资料，由受邀方出具诊断意见及报告。远程心电包含动态心电监护资料的远程诊断，其业务活动的流程类似远程影像。

远程心电涉及慢性和急性冠心病、心律失常、充血性心力衰竭和心脏骤停等。医生和其他医疗服务提供者可使用实时远程传输的经专家解释的心电图数据。

远程心电基本功能包括：

（1）从远程数字心电图机采集心电图信息时，须满足成人心电图采样率不应低于500 Hz，每份心电图记录的时间长度不应少于10 s，心电图记录至少应包括常规12导联，应保证正确的导联电极位置，确保能获得低噪声和无基线漂移的质量合格的心电图。

（2）支持远程实时动态心电监护、异常心电预警、家庭心电监护（或称移动心电监护）、远程心电复诊，以及院前120急救中心的远程心电诊断等需求。

（3）支持远程会诊专家对心电图的判读和打印，以及对远程心电诊断报告的编辑、发布、查询和下载等。

### 5. 远程病理诊断

远程病理诊断由邀请方向受邀方提出申请并提供患者临床资料和病理资料，由受邀方出具诊断意见及报告，其业务活动的流程类似远程影像。

远程病理诊断基本功能包括：

（1）病理切片数字化扫描转换成数字切片；

（2）虚拟数字切片的放大、缩小、标记等后处理功能；

（3）病理图文报告的书写、发布、保存以及记录查询等功能。

### 6. 远程监护

远程监护是通过双向音视频通信网络和计算机系统，为危重患者提供不同医疗机构之间的协同和跨专业的治疗。

远程监护可补充现场医护人员或其他重症监护资源的不足。重症监护资源和专家可以在各种非传统的ICU环境中，也可为身处传统ICU环境之外的患者提供远程监护服务。

远程监护可分为集中式监护和分散式监护，另可分为连续监护、预定监护和应急响应式监护等。

集中式监护：医生、护士和其他支持人员属于特定的远程监护机构，一个远程监护机构通常配备有经验的急救医生、急救护士、药剂师和伤口护理专家等。集中式监护可为基层医疗机构的重症患者提供24/7连续远程监护服务。

分散式监护：医生和护士不属于特定远程监护机构，可在任何有网络连接的地点，使用计算机或移动设备提供的视频功能监护患者。分散式监护可为预定监护或响应式监护提供服务。

远程监护基本功能包括：

(1) 支持患者床边视频会议功能，便于远程专家、本地医生和患者之间的互动交流。

(2) 支持医生、护士等医务人员在任何有网络连接的地点，使用计算机或移动设备监护患者。

(3) 支持实时采集床边呼吸机和监护仪等检测的生命体征数据，并与远程监护提供者共享监护数据。支持将监护数据累积在服务器，供本地或远程监护人员随时随地访问和评估患者状况。

(4) 支持连续监护。远程监护团队可根据患者的紧急程度协助本地 ICU 团队对重症患者实施 24/7 连续远程监护服务。

(5) 支持预定监护。提供在预定时间的远程监护或周期性远程监护，例如查房过程中的远程监护。

(6) 支持应急响应监护。响应远程发来的监控警报或紧急呼叫而开启远程监护。

7. 远程手术示教

远程手术示教通过远程会诊技术和视频技术的应用，对临床诊断或者手术现场的手术示范画面影像进行全程实时记录和远程传输，使之用于远程手术教学。

远程手术示教基本功能包括：

(1) 一个手术室可以支持多个远程教室同时观看手术过程的功能；

(2) 医学专家可以在远程医疗信息系统内连接一个手术室或连接多个手术室，进行手术指导和讨论的功能；

(3) 手术室和远程医学专家实时交互的音视频通话的功能；

(4) 手术实况音视频信息实时直播、刻录的功能；

(5) 对手术高质量音视频存储、回放和管理等功能；

(6) 具有对术野摄像机和手术室内其他摄像机的远程控制功能。

8. 远程医学教育

远程医学教育是授课专家通过实时音视频和课件等方式为基层医生提供业务培训、教学以及技术支持。

远程医学教育基本功能包括：

(1) 教师管理，即具备教师注册、信息查询及修改等功能；

(2) 学员管理，即具备学员注册、信息查询及修改等功能；

(3) 课程管理，即具备课程视频查询、视频点播、实时培训等功能；

(4) 课件管理，即具备视频管理、课件管理、视频共享及课件同步等功能；

(5) 过程管理，即具备课程学习计划制作、课程培训记录、学习进度查询等功能；

(6) 学分管理，即具备申请学分、学分证打印等功能。

### 6.1.3 远程医疗系统总体设计

如图 6-2 所示，国家级远程医疗服务与资源监管中心从宏观上指导和监管各级远程医疗系统的建设与运营情况，提出整体建设规划与改进措施，实现全国远程医疗资源的合理调配和统一管理。国家级、省级远程医疗服务与资源监管中心在整个体系中居于后台管理的角色，是整个远程医疗信息系统的核心管理要素。

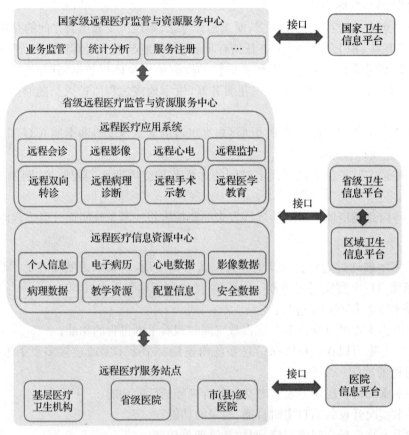

**图 6-2 远程医疗系统的结构**

省级远程医疗服务与资源监管中心的主要作用在于：一是提供统一业务应用平台，协调医疗资源并支撑具体远程医疗应用，并为建立特色医疗服务平台提供条件，如疑难重症专科会诊系统、应急指挥系统等；二是履行监管职责，指导和监督本省内各级远程医疗系统的建设与运营情况，建立与国家监管服务中心的信息互通，组建全国统一的服务与监管网络。

医疗机构终端站点：分为省级医院服务站、市（县）级医院服务站点、基层医疗卫生机构服务站点。根据国家级远程医疗服务与资源监管中心、省级远程医疗监管与服务中心、远程医疗应用系统等需求，需要对各省级医院、各市（县）级医院、基层医疗卫生机构配置相应的图像采集设备、音视频终端、医疗数据采集和显示设备以及医生工作站。各级医疗机构作为远程医疗终端站点，具体实施与承载各项医疗业务服务，进行各类医疗信息交互，共享各类医疗资源，并保障业务活动中的服务质量与医疗安全。

远程医疗信息网络以国家级远程医疗服务与资源监管中心为骨干网络的核心节点，向下接入省级医院、市（县）级医院、乡镇卫生院、社区卫生服务中心、救护车等业务单位，实现机构互联互通。接入机构为远程医疗信息系统的基本组成单位，通过专线、MPLS、VPN、Internet、4G/5G、卫星等多种手段接入省级远程医疗服务与资源监管中心。

远程医疗信息系统与国家卫生信息平台、省级卫生信息平台、区域卫生信息平台以及医院信息平台通过接口实现互联互通,还须与院内异构系统进行整合,实现院内院外的信息共享。

信息安全建设是远程医疗系统建设的重要内容,直接影响远程医疗系统的应用和发展,为了有效地实现远程医疗信息的安全性,更好地发挥远程医疗服务的作用,可通过相关的技术和管理手段达到信息安全保障的目的,具体安全措施见后续章节。

医疗数据可支持集中式、分布式、集中与分布混合的存储,实现跨网络、跨浏览器、跨终端医疗数据的随时随地共享及访问。数据和影像信号均支持无损传输与快速呈现,通过高清晰的视频会议系统提供随时随地的全景化面对面交流,流畅的视频体验,使医患感觉如同在一地交流。软硬件相结合,实现多点异地交互。灵活方便的移动应用,支持移动平板电脑,如 iPad、智能手机等。

远程医疗系统的数据库设计可参考我国卫生行业标准《远程医疗服务基本数据集》(WS 539—2017),其中提供了远程会诊、远程影像诊断、远程心电诊断、远程病理、远程监护、远程手术示教、远程医学教育等相关数据元专用属性。

远程医疗信息系统与其他相关系统的功能协作与数据交互的基本功能包括:与电子病历、HIS、区域卫生信息平台、视频会议系统等其他卫生业务信息系统协作完成患者病历资料、远程会诊结果、转诊预约、影像心电资料、视频调用浏览的相互查询、记录和使用等功能。通过与医院 HIS、EMR、社区 EHR、视频会议系统、医保系统、区域卫生信息平台等系统的接口,实现相关业务数据交互,数据格式须符合国际标准以及国家标准。

### 6.1.4 中医医院远程医疗服务要求

在《中医医院智慧服务建设指南》中,要求远程医疗满足以下要求。

1. 智慧服务要求

应提供远程多学科会诊,须包括会诊团队组建、病例资料准备、患者知情与同意、会诊时间安排、会诊报告、诊断建议、治疗方案制定。应提供远程中医诊断、远程医学影像、远程病理诊断、远程心电会诊、远程医学教育。

2. 配套系统与设备

应配备多学科会诊平台,对接电子病历系统,支持会诊计划制订、远程查看调阅患者病史、基于图文音视频会议的多模态会诊,支持实时协作及会诊报告编写。应对远程中医智能辅助诊断系统进行管理和监测。应配备远程医学影像系统、远程医学病理诊断平台和远程心电会诊平台、远程医学教育平台及其他教学设备,可存储管理中医教学资源,可提供远程授课功能,可提供虚拟实验室、模拟技能训练设备等。宜提供脉象仪,支持患者脉搏波形图像传输、调阅。

3. 保障机制

应建立"在线咨询、互联网诊疗、远程会诊、转诊治疗、分级治疗"一站式线上智能数字化医疗服务流程;应建立会诊团队组建机制,规定中医会诊专家的资质要求、会诊合作流程;制定会诊服务规范,包括患者知情与同意、隐私和数据安全保护;建立远程医疗管理机制,包括远程中医诊断与病理质控;建立远程医学影像传输规范和病理切片共享机制,包括数据质量要求、数据传输要求、网络安全要求等;组织远程医疗系列培训,包括诊疗过程中如何倾听患者述说、提问相关问题、病情观察以及远程系统应用；可提供远程医学教育培训，包括教学方法培训、技术工具的使用培训、教学资源的共享培训。

## 6.2 智能导医服务系统

导医，即引导患者就医。欧美等发达国家和地区居民一般由私人医生或社区医院初步问诊，必要时指导患者选择医院医生预约挂号，医院导医人员在病人到达时，进行接诊、信息登记等工作。在印度，医院的导医人员需要跟随病人就医全程，指导病人挂号，前往诊室，直到病人看病结束。我国的医院导医台的专业医疗服务人员则向患者提供咨询、导诊、分诊等服务。随着信息化水平的发展，医院通过信息技术的引入实现医疗服务的智能化，导医服务也逐渐实现自动化。通过智能导医系统，利用计算机技术实现患者的自动分诊，减少人力成本，同时提高了医院的服务效率和质量。

从原理层面上来看，智能导医服务的实现主要从以下三个角度开展：① 基于医疗专家系统，通过模拟医学专家的诊断过程，依赖庞大的医疗知识库和医学推理规则，按照专业医生的推理思路来模拟推断病患所患有的疾病，实现导医功能；② 基于相似度计算，通过计算输入的病人症状之间的相似度，实现导医服务；③ 基于机器学习，通过对大量的医疗数据进行学习，训练得到分类预测模型，利用训练的分类模型预测患者患病的可能性，进而实现导医的目的。

从结构层面上来看，基于医疗专家系统的智能导医包括系统专家知识库、数据库、推理机、知识获取模块、解释器和人机交互界面六个部分。费根鲍姆研究成功 MYCIN 医疗专家系统，1994 年获图灵奖。MYCIN 通过咨询系统、解释系统和规则获取系统三个子程序来实现医疗咨询，通过咨询系统，能够依赖内置的医疗知识和规则，根据医生提供的患者信息，为血液感染患者选择合适的治疗方案；解释系统用于理解医生提出的问题；规则获取系统接受医疗专家提供的新的医疗规则来对系统内部的医疗知识进行更新。

基于相似度计算的智能导医系统主要分成病案文本表示、疾病推理和相似度计算、科室查询和医生推荐三个部分实现。Narducci 等将社区共享的患者资料进行文本表示，并计算患者之间的语义相似度，按照相似度的高低为患者推荐医院和医生。

基于机器学习的智能导医系统核心部分为患者特征生成、模型训练和疾病预测、推荐医生。Klann 使用贝叶斯网络从现有的治疗方案中学习得到自适应个性化的治疗方案，并利用贪婪思想对患者的特征进行选择。

智能导诊(Intelligent Guidance)是基于医疗 AI 和自然语言处理技术，以智能导诊为核心，可包含智能问病、智能问药、医务咨询、健康宣教等就医服务能力，可应用于微信线上挂号、互联网医院、区域平台等场景中，可解决由于患者医药专业知识缺乏和院内咨询不便导致的医患资源错配的痛点。同时，智能导诊以便利患者诊前、诊中、诊后全流程就医，改善患者就医体验为目标。

本节先从整体上介绍智能导医服务系统的定义、基本目标和发展现状与趋势，再详细介绍智能导医系统的需求、总体设计、数据源设计和数据交互。

### 6.2.1 智能导医服务系统概述

院前导医问诊和症状筛查,根据患者病情将其分流,推荐至其居住地附近的合适等级医院就诊,以缓解三甲医院门诊压力。《国务院办公厅关于促进"互联网+医疗健康"发展的意见》提出要健全"互联网+医疗健康"服务体系,实现智能导医分诊,提高诊疗效率。我国研发的导医分诊系统不仅能根据患者主诉给出最佳就诊科室建议,还具有院内导航、业务咨询、健康教育等诸多功能,有助于减轻护理工作量。AI 与信息通信技术结合还出现了"平安好医生""春雨医生"等医疗咨询 App,其不仅能够为患者提供就诊前的线上问诊、候诊、预约挂号等,还能进行就诊后的用药、康复锻炼指导,有助于缓解医院分诊及延续护理压力。

1. 智能导医服务系统的定义及目标

智能导医系统是指基于人工智能、自然语言处理、语音识别等技术对医疗大数据进行深度学习,为患者提供导诊服务,引导患者顺利就医,缓解医院导诊咨询压力。

智能导医服务可应用于医院、区域平台的微信公众号、微信小程序挂号场景,帮助患者精准匹配科室和医生,完成"导诊—挂号"的闭环,降低挂错号的几率,有效解决医患错配和就医资源浪费的问题。也可应用于实体医院、第三方机构建立的互联网医院,作为在线问诊的前置环节,为患者精准匹配问诊医生,并且智能识别并过滤无效信息,提升有效问诊单量。另外,也可应用于区域医疗健康服务入口,根据患者主诉精准匹配问诊医生,从就医源头上让医疗服务更加精准高效,提升患者就医满意度。还可应用于挂号机、智能机器人、智能平板等设备,缓解导诊台工作压力,有效提高线下导诊效率。

基于人工智能技术进行建设的智能问医系统,可以使门诊患者通过人机交互方式,使用智能导诊机器人、手机端智能导诊服务进行挂号、排班查询、疾病分诊、预问诊等,并通过挂号收费自助机或者挂号窗口人脸识别设备进行缴费。诊前问诊流程如图 6 - 3 所示。

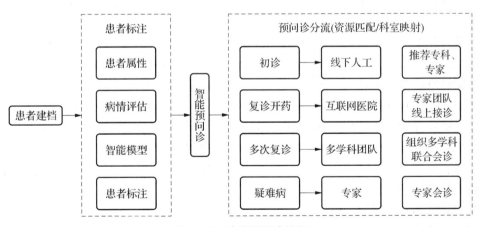

图 6 - 3 诊前预问诊流程

系统架构可分为基础架构层、知识层、平台层和应用层。基础架构层包含语音识别、人脸识别、物联网、虚拟化等基础设施和技术,知识层包含规则库、知识图谱和专家库,平台层主要基于集成平台标准的数据交互规范为应用层提供数据交互服务,应用层主要包含预约挂号、疾病分诊、专家推荐、智能问诊等门诊应用。整体系统架构如图 6 - 4 所示。

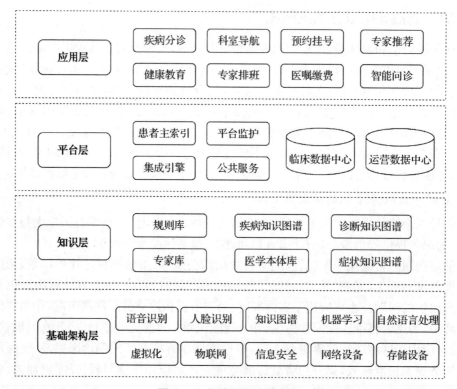

图 6-4 智能导医系统架构

智能导医服务应具备以下功能。

多渠道接入：支持以公众号、小程序、App 等形式接入智能导诊。

自然语言理解：采用医疗 AI、自然语言处理技术，对患者主诉进行语义分析，智能匹配医学知识库。

多输入方式：采用 AI 聊天机器人的交互方式，支持文字语音双输入，多轮问询即出结果。

人体图：支持以人体部位图的形式选择身体不适位置及点选该部位的疾病/症状。

智能科室推荐：能够基于 AI 引擎，针对患者描述的病情及伴随症状，同时结合患者的性别年龄特征，准确推荐医院科室。

医生推荐：根据用户的疾病或症状，智能推荐擅长该疾病的医生。

号源排班：支持对接医院科室医生的号源，优先推荐有号源的医生。

挂号直达：根据用户的疾病或症状智能推荐就诊科室及医生，可以一键直达挂号页面，减少线上挂错号的可能性。

院内导航：提供室内无线定位和导航功能，指引患者快速抵达目标诊室。

运营管理平台：提供科室医生标注能力，支持自定义管理导诊追问的问题，同时提供数据报表分析管理能力，导诊使用效果一目了然。

转人工客服：用户可以直接在智能咨询服务系统中连接客服人员，做到人机协同，机器人与人工客服智能切换。

智能问答库管理：提供问答标注平台，支持根据院方需求，快速搭建专属知识库。

未知问题学习：提供未知问题学习能力，运营补充答案后 AI 自主训练学习新知识，快速提升消息匹配率。

科普文章管理：支持院方维护医院或医生发布的文章，患者咨询相关问题时智能推送科普文章。

数据报表平台：支持多维度管理数据，进行智能用户画像分析。

2. 智能导医服务系统的发展趋势

病人入院就医导诊作为日常医疗救治的首要环节，清楚自身病灶来源和对应挂号就诊科室，可以提高就诊效率和医院服务。以国内三甲综合性医院为例，就医患者数量巨大、就诊时间紧、医治范围广、科室分类精细，加上患者对医院环境不熟悉、医疗基础知识匮乏，因此导致患者在院滞留问询时间长、错误挂号、就诊效率低下、服务满意度下降等问题。虽然大型医院都设置有导诊分诊台，但是数量有限，容易发生二次排队现象，安排的医护人员有限，超负荷的工作也会出现失误造成错误指引。因此，有必要设计实现医院导诊分诊智能化系统。

智能问答系统作为人工智能发展的代表性的应用，近年来飞速发展。智能问答系统能够智能化、人性化地为人们提供有效、便捷、迅速的知识服务，备受各行各业的青睐。目前，人们对于医学知识的检索还是沿用比较传统的方式，例如通过百度、搜狗、谷歌等各种搜索引擎进行检索，使用网络搜索引擎输入关键字后往往返回的是一些相关的文档集合。这种方式虽然简单，但是网络上的信息各式各样，用户还须人工二次筛选文档信息，筛选识别符合自己检索目的的答案。因此，为了缓解网络搜索引擎不能精准反馈答案现象，基于知识图谱的智能问答系统应运而生。专业化的知识图谱能够为系统问答功能提供专业准确的知识储备，还能够为系统的导诊和疾病预测功能提供良好的决策依据。满足门诊患者专业化医疗知识问答需求的同时还能减轻门诊大厅工作人员工作量，提高医院导诊效率，改善医院服务现状。我国一直在加快医疗领域信息化的进程，不少医院医疗服务信息化水平也随之提升。但医疗资源分布不均的问题仍未彻底解决，二、三线城市医院仍处于医疗服务信息化发展的初期阶段。医院没有完善的智能就医引导体系，患者也没有相关医疗知识储备进行早期的疾病预判，入院就诊随机挂号，对日新月异更新换代的药品信息也不熟悉，即使诊断出疾病也不清楚后续疾病防治的注意事项。

我国医院医疗信息化建设起步虽然较晚，但是随着我国科技的进步，医院信息化水平和标准化建设也取得了一些成果。就我国国情来说，目前国内各大医院的信息管理系统都不够完善，各信息管理系统相对独立，不能够做到信息联通，且各医院间的医学信息有所差异，医学知识存储使用的建档语言也风格迥异，这样不利于各院医疗资源整合和患者跨院治疗。我国医疗领域各信息系统中，仍然停留在大量数据使用非结构化方式存储阶段，所涉及的疾病病种、手术编码等相关内容缺乏统一标准，部分医院存储的大量医疗数据与标准数据单元概念模糊不清，造成当前医疗行业各系统信息孤岛现象。

聚焦当今医疗领域现代化、信息化转变，智慧医疗将成为医疗服务发展主题。患者入院就诊，首先接触到门诊大厅设立的智能导诊问答系统。通过该系统对医院以及自身疾病进行一个简洁快速的了解，同时还可以通过该系统明确入院挂号科室，提升医院的就诊效率和服务。智能导诊问答系统主要涉及专业化的医学数据支持和问答决策功能的实现。

问答系统在医疗领域方面的应用与研究相对比较落后，查询医学领域知识更多的都是依靠网络搜索引擎来实现快速查找,医学知识网站受众也多为医疗领域的专业人士。网络搜索引擎采用的检索技术也大多都是较为传统的关键词匹配技术,对于信息质量参差不齐的网络数据常常会搜索到大量的无用且冗余的信息,影响查询的准确度。相较于国外,我国智能问答系统在医疗领域的应用和研究比较晚。在我国,最早的医学知识检索系统是由中科院计算研究所提出,该系统利用了深度问答策略,对不同的问题进行讨论分析实现分类,再进行答案抽取。我国医院当前在医学知识问答系统的投入也较少,但是也有不少关于医学知识的信息服务网站。人们通过这些信息网站的查询获取自己想要的医学信息,但是用户提出各种各样的医学相关问题,系统不能够准确地理解问题并精准定位关键词得到用户想要的准确答案。所以研究人员又提出各种各样实体识别技术。实体识别方法应用于抽取问句关键词信息,有基于规则、基于机器学习以及基于神经网络的方法。基于规则的方法是通过人工编写来对实体进行识别,再对关键词进行规则匹配抽取,利用该关键词信息对答案查询,该方法需要构造大量的模板库,系统的可移植性较差。相较于规则模板,还可以使用分词和词性标注的方法进行关键词的提取。基于传统机器学习的方法,其主要通过序列标注来进行识别。通过隐马尔科夫、条件随机场等方法抽取词语特征并得到结果,但传统机器学习的方法忽略了文本中的语义特征。基于深度神经网络的方法作为目前的主流方法,首先处理用户输入的自然语言问句,通过分词和词性标注等方式把语句进行划分,导入Word2vec 训练得到词向量,将训练得到的词向量结果当作神经网络的输入。通过 BiLSTM 等深度学习模型自动提取词向量特征,最后经过 Softmax 层对词语标签进行预测。

更多的问答系统都还是采用模板匹配结合规则判断的方法进行系统性的决策。就目前开放的医学知识问答系统,主要还是针对单个疾病领域,很少有包含综合疾病和临床知识相结合的智能问答系统。实现智能问答的技术也有很多,当前在医疗领域的智能问答系统有使用多标签分类和排序技术;有基于自然语言处理、多种机器学习模型相结合来进行疾病诊断的一问一答等方法。

### 6.2.2 智能导医服务系统总体需求

1. 智能导医服务系统需求描述

智能导诊为患者提供线上挂号智能辅助服务,患者输入自己的症状后,AI 引擎会理解患者病情并推荐对应的科室和医生,同时还可提供智能问病、智能问药、医务咨询等智能就医服务。基于医疗 AI、自然语言处理技术推出的在线导医分诊智能工具可覆盖导诊、智能问答、科普宣教等就医服务;智能导诊可根据患者主诉及症状快速推荐科室医生,可针对院务等问题在线答疑解惑。产品可应用于微信线上挂号、互联网医院、区域平台等场景中,解决了患者因医学知识缺乏、院内咨询不便所导致的医患资源错配的痛点,同时满足医院智慧服务评级的诉求。

系统性能需求:主要包括系统运行流畅度和系统响应时间,其次是可扩展性、安全性、易用性、准确性。前期数据支持处于离线完成的状态,系统不需要实时地对知识图谱数据进行修改更新,只需要后期维护的时候对系统后台知识图谱进行完善更新。多源数据爬取、实体关系抽取、知识融合都属于系统的前期工作,在智能导诊问答系统搭建完成之前完成,其工作的运行效率和完成时间只会影响下一步工作,拖延项目工期,并不会影响整个智能导诊问答系统的运行流畅度和问答的响应时间。所以对其性能不做要求,只需要在问答系统构建初期构建较为完善的医学知识图谱可供后续系统功能实现调用查询即可。后续智能导诊问答系统运行时需要保证问句语义分析转化成查询语句以及图数据库的查询输出效率,方便系统能够快速地对用户的提问做出反馈,让用户有一个良好的系统体验。知识问答和疾病导诊预测部分,涉及相似度计算比较,让用户体验实时的人机交互,则需要尽可能提高系统的响应时间、运行流畅度以及答案的准确度。用户提出问题得到答案的运行时间不超过1秒,提高用户使用的流畅度,增强用户对智能问答导诊系统的好感度,提高使用率。

可扩展性:考虑到医学知识和各种医学文档都会随着时间推移逐渐增多,因为项目初期构建的医学知识图谱也不可能十分完善,后期也需要持续增加数据,对数据存储框架进行改进,方便整个知识图谱能够继续扩展延伸。

安全性:数据库读写访问限制,保证数据库的更新迭代都是专业人士操作,因为系统主要是基于知识图谱来进行的,对于数据的完整性和正确性要求极高,需要定期地备份更新数据以保证数据安全。

易用性:患者和医护人员的专业知识储备不同,文化素养也不一样,对新事物的接纳程度也不一样,在医院就诊也需要争分夺秒,适应医院快节奏的导诊、分诊、就诊模式,所以要求系统一定要便于操作,简洁明了,适应自然语言问答输入输出,更好地服务于广大患者和医护工作者。

预测准确性:智能导诊问答系统是患者入院首先要接触的系统,对患者的疾病进行一个初步的预测,虽然不需要预测极其准确,但是也要让预测结果和实际结果并无较大差异。

2. 智能导医服务系统业务流程

智能导诊可应用于实体医院、第三方机构建立的互联网医院,作为在线问诊的前置环节,为患者精准匹配问诊医生,并且智能识别过滤无效信息,提升有效问诊单量。也可应用于区域医疗健康服务入口,根据患者主诉精准匹配问诊医生,从就医源头上让医疗服务更加精准高效,提升患者就医满意度。它的主要功能包括医院信息查询、医生信息查询、病情咨询、健康宣传、就医分流等服务,整体流程如图 6 - 5 所示。

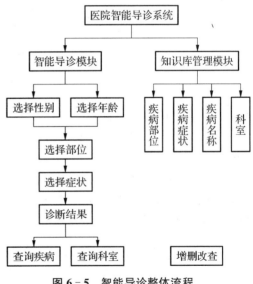

图 6 - 5　智能导诊整体流程

### 6.2.3　智能导医服务系统总体设计

1. 系统设计考虑的主要内容

智能导医系统针对医疗知识领域,优化用户体验,提供比网页各类搜索引擎更精确、更简洁的问答和知识检索功能,以及为用户提供简明方便的自然语言交互界面,其功能范围和服务需求包括:① 根据用户实际需求,总结归纳提取各医学知识网站的医学结构化、半结构化数据,构建涉及范围较广的医学知识图谱供系统知识问答和疾病预测使用;② 在问答算法框架的基础上,对用户输入的医学问题进行语义理解,提取关键词和语义关系,查找相关信息并返回查询答案。使用疾病预测相关算法,根据用户输入症状信息,分类预测可能患有的疾病,进行疾病预测和挂号科室推荐。

2. 智能导医服务系统主要功能模块

智能导诊问答系统主要功能有两大模块,医学知识图谱的构建和智能导诊问答系统的功能实现。系统构建包含两大部分:首先是前期的数据准备,合理利用网络爬虫策略和知识提取方法,结合 Neo4j 图数据库构建项目所需医学知识图谱。其次是在有医疗数据的支持下搭建智能导诊问答系统,整合语义分析方法,求解用户提问,联合疾病预测算法实现完整的系统,具体流程如图 6-6 所示。

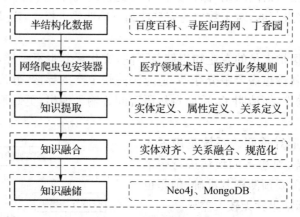

图 6-6 数据准备流程

用户输入的自然语言问句,经知识提取和知识图谱匹配,得到所需答案显示给用户。信息从前端界面输入到问题理解子模块后,需要对其进行分词、词性标注、问句类型识别、关键词提取等处理,然后将处理过的信息传输到问题求解模块。如图 6-7 所示为用户问句输入到结果生成的流程图。

### 6.2.4 中医医院智能导医服务要求

1. 智能服务要求

宜在患者就诊前进行病情信息收集,提高问诊效率,同时通过对接一体化医生工作站,将采集信息在诊疗系统内展现,方便医生引用。可通过医院公众号/服务号、小程序/App、互联网医院、四诊仪等,在患者就诊前采集"过敏史""症状""四诊"等数据,为患者提供在线诊疗、智能预问诊等服务,应针对初复诊患者的不同属性,针对性地进行问询。

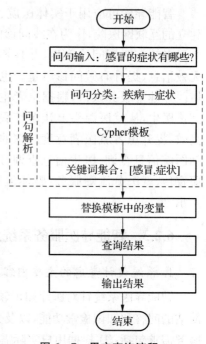

图 6-7 用户查询流程

2. 配套系统与设备

应在医院公众号/服务号、小程序/App等配备线上智能预问诊系统,通过移动端对话问答的形式进行患者信息采集。应提供丰富的采集方式,针对不同人群提供单选、多选、填空等多种题型。同时选项应支持文字、图片和语音等多种类型。应设置智能预问诊系统后台,进行问诊模板管理,并可进行相关业务数据统计与分析。应提供语音转移功能,支持患者语音录入信息,基于NLP(自然语言识别)技术,将采集到的口语化数据进行医学术语转换,为医生提供更专业的信息。

3. 保障机制

应组建由医务处(科/部)、门诊办公室、信息中心(科/处)共同参与的智能预问诊工作小组。医务处(科/部)负责向医务人员开展功能宣教,同时提醒医务人员做好功能使用推广;门诊办公室负责收集各科室预问诊相关问题,同时负责在患者分诊时向患者做好功能使用推广;信息中心(科/处)负责系统功能具体建设、运维和技术支持。制定智能预问诊网络与硬件故障应急预案。

## 6.3 健康宣教系统

### 6.3.1 健康宣教系统概述

近年来随着慢性疾病如肿瘤、糖尿病、高血压等发病率的提高,医学模式从治疗为主转变为预防为主,而专业的健康宣教系统能够提升人们对健康知识的理解,从而有效提高其对自身健康的管理效率。当前,健康宣教系统主要应用在住院、门诊和社区卫生健康教育中,可以提高健康教育的覆盖范围和效果,降低医疗成本,促进全民健康素养的提升。

1. 健康宣教系统的定义

健康宣教系统是一个专门为医院和患者设计的系统,旨在通过科学、系统的健康教育,提升患者的健康意识和自我管理能力。它集合在线咨询、交流、健康管理、宣传和推广等多种功能的综合性系统,通过互联网技术,为用户提供专业、便捷、个性化的健康服务,帮助用户建立健康的生活方式,提高健康水平。健康宣教系统管理的健康科普类知识库,内容涵盖了疾病、症状、病因、就医、预后、随访、预防等,院外患者可通过微信公众号查询获取健康宣教信息,院内可通过大屏或交互设备获取疾病信息,增加对疾病和自身健康的了解。

针对宣教内容和对象的不同,可将健康宣教系统功能分为以下三类。

(1)健康知识和健康技能推荐:在不同的场景通过文字、图片、视频等形式,向用户提供健康知识和技能,帮助用户了解如何维护和促进自身和周围人的健康。

(2)个性化推荐:根据用户的健康状况、年龄、性别等个人信息,为用户定制和推荐个性化的健康内容。

(3)在线咨询:医生、营养师等专家通过在线交流向用户提供专业的健康指导和建议。

基于以上功能,能够通过专家推荐或自行学习宣教媒体及时获得专业的健康指导和建议,提高健康意识和健康素养,通过早期干预和预防,可以减少用户的医疗支出,缓解医疗资源的压力。除此之外,向用户推送各种健康宣传信息和服务推广信息,也能使用户更好地了解和获取各种健康服务和资源。

### 2. 健康宣教系统的发展趋势

目前,常见的健康宣教系统主要以文字、图像、音视频方式进行知识宣传,随着个性化、精准性以及趣味性要求的提高,更多类型的技术和内容被引进此类系统中。例如,为了给用户提供更加精准和个性化的宣教内容,系统采用多种先进技术,结合多终端、多系统数据共享建立精准的个人健康数字人,采用大数据、人工智能等技术自动推荐健康知识;为了以更加引人入胜的方法推广宣教内容,通过虚拟现实(VR)技术,为用户提供更加生动、直观的健康宣教体验;为了保证知识的权威性,从多渠道信息汇集,包括权威知识、经典理论甚至最新研究,推陈出新和科学权威的知识也将显著增加用户的兴趣和接受度。

### 6.3.2 健康宣教系统总体需求

一个科学、完备且能够持续高效宣传的健康宣教系统应具备以下特点:贴合用户需求,需要根据用户的健康状况和需求,提供个性化的健康宣教内容和建议;宣教内容灵活定制,能够支持针对不同受众定制个性化的宣教内容;宣教形式多样,如文字、图片、视频、音频等,以引起用户的兴趣;用户体验良好,操作界面和流程简洁易用;数据安全和隐私保护良好,应保证用户数据的安全性和隐私性,避免用户信息泄露和滥用。

系统主要包含以下四方面的功能:

(1) 内容管理。完成健康宣教素材管理,包括编辑、上传和管理素材,以及通过调查问卷获得的反馈内容管理。内容包括随访表单库、宣教知识库、提醒短语库、疾病知识库、药品知识库、急救指导知识库、表单编辑器、常见问题配置等基础知识,且这些知识可根据医院实际管理业务针对性提供。

(2) 宣教业务管理。支持根据就诊、住院、居家康复等情景,制定不同的宣教方案,可以实现自动或手动推送。结合患者的就医流程与诊疗数据实现对患者就诊、住院过程各阶段的自动化场景宣教推送,从患者预检分诊过程宣教、诊间检查检验须知、诊后疾病宣教和用药须知到入出院须知、在院医嘱宣教、疾病宣教等全流程对患者进行个性化、针对性自动化宣教,既让患者得到自己想要的健康宣教内容,又减少护理人员宣教工作量。

(3) 健康宣教安全管理,包括宣教对象的信息安全管理、上传的素材及制定的宣教方案,须经过管理员审核后,才可用于向患者的推送。

(4) 健康宣教实施场景。医院、社区或社交媒体发布与本科室相关的和当前热门的疾病知识,让患者了解到健康科普知识。

通过以上四方面,将健康信息推送或广播给病人或健康人群,具体解决方案如图6-8所示。

除了维护健康宣教内容以外,该宣教健康知识的业务流程主要包括以下六个环节。

(1) 宣教目标确定:针对特定的人群和健康问题,确定宣教的目的和目标,明确宣教的重点内容。

(2) 健康和信息需求分析:了解目标人群的健康知识、态度和行为,分析健康问题的原因和影响因素,了解目标人群的接受能力和需求。

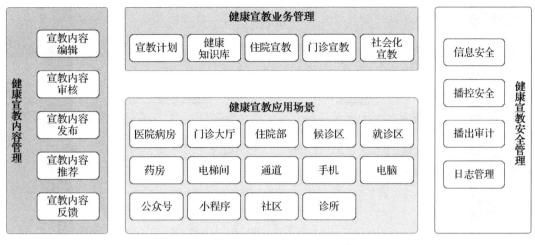

图6-8 健康宣教系统解决方案

（3）宣教方案制定：根据目标、信息和接受能力，制定宣教方案，包括宣教内容、方式、时间等。

（4）宣教方案实施：通过各种渠道，如医院网站、微信公众号、短信平台等，按照既定的时间和方式进行健康宣教。

（5）宣教效果评估：通过调查、统计等方式，收集目标人群对宣教的意见，评估宣教方案的可行性和效果，对宣教方案进行修改和完善。

（6）调整宣教方案：根据评估结果，对宣教方案进行调整和优化，提高健康宣教的效果和质量。

### 6.3.3 健康宣教系统总体设计

健康宣教系统涉及院内院外两类主要场景，设计软硬件系统，可分为三个主要层次：接入层、应用层和网络层。其中，接入层是用户与健康宣教系统进行交互的接口，院内接口包括候诊区或住院部的电视、大屏和门诊叫号系统，也包括走廊、电梯的大屏广告，院外接口包括微信公众号、小程序和门户网站；应用层则负责宣教内容管理、推送决策支持等，管理和维护宣教内容和计划，控制宣教内容的播放，包括时间、地点、终端，确保播出内容的安全性；网络层提供了健康宣教系统运行所需的网络支持，包括医院内部的网络、公共的互联网连接。具体架构如图6-9所示。

整个架构强调了健康宣教的多渠道接入、内容管理、播放控制以及网络支持，确保健康宣教内容能够高效、安全地传达给目标受众。

为实现个性化、精准化健康宣教信息推送和展示，健康宣教系统需要同院内HIS系统、区域卫生管理部门进行交互。

院内信息系统交互：从HIS系统获取患者基本信息和医嘱，如姓名、性别、年龄、诊断结果等，用于患者的健康管理和评估，进而推送个性化健康宣教知识；向HIS系统反馈满意度调查数据，健康宣教系统在患者接受宣教服务后可以向HIS系统反馈患者满意度调查数据，帮助医院了解宣教服务的效果和质量。除此之外，还可以从LIS、PCAS、CIS、药品管理

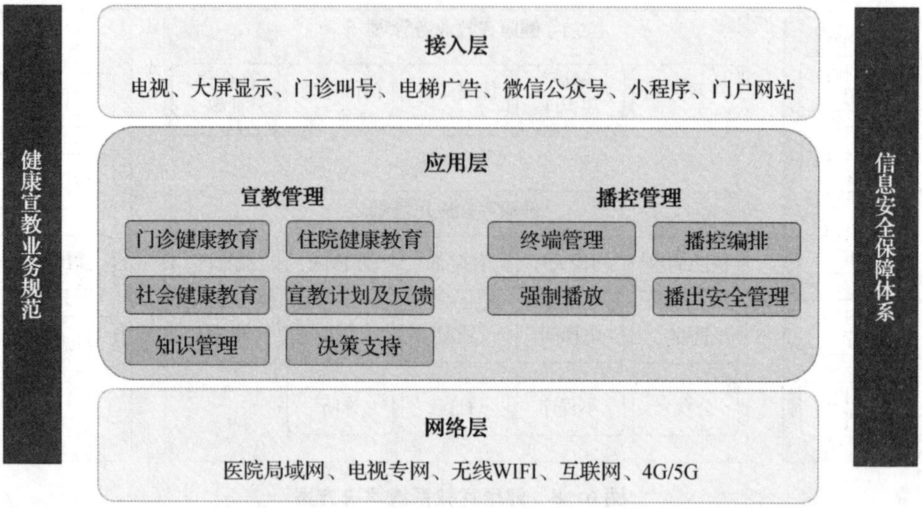

图 6-9　健康宣教系统总体架构

系统等多个系统进行交互,以获取更全面的患者信息,提供更精准的健康信息。

区域卫生管理系统交互:患者信息同步,实时获取并更新患者的基本信息、诊疗记录与健康档案以制定更具针对性的宣教内容;流行疾病统计信息同步,根据流行疾病状况,针对性地在公共场合或个人频道推送流行病防治知识;区域卫生管理系统通过健康宣教推送医疗卫生健康法规或公益活动;区域卫生管理系统根据健康宣教系统的反馈,更加合理地配置医疗资源,提高医疗服务的整体效能。

### 6.3.4　中医医院健康宣教服务要求

1. 智慧服务要求

应提供疾病预防知识和中医调理方法,如心血管疾病、呼吸道疾病、消化系统问题的预防与调理方法。应根据用户健康状况提供中医饮食养生的建议,包括食物搭配、营养均衡、草药食疗等方面的知识。应介绍常用中草药的功效、使用方法、禁忌等,注明中草药应用范围与注意事项。

2. 配套系统与设备

应配备在线访问和使用中医健康宣教内容的网站或应用程序,可通过互联网医院、医院公众号/服务号、小程序/App等社交媒体平台提供健康宣教服务窗口。

3. 保障机制

应建立宣传推广机制。利用各种宣传渠道与形式,广泛宣传中医健康宣教的重要性和价值,提高公众对中医知识的认知度和兴趣。应建立评估监测机制。建立中医健康宣教效果评估和监测机制,通过调查问卷、反馈收集等方式收集公众对宣教服务的满意度和反馈意见,持续改进和优化宣教内容和方式。

## 6.4 费用支付服务系统

### 6.4.1 费用支付服务系统概述

医疗支付贯穿医疗全过程,近年来,我国卫生总费用逐年增长,医疗浪费现象应当给予足够重视,探索科学的医疗支付方式是解决问题的关键。按医疗服务项目收付费是我国医院收费和医保支付的主要方式,医疗机构通过"按医疗服务项目收付费"方式可能会诱导患者消费,大处方、滥用高值耗材以及过度检查检验成为医院趋利行为的集中表现形式,导致药品、医用耗材的销售量及检查检验项目应用量的增长,带动了医药费用飞速上涨,医保资金不堪重负,居民群众的医药费用的负担日益加重。

控制费用是我国医疗支付方式改革的重要目标,也是抑制过度医疗消费的有效手段。无论采用哪种支付方式,都应当保证其合理性,同时通过成本核算发挥控制医疗费用的作用。从现实情况来看,控制费用必然会影响一部分医务人员的收入,从而影响其工作积极性,但可通过绩效评价有效评估医疗服务的质量,从而控制费用和提升服务质量,进而建立科学的价格机制。

### 6.4.2 费用支付服务系统的总体需求

1. 医疗保险支付

医保支付是基本医保管理和深化医改的重要环节,是调节医疗服务行为、引导医疗资源配置的重要杠杆。《基本医疗保险支付方式改革的指导意见》中提出,加强医保基金预算管理,全面推行以按病种付费为主的多元复合式医保支付方式。各地选择一定数量的病种实施按病种付费,国家选择部分地区开展按疾病诊断相关分组(DRGs)付费试点,鼓励各地完善按人头、按床日等多种付费方式。全国范围内普遍实施适应不同疾病、不同服务特点的多元复合式医保支付方式,按项目付费占比明显下降。

(1)多元复合式医保支付方式

2017年6月,国务院办公厅发布的55号文《国务院办公厅关于进一步深化基本医疗保险支付方式改革的指导意见》要求进一步加强医保基金预算管理,制定了复合式医保支付方式的总框架,要求推行以按病种付费为主的多元复合式医保支付方式。

针对不同医疗服务特点,推进医保支付方式分类改革。对住院医疗服务,主要按病种、按疾病诊断相关分组付费,长期、慢性病住院医疗服务可按床日付费;对基层医疗服务,可按人头付费,积极探索将按人头付费与慢性病管理相结合;对不宜打包付费的复杂病例和门诊费用,可按项目付费。探索符合中医药服务特点的支付方式,鼓励提供和使用适宜的中医药服务。

(2)按病种付费

原则上对诊疗方案和出入院标准比较明确、诊疗技术比较成熟的疾病实行按病种付费。逐步将日间手术以及符合条件的中西医病种门诊治疗纳入医保基金病种付费范围。在保证疗效的基础上科学合理确定中西医病种付费标准,引导适宜技术使用,节约医疗费用。

（3）按疾病诊断相关分组付费

2018年12月,国家医保局发布了探索建立疾病诊断相关分组体系的通知,此种方式是国际医疗支付方式的主流,也是我国医疗支付方式改革的重点内容。DRGs根据疾病病情严重程度、治疗方法复杂程度和实际资源消耗水平等进行病种分组,允许调整完善各组之间的相对比较关系。以疾病诊断相关分组技术为支撑,进行医疗机构诊疗成本与疗效测量评价,方便不同医疗机构同一病种组间的横向比较,利用评价结果完善医保付费机制,促进医疗机构提升绩效、控制费用。

（4）按人头付费、按床日付费等支付方式

糖尿病、高血压、慢性肾功能衰竭等慢性病可按人头付费,并具有健康管理功能。将签约居民的门诊基金按人头支付给基层医疗卫生机构或家庭医生团队,若患者向医院转诊,则由基层医疗卫生机构或家庭医生团队支付一定的转诊费用。对于精神病、安宁疗护、医疗康复等需要长期住院治疗且日均费用较稳定的疾病,可采取按床日付费的方式,同时对平均住院天数、日均费用以及治疗效果的考核评估。

（5）医保对医疗行为的监管

有条件的地方医保经办机构可以按协议约定向医疗机构预付一部分医保资金,缓解其资金运行压力。方便医保经办机构开展医保智能监控工作,将考核结果与医保基金支付挂钩。中医医疗机构考核指标应包括中医药服务提供比例,将监管重点从医疗费用控制转向医疗费用和医疗质量双控制,实现医保费用结算从部分审核向全面审核转变,从事后纠正向事前提示、事中监督转变,从单纯管制向监督、管理、服务相结合转变。不断完善医保信息系统,确保信息安全。

2. 医疗一卡通

医疗一卡通系统,就是用户用同一张IC卡(或其他标志卡),实现多种不同管理、消费功能,例如挂号、收费、就餐、门禁、消费等,使得用户可以只携带一张卡片就完成多种用途,实现一卡通用。

医疗一卡通根据用户和使用性质的不同,可以分为患者一卡通和员工一卡通两种,考虑到员工同时使用两张卡带来的不便,条件允许的情况下可以将员工一卡通和患者一卡通合二为一,这样可以大大方便员工的使用,也可以避免重复投资和建设。

患者一卡通系统根据不同用户的具体情况,主要用于满足患者、患者亲属以及其他访客的日常需要。卡片的发行对象为所有患者、患者亲属及其他访客,主要功能为身份识别和电子借记卡。卡片可以是非接触式IC卡,也可以是其他类型的标志卡。

（1）患者一卡通的主要业务需求

身份认证:持卡人在医院内活动,出入各种场所,使用各项设施,进行身份认证与信息管理,主要包括:个人基本信息管理,患者身份标志;医疗信息查询管理,功能如查询卡,主要用于自助触摸屏查询等。

个人诊疗预付金账户:可用于建立患者预付金账户(押金账户),在医院门诊、住院就诊时使用,可支持与医疗收费和身份识别相关的所有业务。作为持卡人在院内就诊的电子钱包(或账户)和身份认证载体,持卡人可以通过刷卡确认身份、缴纳挂号费、门诊缴费、住院结算等。

电子借记卡:持卡人在医院内进行非现金交易,与院方形成各种支付关系,通过电子钱包或电子账户进行结算,主要包括:饭堂消费,功能如就餐卡;订餐消费,功能如订餐卡,主要针对行动不方便的患者;停车场付费等。

(2)主要功能

发卡业务:主要对系统中用户卡从发行到回收整个生命流程进行统一管理,它包括预发卡(印刷、分配卡号等预处理)、办卡、充值、挂失、解挂、作废、退卡、补卡等功能。

发卡时可手工录入患者基本信息,也支持二代身份证的扫描,直接获取患者信息。新患者产生新的患者 ID,对于姓名、性别、出生日期等组合条件完全匹配的患者自动提示,如果确认为同一人则不再生成新的患者 ID,避免患者标志的不唯一性。通过一卡通系统将患者在医院的多个身份识别号码(门诊卡号、医保卡号、门诊病历号、住院病历号、身份证号等)绑定在一个唯一的全局系统患者 ID 上。

消费管理:卡的电子钱包(或账户)功能可以取代现金交易,可以实现车辆停放计费、饭堂就餐消费以及其他院内缴费项目的刷卡消费,增加医院资金管理的安全性以及工作流程的方便性。医院内各个消费点的消费数据上传到中心服务器进行统一处理,每个消费终端都可以独立地进行消费扣费操作。

资金管理:主要用于对卡内电子钱包(或账户)进行现金充值,包括个人充值和团体充值,用于院内的消费、缴费等。还可以进行“取款”等特殊操作。资金管理还需提供包括数据更正、数据平衡、数据备份、数据整理、财务结算、自动转账、资料汇总、统计分析、消费查询等功能,并对一卡通系统涉及的所有消费数据进行统一结算和划账。

查询管理:持卡人通过自助触摸屏查询自己的个人信息、缴费记录、用卡记录等情况。如此,既使患者能够方便地查询自己充值、消费的记录,增加信息透明度,又由于患者能够自主获得这些信息,一定程度上也减轻了医务人员的工作负担。

(3)门诊预付费

随着医院信息化越来越普及,运用信息技术可解决患者排队多的难题。门诊预存款服务正是在原有医院信息系统的基础上,通过改变患者的看病流程,解决了患者在看病过程中多次排队的现象,患者到医院在一卡通帐户预存费用,可以免去就诊排队时间长、排队次数多的苦恼。

预存款式一卡通就诊模式全面取消了传统模式下的挂号、划价、交费等与患者诊疗没有密切关系的辅助环节。患者初次来院就诊,到办卡处办理医疗一卡通,并将就诊过程中可能需要支付的款项提前预存到一卡通账户上,在整个就诊过程中发生的费用支出均从该账户扣减,如果患者已经拥有“一卡通”则直接到分诊台分诊。

当系统呼叫到该患者即可进入诊室就诊,医生经初步诊断后开具电子检验检查申请单、治疗申请、电子处方等,患者可以直接到相应的检验检查科室、治疗科室进行刷卡确认身份、扣减费用、进行检查治疗,不需要到收款处交费。经过检查确诊后,根据治疗需要开具电子处方、治疗申请单,患者持卡到相应药房刷卡取药或到治疗部门刷卡治疗,就诊结束后到办卡处结算、打印收据并将就诊余额退还,完成就诊。

3.异地就医直接结算

异地就医直接结算是指办理了备案手续的基本医疗保险参保人员在参保地以外的定点

医疗机构就医并直接结算住院医疗费用的行为。

全国跨省异地就医直接结算以社会保障卡为载体,以"就医地目录、参保地政策""实时传大类,事后传明细"为原则,实现参保人员跨省就医费用直接结算。支持以就医地管理为主的两地机构费用审核和定期拨付,实现地区间定期清算划拨;支持跨省异地就医联网结算业务协同办理,为跨省就医人群提供便捷高效的医疗费用直接结算服务。

全国跨省异地就医直接结算功能:承担各地数据交换功能;承担异地就医费用对账、清算、监控功能;承担参保人异地就医备案信息、基础目录信息、协议定点机构信息、就诊和结算支付信息的存储功能,并进行数据分析应用。

### 4. 移动支付

移动支付方式主要以微信、支付宝为主,我国医院已经普遍采用移动支付方式。患者只需要在自助缴费机器上进行扫码就可以实现快速缴费,还可以关注相关医院的生活号,完成挂号、缴费、查看结果等服务。移动支付方式的推进,不仅节约了患者的等待时间,而且几乎可以完成所有非医疗环节的服务,有效提高了患者的满意度。当然,由于部分患者年龄较大,对移动支付方式并不了解,医院仍须保留部分传统支付方式,以满足不同患者的需求。

移动医疗支付的核心基础能力可体现在以下方面:医保脱卡支付、自费混合支付,新农合异地实时报销,商保支付,信用就医、医疗分期支付。

移动医疗支付的主要功能服务包括:电子社保卡、诊间支付,住院押金支付、消费明细实时查询、社保服务查询、缴费办理、异地实时报销、信用免押金租赁医疗设备、慢病复开方送药上门,院外处方流转。

## 6.4.3 费用支付服务系统总体设计

### 1. 系统设计考虑的主要内容

医院智慧服务信息系统在支付方式上要达到的目标:

(1) 有利于达到控制费用的目的

医院智慧服务信息系统在支付方式上要有利于从根本上遏制医药费用的不合理增长,防止过度医疗现象的蔓延,避免出现过度检查、过度开药等问题的发生。

(2) 有利于提高医院的管理水平

医院智慧服务信息系统须有利于提升医务人员的管理意识,医务人员管理意识的提升,将有利于医院整体服务水平和质量的提升;须有利于医院财务管理水平的提高,有效控制财务成本,降低财务风险。

(3) 为大众医疗带来便利

医院智慧服务信息系统为医疗支付带来便利。在互联网快速发展的背景下,医疗支付方式将向便捷化方式转变,微信、支付宝等移动支付方式逐渐普及,为大众医疗带来了诸多便利。移动支付方式不仅可以为公众节省排队、预约等时间,而且可以有效减少中间环节。

### 2. 费用支付服务系统主要功能模块

系统应为患者提供各类电子化付费服务的功能:

(1) 支持患者使用多种缴费方式,包括自助机、诊间计费等,缴费内容支持门急诊、住院。

（2）缴费信息全院共享，各科室可直接查询，不需纸质凭证进行缴费确认。

（3）医保患者可通过自助机完成结算。

（4）支持患者在窗口使用移动支付方式；支持患者使用自有移动设备查询待缴费用，并使用自有移动设备缴费，包括挂号费、诊疗费、药费、预约检查费用等。

（5）支持电子发票的生成和数据推送。

（6）支持先诊疗后付费模式，如信用支付、医保类线上支付等。

医疗支付系统集成多种支付通道，供外部应用灵活调用，使患者按需选择，并针对不断丰富的支付方式，灵活地新增加载和管理，实现退费及时、准确和安全，实现多支付渠道下统一自动对账、单边账预警等。图6-10显示了不同的支付方式。

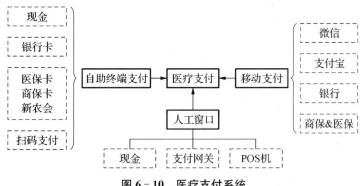

**图6-10　医疗支付系统**

支付入口：人工窗口、自助服务、移动应用等。

支付渠道：自费、医保、商保及其他。

支付方式：现金、POS（银行卡、医保卡、商保卡、新农合）、移动支付（微信、支付宝）及其他。

### 6.4.4　中医医院费用支付服务要求

1. 智慧服务要求

应提供医保卡、医保电子凭证、银行卡、手机（支付宝、微信、银行聚合付）等多种结算方式。宜提供人脸识别支付、NFC手机钱包支付、数字人民币支付与信用支付结算等。应提供详细的费用结算清单。

2. 配套系统与设备

应提供医保卡、身份证读卡器、POS机、扫码设备、医保IOT人脸识别等终端身份识别结算设备。应配备智慧结算管理系统，与医院信息管理系统对接，包含统一结算管理对账平台与结算数据分析平台。费用结算数据分析平台宜具备多维度数据挖掘分析与风险管控能力，对患者费用进行实时监控和预警，避免费用异常和医疗欺诈等事件的发生，同时为医院决策提供精准数据支撑。

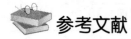

## 习题6

1. 远程医疗为何日益重要?

2. 人工智能在远程医疗中有哪些应用潜力?

3. 远程医疗一般有哪些业务功能?

4. 当前智能导医系统中,主要有哪些智能化模型? 还有哪些模型可用于导医准确度的提升?

5. 健康宣教的重要发展方向之一为定向、精准推送适合的宣教内容,如何准确建立用户画像?

6. 为其提供更好的服务,需要采集哪些用户数据? 在此过程中如何保证其隐私安全?

7. 当前医院系统中医保支付还存在哪些不便之处? 应如何解决?

8. 医院的费用支付系统应该提供哪些支付方式? 它们的内容和区别是什么?

9. 对于每种支付方式,医院应该提供何种支付渠道?

## 参考文献

[1] Samon Daniel, Mike Stephen. Transforming healthcare delivery: the role of AI in telehealth services [EB/OL].[2024-09-02].https://www.researchgate.net/publication/378139274.

[2] 裘加林,田华,郑杰,等.智慧医疗[M].2 版.北京:清华大学出版社,2015.

[3] 中华人民共和国国家卫生和计划生育委员会.远程医疗服务基本数据集:WS 539—2017[S].北京:中华人民共和国国家卫生和计划生育委员会,2017.

[4] 中华人民共和国国家卫生和计划生育委员会.电子病历基本数据集,第 1 部分:病历概要:WS 445.1—2014[S].北京:中华人民共和国国家卫生和计划生育委员会,2014.

[5] 陈元志,陈劲.移动支付产业的商业模式研究[J].企业经济,2012,31(8):99-104.

[6] 周常蓉,朱海嘉.大型医院移动支付平台的构建与应用[J].医学与社会,2016,29(10):46-48.

[7] 《远程医疗服务管理规范(试行)》国卫医发〔2018〕25 号[Z].

[8] 《医院智慧服务分级评估标准体系(试行)》国卫办医函〔2019〕236 号[Z].

# 第7章

# 医院智慧服务安全管理

医院的正常运行严重依赖网络的安全,存储在网络上的数据的价值,以及使用中的应用软件系统提供的价值远远超过了网络本身的成本。因此,医院网络安全的主要目标是保护医疗数据和运营软件。

本章阐述了为识别医院智慧服务信息系统面临的安全威胁,如何开展安全风险评估和改进安全控制;为保证业务连续性,如何开展病毒防护、拒绝服务防护、物理防护、无线局域网防护、设备防护和灾难防护等;面对黑客入侵,如何制定和执行安全政策,开展网络边界、服务器和客户端防护;为防止信息泄密和开展隐私保护,如何正确使用加密技术和用户认证技术等。

## 7.1  安全管理概述

### 7.1.1  安全威胁

信息安全性有三个主要目标:机密性(Confidentiality)、完整性(Integrity)和可用性(Availability),也称为CIA。"机密性"是指保护组织的客户数据和专有数据不被未经授权地披露。"完整性"是指数据未被更改或损毁的保证。"可用性"意味着确保组织的硬件和软件的连续运行,从而确保信息系统的服务不会中断。

机密性、完整性和可用性面临许多潜在威胁。一般来说,安全威胁分为两大类:影响业务连续性威胁和未经授权访问威胁。

确保业务连续性主要是指确保可用性和数据完整性。业务连续性面临以下威胁:① 中断可能是轻微和暂时的。例如,网络交换机可能发生故障或线路可能被切断,导致部分网络停止运行,一些用户可能会受到影响,但其他用户可以继续使用网络。② 中断可能由数据破坏引起,或中断导致数据破坏,例如,病毒可能会破坏文件或者硬盘的"崩溃"可能会导致文件被破坏。③ 自然(或人为)灾害破坏主机或大部分的计算机网络,例如飓风、火灾、洪水、地震、泥石流、龙卷风或恐怖袭击等可以摧毁一个医疗机构的大部分建筑和网络。

防止未经授权的访问,即防止入侵,主要涉及保密性,但也涉及完整性,因为入侵者可能会更改重要数据。入侵通常被视为外部攻击者通过 Internet 访问组织内部的数据文件和资源，然而，几乎一半的入侵事件涉及员工。入侵的影响可能很小，好奇的入侵者可能只是简单地探索系统，不会造成什么损失。严重的入侵者可能是竞争对手，试图获取最新技术或大型合同投标的细节和价格，或者试图窃取客户信用卡号码或信息以进行身份盗窃。更糟糕的是，入侵者可能会更改文件以进行欺诈，或者破坏信息，从而给组织造成重大损失。

### 7.1.2　安全控制

安全控制是减少或消除安全威胁的软件、硬件、规则或程序，安全控制对组织可能发生的任何安全事件进行预防、检测或纠正。

预防控制可以减轻或阻止入侵行为或安全事件的发生。例如，密码可以防止非法进入系统。预防性控制也起到了威慑作用，例如，门口的警卫或安全锁可能阻止非法进入的企图。

检测控制用于揭示或发现安全问题。例如，查找非法网络入口的软件可以检测这些问题，并记录入侵事件，为随后针对入侵的个人或组织采取的行动提供证据或采取纠正措施。

纠正控制可纠正不必要的安全事件，自动或人工验证和检查数据，以纠正错误或修复安全漏洞，使其在将来不再发生，还可以从网络错误或灾难中恢复。例如，当出现数据通信故障时，软件可以自动恢复和重新启动通信线路。

## 7.2　风险评估

任何安全计划的第一步都是风险评估，评估每个资产的风险，了解需要保护的关键资产，再采取措施来防止、检测和纠正由于中断、破坏、灾难和未经授权的访问而导致的安全问题。

有几种常用的风险评估框架，它们提供了分析信息系统和网络的安全风险，并确定风险优先级的策略。风险评估报告应该简单易懂，以便技术和非技术人员都能理解，阅读风险评估报告后，任何人都应该能够看到哪些系统和网络组件受到攻击或滥用的风险较高，哪些风险较低。此外，读者应该能够看到已经实施了哪些控制措施，以及需要实施哪些新的控制。有多种权威的风险评估框架，例如 OCTAVE、COBIT、和 NIST guide，不同框架的流程不同，重点不同，但有以下五个共同步骤：① 制定风险度量标准；② 盘存 IT 资产；③ 识别威胁；④ 记录现有控制措施；⑤ 确定改进措施。

### 7.2.1　确定风险度量标准

风险度量标准是用于评估安全威胁可能影响组织的程度。每个组织都需要制定自己的一套潜在业务影响，但最常考虑的五个影响领域是财务（收入和费用）、生产率（业务运营）、声誉（客户感知）、安全（客户和员工的健康）和法律（罚款和诉讼的可能性）。例如，假设一名黑客闯入，并从服务器窃取了客户信用卡信息，这对组织的一个直接影响是财务，因为一些客户可能会停止付费，至少在短期内是这样。

一旦确定了影响领域，下一步就是对其进行优先排序。并非所有影响领域对所有组织都同等重要。有些领域可能是高优先级，有些是中等优先级，有些是低优先级。例如，对于医院来说,安全可能是最高优先事项,对于餐厅而言,声誉可能是高优先级的。确定影响领域后,再确定高、中、低风险的度量标准,这些都是业务决策,而不是技术决策,因此应由业务领导者做出判断。

表 7-1 是基于网络店铺的风险度量标准示例,只有四个影响领域适用于该公司,因为信息系统和网络安全问题不会损害员工或客户的安全,财务和声誉的影响高度优先,而生产力和法律的影响处于中等,该表还提供了评估每个风险影响程度的指标。例如,如果销售额因安全问题下降 2%,则财务影响很小,如果失去超过 10% 的销售额,则财务影响很高。如果是一家医疗机构,情况就不同了,恶意软件等安全威胁可能会改变患者就医过程,对患者安全造成严重影响,那么应该安全的影响高度优先。

表 7-1 风险度量标准示例

| 影响范围 | 优先级 | 低影响 | 中影响 | 高影响 |
| --- | --- | --- | --- | --- |
| 财务 | 高 | 销售额下降不到 2% | 销售额下降 2%~10% | 销售额下降超过 10% |
| 生产力 | 中 | 年度运营费用增加不到 3% | 年度运营费用增加 3% 至 6% | 年度运营费用增加超过 6% |
| 声誉 | 高 | 客户数量减少不到 2% | 客户数量减少 2%~15% | 客户数量减少 15% 以上 |
| 法律 | 中 | 导致罚款或法律费用低于 10 万元人民币 | 招致 10 万至 50 万元人民币的罚款或法律费用 | 招致超过 50 万元人民币的罚款或法律费用 |

### 7.2.2 评估资产

资产是有价值的东西,可以是硬件、软件、数据或应用程序。关键任务应用程序是一种重要的资产类型,是对组织生存至关重要,不允许出现故障的应用程序,如果它真的出现故障了,网络工作人员会放弃一切来修复它。例如,对于一家没有实体分行的互联网银行来说,其网站是一个关键任务应用程序,如果网站崩溃,银行将无法与其客户开展业务。对大型医疗机构来说,医院信息系统也是关键任务应用程序。

下一个最重要的资产类型是组织的数据。例如,假设有人毁坏了一台服务器,只要买一台新的来更换,问题很快就能解决。假设有人毁掉了医疗机构所有患者的病案数据,这损失将远远超过更换一台服务器的成本,可能会有高昂的诉讼费用,员工查找和重新输入纸质记录的成本也将是巨大的。

一旦确定了所有资产,就需要对其重要性进行评级,首先回答以下问题:如果此信息资产的机密性、完整性或可用性受到损害,会发生什么情况,以便评估该资产的重要性是低、中或高。还需要记录每项资产,简要描述为什么这些资产对组织至关重要,并记录这些资产的所有者或管理者。

### 7.2.3 识别威胁

威胁(Threats)是任何可能对网络系统的使用造成伤害或中断,或给组织造成损失的潜在事件。图 7-1 是根据调查总结的最常见的威胁类型及其发生的可能性。该图显示了每年受那些威胁影响的组织所占的百分比,但未显示威胁是否造成损害;例如,100% 的公司每年都会遇到一种或多种病毒(Virus),但在大多数情况下,防病毒软件可以防止这个问题。

对组织造成威胁的实际可能性取决于业务。例如,互联网银行更可能成为信息盗窃(Theft of Information)的目标,医疗机构则很可能成为拒绝服务攻击(Denial of Service)的目标。

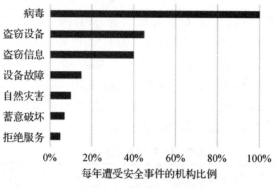

图7-1 主要安全威胁

下一步是创建威胁场景。威胁场景描述资产如何被一个特定威胁所危害。一项资产可能会受到多个威胁的危害,因此每个资产通常会有多个威胁场景。例如:表7-2中,客户数据库可能会因信息盗窃使机密性受损,并破坏数据完整性,或因自然灾害使可用性受损。在准备威胁场景时,命名资产,描述威胁,解释后果(保密性、完整性或可用性的损失),并估计该威胁发生的可能性(高、中或低)。

表7-2以网络店铺的客户数据库的威胁场景为例,医疗机构的患者数据库的威胁场景与此类似。威胁场景的上半部分描述了资产面临的威胁,下半部分描述了为保护资产免受此威胁而实施的现有控制。接下来,使用前面确定的影响领域及其优先级评估威胁的后果,影响领域有声誉、财务、生产力、安全和法律等,通过将每个领域的优先级乘以威胁可能产生的影响来计算影响分数,低级使用1,中级使用2,高级使用3,并将所有结果相加,得出影响分数。

表7-2 盗窃客户信息的威胁场景

| 资产 | 客户数据库 | | |
|---|---|---|---|
| 资产重要性 | 高 | | |
| 威胁 | 信息窃取 | | |
| 描述 | 外部黑客或不满的现任或前任员工未经授权访问客户数据,并将其分发给第三方 | | |
| 可能性 | 中(2) | | |
| 影响对象 | (√)机密性<br>( )完整性<br>( )可用性 | | |
| 影响范围 | 优先级 | 影响 | 得分 |
| 财务 | 高(3) | 中(2) | 6 |
| 生产力 | 中(2) | 高(3) | 6 |
| 声誉 | 高(3) | 高(3) | 9 |

续　表

| 资产 | 客户数据库 | | |
|---|---|---|---|
| 法律 | 中(2) | 中(2) | 4 |
| | | 影响分 | 25 |
| 风险分(可能性×影响分) | 50 | | |
| 现有控制措施的充分性 | 中 | | |
| 风险控制策略 | (　)接受<br>(√)缓解<br>(　)分担<br>(　)推迟 | | |
| 风险缓解控制 | | | |
| 加密 | 数据库是加密的 | | |
| 防火墙 | 在数据库前面的路由器上安装防火墙,以防止未经授权的访问 | | |
| 人事政策 | 所有员工在辞职或离任后24小时内,其登录凭据都将被删除 | | |
| 安全培训 | 员工必须参加年度安全培训,重点是信息披露政策,防范网络钓鱼和社会工程攻击,以确保他们不会向任何人泄露密码 | | |
| 自动屏幕锁 | 如果电脑五分钟未使用,电脑就会锁定,这样,如果员工未注销就离开办公桌,其他人无法未经授权访问员工的电脑 | | |

### 7.2.4　安全控制评估

一旦确定了特定资产、威胁场景及其风险分数,就可以开始制定风险控制策略。一般来说,组织可以接受风险、缓解风险、分担风险或推迟风险。如果一个组织决定接受一个风险,这意味着该组织将不会采取任何行动来解决它,也不会接受所声明的后果。一般来说,这些风险对组织的影响很小。

风险缓解包括实施某种类型的控制,以应对威胁或将影响降至最低。组织可以实施多种类型的控制,例如,使用防病毒软件,使用最先进的防火墙,或为员工提供安全培训。

通过购买保险,组织可以分担风险。例如,可分担发生车祸的风险,虽不大可能会发生车祸,但如果真的发生了,要确保保险公司能够介入并赔偿所有损失。类似地,组织可能会决定购买信息盗窃或自然灾害造成的损坏保险。风险分担和风险缓解可以同时采用。

最后,组织可以推迟风险。这些风险通常不会迫在眉睫,如果发生,也不会对组织产生重大影响。

对于每个威胁场景,都需要指定风险控制策略。如果组织决定缓解或分担风险,则需要列出具体的控制措施。

一旦记录了现有控制措施,就要对其充分性进行全面评估。该评估产生一个与风险相关的值:高充分性,意味着现有控制措施预计将有力地控制威胁情景中的风险;中充分性,意味着可能需要一些改进;低充分性,意味着需要改进以便有效地缓解或分担风险。也可使用更复杂的量表,如字母等级(A、A−、A+、B 等)或 100 分制。

表 7 - 2 和表 7 - 3 中威胁场景的底部显示了策略控制的充分性程度。对于信息盗窃,这

家网络店铺已经实施了一些风险缓解策略:加密、防火墙、人事政策、安全培训和自动屏幕锁定。对于自然灾害(龙卷风、水灾或火灾等),如表7-3所示,可实施数据库备份和灾难恢复计划。

表7-3 龙卷风破坏客户信息的威胁场景

| 资产 | 客户数据库 | | |
|---|---|---|---|
| 资产重要性 | 高 | | |
| 威胁 | 自然灾害(龙卷风) | | |
| 描述 | 数据中心可能会受到龙卷风的袭击,这将摧毁数据库 | | |
| 可能性 | 低(1) | | |
| 影响对象 | ( )机密性<br>( )完整性<br>(√)可用性 | | |
| 影响范围 | 优先级 | 影响 | 得分 |
| 财务 | 高(3) | 低(1) | 3 |
| 生产力 | 中(2) | 高(3) | 6 |
| 声誉 | 高(3) | 低(1) | 3 |
| 法律 | 中(2) | 低(1) | 2 |
| | | 影响分 | 14 |
| 风险分(可能性×影响分) | 14 | | |
| 现有控制措施的充分性 | 中 | | |
| 风险控制策略 | ( )接受<br>(√)缓解<br>( )分担<br>( )推迟 | | |
| 风险缓解控制 | | | |
| 异地备份数据库 | 每晚数据库将被复制到距离主数据中心500公里的第二个安全数据中心 | | |
| 灾难恢复计划 | 灾难恢复计划已经到位,并将每两年测试一次,以确保数据库能够成功恢复,可在24小时内使用备用数据 | | |

## 7.2.5 安全控制的改进

风险评估的最后一步及其最终目标是确定需要哪些改进。大多数组织都面临着众多威胁,以至于无法承受将所有这些威胁降低到最高级别的代价。首先,需要关注最高风险,对风险得分最高的威胁场景进行仔细检查,以确保至少有中等水平的安全控制。此外,最重要资产的安全要求得到充分保护。再考虑可实施的其他控制措施,以便缓解风险和分担风险。如前所述,可以实施许多不同的控制措施,以缓减与业务连续性丧失(如自然灾害)和未经授权访问(如盗窃数据)相关的风险。改善安全控制措施时,要确保支出水平与风险水平相匹配,支出不应超过预估的风险损失。

## 7.3 业务连续性防护

业务连续性意味着即使面临中断、破坏或灾难,组织的数据和应用程序仍将继续维持业务运营。业务连续性计划有两个主要部分:第一,制订控制措施,防止安全事件对组织产生重大影响;第二,制订灾难恢复计划,使组织在发生灾难时能够尽快恢复。下面将讨论影响业务连续性的主要威胁:病毒、盗窃、拒绝服务攻击、设备故障和灾害,以及预防、检测和纠正这些威胁的控制措施。

### 7.3.1 病毒防护

必须特别注意防范计算机病毒。有些是无害的,只会引起讨厌的消息,但另一些是严重的,例如破坏数据。在大多数情况下,数据的中断或破坏只影响本地少数计算机,这种干扰通常相当容易处理,病毒被清除后,网络就继续运行,但有一些病毒会引起广泛感染。

大多数病毒会寄生到其他程序或磁盘上的特殊部分,当这些文件被执行或访问时,病毒就会传播。宏病毒是包含在文档、电子邮件或电子表格文件中的病毒,只要打开受感染的文件,病毒就会传播。一些病毒在传播时会改变其外在特征,从而使检测更加困难。病毒通常通过从互联网下载文件传播,因此不要复制或下载来历不明的文件,或者至少检查下载的每个文件,即使是来自朋友的文件。

蠕虫是一种特殊类型的病毒,在没有人类干预的情况下自行传播,不像许多病毒需要寄生在一个文件上,并需要人复制该文件,而蠕虫会在计算机之间复制和传播自己,当蠕虫将自己安装在计算机上,然后将自己的副本发送到其他计算机时,蠕虫就会广泛传播,有时通过电子邮件,有时通过软件中的安全漏洞,所以要及时更新或修补软件漏洞。

防止病毒传播的最佳方法是安装防病毒软件。研究人员估计,每天大约有 10 种新病毒被开发出来,因此,应将防病毒软件设置为自动更新。

### 7.3.2 拒绝服务防护

在拒绝服务(Denial-of-Service,DoS)攻击中,攻击者试图用大量消息破坏网络,从而使网络无法处理来自普通用户的消息。

最简单的 DoS 攻击是向 Web 服务器、邮件服务器等发送大量消息,服务器尝试响应这些消息,但消息太多而无法响应。可能有人会认为,如果发现一个用户试图堵塞网络,可以过滤来自那个用户的源 IP 的消息,那么此人的消息可以在到达目标 Web 服务器之前过滤掉。但大多数攻击者使用的工具使他们能够在传入消息中设置虚假的源 IP 地址,因此很难识别消息是真实消息还是 DoS 消息。

分布式拒绝服务(Distributed Denial-of-Service,DDoS)攻击的破坏性更大。如图 7-2 所示,通过 DDoS 攻击,攻击者侵入并控制互联网上的许多计算机(几百甚至几万台),并在这些计算机上安装 DDoS 代理(被称为僵尸或机器人)的软件。然后,攻击者使用 DDoS 处理程序(被称为僵尸网络)的软件来控制代理,处理程序向攻击者控制下的计算机发出指令,这些计算机同时开始向目标站点发送消息。通过这种方式,攻击目标被来自许多不同来源的消息淹没,使得识别 DoS 消息变得更加困难,某些 DDos 攻击每秒向目标发送超过一百万个数据包。

有几种方法可以防止 DoS 和 DDoS。首先是配置将网络连接到 Internet 的主路由器(或防火墙),使之可以验证所有传入消息的源地址是否在该连接的有效地址范围内,这称为流量过滤。例如,如果外网传入本网的消息源地址来自网络内部,那么它显然是一个错误的地址。这确保了只有具有有效地址的消息才允许进入网络。

第二种方法是配置主路由器(或防火墙)来限制其允许进入网络的可能是 DoS/DDoS 攻击数据包的数量,而不管其来源如何,这称为流量限制。通过丢弃每秒到达的特定数量的数据包,可以减少攻击的影响。缺点是,在攻击期间,来自常规客户的一些合法数据包将被丢弃。因此,网络将继续运行,但一些客户数据包(例如 Web 请求、电子邮件)将丢失。

第三种也是更复杂的方法,是使用一种特殊用途的安全设备,称为流量异常检测器(Traffic Anomaly Detector),安装在主路由器(或防火墙)前面,以执行流量分析。大多数 DoS/DDoS 攻击的目标是特定的服务器或设备,因此当流量异常检测器识别到特定服务器或设备突发异常高流量时,它会隔离这些传入数据包,但允许访问其他设备的正常流量进入网络,这样对整个网络的影响最小,流量异常检测器将隔离的数据包重新路由到流量异常分析器(Traffic Anomaly Analyzer)。如图 7-3 所示,流量异常分析器检查隔离的通信量,尝试识别有效的源地址和"正常"通信量,允许其进入网络。流量异常检测器还可以通知网络服务提供商(ISP)拥有的路由器(该路由器正在将流量发送到组织的网络),将可疑流量重新路由到流量异常分析器,从而避免堵塞进入组织的主线路。该方法虽不完美,但比其他方法要好得多。

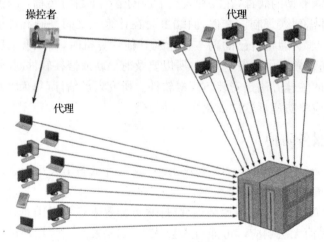

图 7-2　分布式拒绝服务攻击

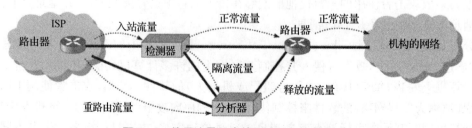

图 7-3　使用流量异常检测降低 DoS 的影响

### 7.3.3　物理防护

一个经常被忽视的安全风险是盗窃。计算机和网络设备是具有良好转售价值的商品。业内人士估计,每年有超过70亿元人民币的电脑被盗损失,许多被盗物品最终出现在互联网拍卖网站上。

物理安全是防盗保护的关键组成部分。大多数组织要求任何人进入其办公室都要经过某种程度的物理安全。例如,大多数办公室都有门禁,要求所有访客都必须经过授权。笔记本电脑是最常见的盗窃目标之一,从员工家中、汽车和酒店房间被盗的笔记本电脑比其他任何设备都多,机场是笔记本电脑盗窃的另一个常见场所,大多数组织都会定期提醒员工在出差时使用笔记本电脑要特别小心。

防止未经授权的用户访问内部局域网的一个重要因素是物理安全:良好的安全性要求实施适当的访问控制,以便只有授权人员才能进入服务器和网络设备所在的封闭区域或访问网络。

适当的安全教育和背景调查,以及控制错误和欺诈的措施也非常重要。在许多情况下,获得访问权的最简单方法是成为一名安保人员,就可在夜间访问网络,入侵者只需将窃听设备或计算机插入组织的网络中即可窃听消息。有三个区域容易受到这种未经授权的访问:无线局域网区域、网络布线区域和网络设备安放区域。

### 7.3.4　无线局域网防护

无线局域网(WLAN)是最容易被窃听的目标,任何在无线接入点(AP)信号范围内行走或驾车的人,即使在机构物理墙之外,都可以使用网络。

查找WLAN非常简单,只要带着电脑或手机在不同的办公楼之间走走或开车,看看是否能接收到WLAN信号。互联网上还有许多专用软件工具帮助查找和进入这些网络,这种无线侦察通常被称为Wardriving。

WEP(Wired Equivalent Privacy)是一种WLAN的安全协议,当使用WEP时,AP要求用户拥有与之通信的密钥,所有发送到AP和从AP发送的数据都经过加密,因此只有拥有密钥的计算机或设备才能理解这些数据。如果计算机没有正确的WEP密钥,将无法理解AP传输的任何消息,并且AP不会接受任何未使用正确密钥加密的数据。WEP密钥是动态生成的,与使用DHCP服务器动态生成IP地址的方式非常相似。当AP首次发现新的客户端计算机时,它要求用户登录,用户提供的用户ID和密码将传输到登录服务器,如果服务器确定它们有效,将生成一个WEP密钥,AP和客户端的计算机将使用该密钥进行通信。一旦客户端注销或离开WLAN,WEP密钥将被丢弃。WEP有许多严重的弱点,目前已不太适用。

WPA(Wi-Fi Protected Access)是一种比WEP较新、较安全的无线安全协议。WPA的工作方式与WEP类似:每个数据帧都使用密钥加密,密钥可以在AP中固定,也可以在用户登录时动态分配。区别在于WPA密钥比WEP密钥长,因此更难破解,更重要的是,传输到客户端的每个数据帧的密钥都会更改。

802.11i(也称为WPA2)是比WPA更新、更安全的WLAN安全协议。用户登录到服务器以获取主密钥,用户的计算机和AP使用此主密钥协商得到将用于会话的新密钥。

802.11i使用高级加密标准(AES),因此更安全。

MAC地址过滤:AP只处理MAC地址列表中的计算机发送的帧,如果MAC地址不在列表中的计算机发送帧,AP将忽略该帧。MAC地址过滤的安全性就像WEP一样弱,只能防新手,不能防专业的小偷,黑客可以使用数据包嗅探器(例如Wireshark)发现有效的MAC地址,然后使用软件将其MAC地址更改为AP可以接受的地址。

不要让WLAN处于不安全状态,否则可能会合法地邀请他人使用它以及你的Internet连接。同样,不要故意进入别人的WLAN并使用他或她的互联网连接,这是不道德地偷用别人的东西。

组织内部的电缆通常是窃听的首选,由于在公共载波操作的高度复用交换电路中识别属于任何一个组织的特定通信电路极其困难,因此分接本地电缆比分接交换信道容易100倍。本地电缆应固定在墙后和天花板上方,限制未经授权人员进入连接所有通信电缆的接线柜,接线室应上锁,其门应配备报警器,主要是控制对连接器电缆和网络设备的物理访问。

交换机和路由器等网络设备应固定在上锁的接线柜中。一台带有嗅探程序的计算机可以插入无人值守的交换机,窃听所有的信息流量,以供以后未经授权分析。安全的交换机要求在添加新计算机之前输入一个特殊的授权码,这使得这种类型的窃听更加困难。

某些类型的电缆会使窃听变得更容易或更困难,从而损害或增加安全性。显然,任何无线网络都有被窃听的极端风险,因为传输区域内的任何人都可以轻松安装设备来监控无线电或红外信号。相反,光纤电缆较难窃听,从而提高了安全性。有些公司提供铠装电缆,如果没有专用工具,几乎无法切割,也有的电缆具有内置报警系统。例如,军方会使用充满气体的加压电缆,如果电缆被切断,气体逸出,压力下降,会发出警报。

### 7.3.5 设备防护

每一台计算机、网络设备、电缆或租用线路都会出现故障,只是时间问题,每个网络管理者都必须为故障做好准备。防止故障影响业务连续性的最佳方法是在网络中构建冗余。对于任何会对业务连续性产生重大影响的网络组件,网络设计者都会提供第二个冗余组件。例如,如果互联网连接对组织很重要,则网络设计者确保至少有两个到互联网的连接,每个连接由不同的公共运营商(ISP)提供,这样,如果一个公共运营商的网络瘫痪,组织仍然可以通过另一个公共运营商的网络访问互联网。当然,这意味着该组织需要两个路由器连接到互联网,因为如果两个互联网连接都通过同一个路由器运行,那么如果这个路由器坏了,第二个互联网连接就没有任何价值。该原则也适用于组织的内部网络设计,如果核心主干网很重要,那么组织必须有两个核心主干网,每个主干网由不同的设备提供服务。冗余可能很昂贵,大多数组织仅在关键任务主干网提供冗余。

冗余也适用于服务器。大多数组织使用服务器场,而不是单个服务器,因此,如果一台服务器出现故障,服务器场中的其他服务器将继续运行,并且影响很小。一些组织使用包含许多冗余组件的容错服务器,如果其中一个组件出现故障,它将继续运行。独立磁盘冗余阵列(RAID)是一种存储技术,顾名思义,它由许多独立的磁盘驱动器组成。将文件写入RAID设备时,它会跨多个独立的冗余磁盘写入。

有几种类型的RAID。RAID 0使用多个磁盘驱动器,因此比传统存储速度更快,因为数据可以在多个磁盘上并行写入或读取,而不是在同一磁盘上顺序写入或读取。RAID 1在至少两个不同的磁盘上写入所有数据的副本,这意味着,如果 RAID 阵列中的一个磁盘出现故障,则不会发生数据丢失,因为数据的第二个副本存储在另一个磁盘上,这有时称为磁盘镜像,因为一个磁盘上的数据被复制(或镜像)到另一个磁盘上。RAID 2 提供错误检查,以确保在读取或写入过程中没有发生错误。RAID 3 提供了比 RAID 2 更好、更快的错误检查过程。RAID 4 提供了比 RAID 3 稍快的读取访问,因为它将数据分配给不同的磁盘驱动器。RAID 5 提供了稍快的读写访问,因为它将错误数据检查分配给不同的磁盘驱动器。RAID 6,即使两个驱动器发生故障也不会丢失数据。

停电是网络故障最常见的原因之一。不间断电源(Uninterruptible Power Supply, UPS)允许连接在其上的设备在断电后还能用其电池供电一段时间。家庭使用的 UPS 价格低廉,通常可以提供长达 15 分钟的电源,足以让您正常结束工作并关闭计算机,大型组织的 UPS 通常配备一小时的电池,并允许关键任务服务器、交换机和路由器运行,直到组织的备用发电机启动。

### 7.3.6　灾难防护

灾难是指破坏组织大部分网络和计算基础设施的事件。灾难通常由自然力(如飓风、洪水、地震、火灾)引起,但也有一些是人为的(如纵火、炸弹、恐怖主义)。

避免灾难可能很困难。例如,如何避免地震?但是,可以采取一些常识性的步骤来避免灾难对网络的全面影响,最根本的还是冗余,将关键数据存储在至少两个完全不同的地方,如果灾难发生在一个地方,您的数据仍然是安全的。其他步骤取决于要避免哪种灾难。例如,为避免洪水的影响,关键网络组件和数据不应位于河流附近或建筑物的地下室;为了减少火灾的影响,应在所有关键数据中心安装灭火系统。

纠正灾难问题的一个关键要素是灾难恢复计划,也有称为业务连续性计划,该计划应制定对一些可能的灾难的不同级别的响应,并应提供所有数据、应用软件、网络组件和物理设施的部分或完全恢复的方法。

灾难恢复计划中最重要的元素是备份和恢复控制,使组织能够在网络的某个部分出现故障时恢复其数据并重新启动其应用软件。最简单的方法是定期备份所有数据和软件,并将这些备份副本存储在场外,即异地备份。

一个好的灾难恢复计划应包括以下内容:

(1)负责灾难恢复操作的决策者的姓名。如果第一位决策者不可用,则应有第二位指定的决策者。

(2)灾难恢复期间的工作人员责任分配。

(3)预先确定的优先事项清单。

(4)替代设施的位置,以及使用备份数据和软件将业务操作切换到这些设施的程序。

(5)数据通信设施、服务器和应用系统的恢复程序。这包括线路和设备的位置信息,与谁联系以获取信息,供应商可能提供的支持,以及每个供应商联系人的姓名和电话号码。

(6)在发生部分损坏或威胁(如火灾等)时应采取的措施。

(7)在网络正常运行之前使用的手动过程。

(8)确保充分更新和测试灾难恢复计划。

(9)将数据、软件和灾难恢复计划本身存储在不会被灾难破坏的安全区域,并且,使用该计划的人必须能够快速进入该区域。

大多数组织每天备份所有关键信息,每周备份不太重要的信息(如电子邮件文件)。越来越多的公司正在使用其广域网连接将数据传输到远程位置。备份数据应始终加密,以确保未经授权的用户无法访问它们。

连续数据保护(Continuous Data Protection,CDP)允许将数据存储在距离原始服务器数公里外的地方,并为所有事务设置时间戳,以便组织能够将数据恢复到任何特定的时间点。CDP 是组织在常规备份之外或替代常规备份的另一种选择,CDP 比传统备份更灵活,也比磁盘镜像更灵活。例如,假设一个病毒在下午 2:45 关闭了一台服务器,网络管理者通过简单地恢复操作,可以将服务器恢复到下午 2:30 的状态,就好像病毒没有攻击一样。

备份和 CDP 可以确保重要数据的安全,但不能保证数据可以使用。灾难恢复计划应包括记录在案并经过测试的恢复方法,应针对不同类型的灾害制定具体目标。例如,如果主数据库服务器被破坏,组织使用备份来恢复软件和数据需要多长时间? 如果主数据中心被完全摧毁,恢复需要多长时间? 这些问题的答案对成本有着截然不同的影响。

许多组织都有灾难恢复计划,但只有少数组织测试它。灾难恢复演习与消防演习非常相似,如果没有定期的灾难恢复演练,测试该计划的唯一时间就是必须使用它的时间。例如,当百慕大全岛停电时,英国开曼保险局的备用发电机自动接管并维持公司运营,然而,却将所有员工锁在门外,迫使他们在海滩上度过一天,因为恢复计划没有经过测试,从而未发现这个问题。

组织通常比个人用户更擅长备份重要数据。你上次在计算机上备份数据是什么时候? 如果你的电脑被盗或被毁,你会怎么办? 对于家庭用户来说,有一种廉价的 CDP 替代品,即在线备份服务,类似网盘,能够将计算机上的数据备份到 Internet 上的服务器上。您可以下载并安装客户端软件,该软件允许选择要备份的文件夹。在第一次备份数据(需要一段时间)后,软件将每隔几个小时运行一次,并自动将所有更改备份到服务器,因此再也不用考虑备份了,如果需要恢复部分或全部数据,可以去他们的网站下载。

大多数大型组织都有两级灾难恢复计划。当建立网络时,会建立足够的冗余,并拥有足够的备用设备,以便从小型灾难中恢复,例如主服务器或部分网络的故障,这是第一级。构建一个有足够能力从重大灾难(如整个数据中心的损失)中快速恢复的网络超出了大多数公司的能力范围,因此,大多数大型组织依赖专业灾难恢复公司为重大灾难提供第二级支持。

许多大公司将灾难恢复工作外包出去,最简单的服务是灾难恢复公司为备份提供安全存储,全方位服务则包括一个完整的网络数据中心,客户在遇到灾难时可以使用该中心,一旦公司宣布发生灾难,灾难恢复公司立即开始使用备份进行恢复操作,并可以在数小时内使公司的整个数据网络在灾难恢复公司的计算机系统上恢复运行。全方位服务并不便宜,但与由于无法访问关键数据和应用系统而每天可能损失数百万元相比,还是值得的。

## 7.4 入侵防护

入侵(Intrusion)是最受关注的问题,没有人希望入侵者闯入自己的网络。入侵者可以分为以下四类:

第一类是偶然的入侵者,他们对计算机安全知识有限,只是在互联网上漫游,试图访问遇到的任何计算机,他们简单的技术相当于尝试门把手,只有那些前门没有上锁的网络才面临这种风险,不幸的是,现在互联网上有各种各样的黑客工具,即使是新手也可以利用这些工具进行复杂的入侵尝试,使用此类工具的新手攻击者被称为脚本小子(Script Kiddies)。

第二类入侵者是安全专家,他们的动机是狩猎的刺激,他们闯入计算机网络是因为喜欢挑战,喜欢向朋友炫耀,或者让网络所有者感到尴尬。这些入侵者通常有强烈的反对数据和软件所有权的理念,大多数人造成的伤害很小,也很少试图从中获利,这类人若造成破坏才被称为黑客。

第三类入侵者是最危险的,他们是专业黑客,出于特定目的闯入公司或政府计算机,如间谍活动、欺诈或故意破坏。

第四类入侵者也非常危险,就是员工,他们可以合法访问网络,访问未经授权的信息,这些信息可能被用于自身利益,或出售商业机密给竞争对手,或欺诈性地更改信息以获取额外收入,许多安全入侵都是由此类入侵者造成的。

预防入侵的关键原则是积极主动,这意味着在入侵之前例行测试您的安全系统。可以采取许多措施防止入侵和未经授权访问,但没有一个网络是绝对安全的,不要将极其敏感的数据保存在网上,需要特殊安全性的数据应存储在与其他网络隔离的计算机中。

### 7.4.1 安全政策

正如灾难恢复计划对于控制中断、破坏和灾难风险至关重要一样,安全政策对于控制入侵风险也至关重要。安全政策应明确规定需要保护的重要资产以及进行保护所需的重要控制措施,它应该有一个专门讨论员工应该做什么和不应该做什么的部分。此外,它还应包含一个明确的计划,用于定期培训员工,特别是缺乏计算机专业知识和安全规则知识的用户,以及一个用于定期测试和改进现有的安全控制的明确计划。

良好的安全策略应包括以下内容:

(1) 负责安全的决策者的姓名;

(2) 安全事件报告系统和快速反应团队,以应对安全违规行为;

(3) 风险评估,即优先考虑哪些资产最重要;

(4) 对网络的所有主要接入点实施有效控制,以防止或阻止外部入侵;

(5) 在网络内实施有效控制,以确保内部用户不能超出其授权的访问权限;

(6) 使用尽可能少的控制,以减少管理时间,并将给用户带来的不便降至最低;

(7) 可接受的使用策略,即向用户解释他们可以做什么和不能做什么;

(8) 监控重要网络组件(如路由器、DNS服务器)变化的程序;

(9) 定期培训用户有关安全政策和安全风险意识的计划;

(10) 定期测试和更新所有安全控制的计划,包括监控大众媒体和供应商关于安全漏洞的报告;

(11) 对安全行为进行年度审计和审查。

### 7.4.2 网络边界安全和防火墙

本节讨论如何阻止网络的外部入侵者,以便他们无法到达内部的服务器。大多数网络有三个基本入侵接入点：Internet、LAN（局域网）和 WLAN（无线局域网）。最近的调查表明，最常见的入侵接入点是互联网连接（Internet），70%的机构经历了来自互联网的攻击，其次是局域网和无线局域网。外部入侵者最有可能使用 Internet 连接，而内部入侵者最有可能使用 LAN 或 WLAN。由于互联网是最常见的入侵源，外网安全的重点通常是互联网连接，尽管物理安全也很重要。

防火墙通常用于保护机构的 Internet 连接。防火墙可以是路由器或专用设备或软件，用于检查进出网络的数据包，并限制外网对机构内网的访问。网络的设计应确保在机构与互联网之间的每个网络连接上都设置防火墙，如图 7-4 所示。除非通过防火墙，否则不允许外网访问内网。有些防火墙能够检测和防止拒绝服务攻击以及未经授权的访问尝试。防火墙的三种常用类型：数据包级防火墙、应用程序级防火墙和 NAT 防火墙。

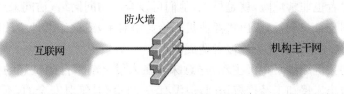

**图 7-4　使用防火墙保护网络**

### 1. 数据包级防火墙

数据包级防火墙（Packet-Level Firewalls）检查通过它的每个数据包的源地址和目标地址，只允许具有可接受的源地址和目标地址的数据包进出机构的网络。通常，仅在传输层检查 TCP 端口 ID，以及在网络层检查 IP 地址。数据包级防火墙是最简单和最不安全的，每个数据包都被单独检查，并不在意以前有哪些数据包，不检查数据包的内容或传输它们的原因。

网络管理者为数据包级防火墙编写一组规则，这组规则被称为访问控制列表（Access Control List，ACL），以便允许哪些数据包可以进入网络，以及拒绝哪些数据包进入。IP 数据包内含源 IP 地址和目标 IP 地址，TCP 段具有目标端口号，该端口号标志数据包要发送到哪个应用层软件。服务器上的大多数应用层软件使用标准 TCP 端口号，例如，Web（HTTP 协议）使用端口 80，而电子邮件（SMTP 协议）使用端口 25。

假设该机构有一个 IP 地址为 128.192.44.44 的公共 Web 服务器和一个地址为 128.192.44.45的电子邮件服务器（见图 7-5）。网络管理员希望确保机构外部的任何人都不能更改 Web 服务器的内容，例如通过使用 telnet 或 FTP 更改。ACL 可以编写为包含允许 Web 服务器从 Internet 接收 HTTP 数据包的规则，但其他类型的数据包将被丢弃。例如，规则会说，如果源地址是任何内容，目标 IP 地址是 128.192.44.44，目标 TCP 端口是 80，则允许数据包进入网络；参见图 7-5 中防火墙上的 ACL。同样，可以在 ACL 中添加一条规则，允许 SMTP 数据包到达电子邮件服务器：如果源地址为任意值，则目标地址为 128.192.44.45，目标 TCP 端口为 25，然后允许数据包通过（参见图 7-5）。ACL 中的最后一行表示拒绝所有其他未被明确允许的数据包的进入，一些防火墙自动配置为拒绝除明确允许的数据包以外的所有数据包，因此不需要此命令。使用此 ACL，如果外部入侵者试图使用 telnet（端口 23）访问 Web 服务器，防火墙将拒绝该数据包的进入，并将其丢弃。

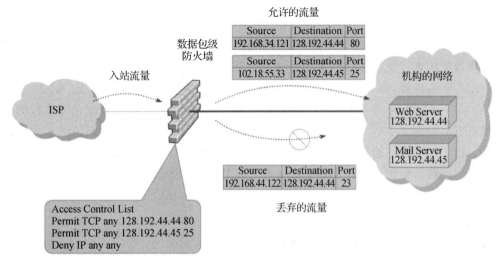

图 7 - 5　数据包级防火墙

### 2. 应用程序级防火墙

大多数黑客都有软件可以更改他们发送的数据包的源 IP 地址,称为 IP 欺骗,因此在安全规则中限制源 IP 地址通常不管用。一些网络管理者通常会在 ACL 中包含一条规则,该规则会拒绝所有来自互联网的、源地址却是机构内部的数据包进入,因为此类数据包肯定是伪造了源地址,显然具有入侵企图。

与数据包级防火墙相比,应用程序级防火墙(Application-Level Firewalls)的安装和管理成本更高,也更复杂,因为它会检查应用程序级数据包的内容并搜索已知的攻击。应用程序级防火墙对它们可以处理的每个应用程序都有规则。例如,大多数应用程序级防火墙可以检查 Web 数据包(HTTP)、电子邮件数据包(SMTP)和其他常见协议。在某些情况下,机构必须编写特殊规则,以允许使用其开发的应用软件。

许多应用程序级防火墙禁止外部用户上载可执行文件,以阻止入侵者(或授权用户)修改内网任何软件,除非他们能够物理访问防火墙。有些公司拒绝除供应商以外的人更改内网软件,利用防火墙主动监控自己内网的软件,并在检测到任何更改时自动禁用外部连接。

### 3. NAT 防火墙

NAT 防火墙(Network Address Translation Firewalls,NAT)是在一组可从 Internet 查看的公共 IP 地址和另一组对机构外部人员隐藏的私有 IP 地址之间进行转换的防火墙。虽然 NAT 的实现有几个原因,比如 IPv4 地址不足,但最常见的原因是 IPv4 地址保护和安全性。如果 Internet 上的外部入侵者看不到机构内部的私有 IP 地址,就无法攻击内部计算机。如今,大多数路由器和防火墙都内置了 NAT,甚至是为家庭使用而设计的廉价路由器。

NAT 防火墙使用地址表将机构内部使用的私有 IP 地址转换为 Internet 上使用的代理 IP 地址。当机构内部的计算机访问 Internet 上的计算机时,防火墙会将传出的 IP 数据包中的源 IP 地址更改为自己的地址,它还将 TCP 段中的源端口号设置为一个唯一的编号,该编号用作其地址表的索引,以查找机构内部网络中实际发送端计算机的 IP 地址。当外部计算机响应请求时,它将消息寻址到防火墙的 IP 地址,防火墙接收到传入的消息,并在确保数据包被允许进入内部后,在传入内部网络之前,将目标 IP 地址更改为内部计算机的专用 IP 地址,并将 TCP 端口号更改为正确的端口号。这样,机构外部的系统就看不到实际的内部 IP 地址,因此他们认为内部网络上只有一台计算机。

大多数机构通过使用私有内部地址来提高安全性。例如,如果机构已被分配 Internet 128.192.55.X 地址域,则 NAT 防火墙将被分配一个地址,如 128.192.55.1。但是,不会在 128.192.55.X 子网中为内部计算机分配地址。相反,内部计算机将被分配未经授权的互联网地址,例如,分配了 10.3.3.55,10.X.X.X 域中的地址不分配给机构,是保留供私人内部网使用的。由于这些内部地址从未在 Internet 上使用,但始终由防火墙转换,因此这对用户不会造成任何问题。即使攻击者发现了实际的内部 IP 地址,他们也不可能从 Internet 访问这些内部地址。

4. 防火墙架构

许多机构同时使用 NAT、数据包级和应用程序级防火墙,如图 7-6 所示。数据包级防火墙用在从互联网进入专门用于提供公共访问的服务器(例如 Web 服务器、公共 DNS 服务器)的网络,该网络也被称为非军事区(DMZ),因为它包含机构的服务器,但不能为它们提供较高的安全性。数据包级防火墙将允许 Web 请求和对 DMZ 内网络服务器的类似访问,但将拒绝从 Internet 对这些服务器的 FTP 访问,因为除内部用户外,任何人都无权修改服务器。机构内部网络的每个主要部分都有自己的 NAT 防火墙,根据该部分机构建立的规则授

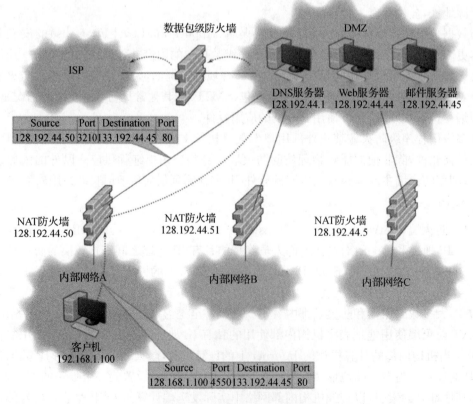

图 7-6　使用防火墙的网络架构

予(或拒绝)访问权限。此图还显示了受 NAT 防火墙保护的一个内部网络的客户端计算机发送的数据包将如何流经该网络。客户机创建的数据包具有客户机的源地址和进程的源端口号,如果是一个发送到 Web 服务器的 HTTP 数据包,则目标端口号是 80。当数据包到达防火墙时,防火墙将 IP 数据包上的源地址更改为其自己的地址,并将源端口号更改为其用于标志客户端计算机地址和端口号的索引,目标地址和端口号不变。然后,防火墙将数据包发送到目的地。当目标 Web 服务器响应此数据包时,它将使用防火墙的地址和端口号进行响应。当防火墙接收到传入的数据包时,它将使用目标端口号来识别内部网络中要使用的 IP 地址和端口号,并更改入站数据包的目标 IP 地址和端口号,再将其发送到内部网络,以便到达内部客户端计算机。

### 7.4.3 服务器和客户端防护

#### 1. 安全漏洞

即使使用物理安全和防火墙,网络上的服务器和客户端计算机也可能因为安全漏洞(Security Holes)而不安全。安全漏洞只是一个允许未经授权访问的 bug。许多常用的操作系统都有潜在入侵者所熟知的安全漏洞。许多安全漏洞已经记录在案,供应商可以提供"补丁"来修复这些漏洞,但网络管理员可能不知道所有漏洞,或者忘记定期用新补丁更新系统。

许多安全漏洞是高度技术性的,例如,发送旨在使内存缓冲区溢出的消息,从而将短命令放入执行某些功能的非常特定的内存区域。另一些则相当简单,例如,攻击者发送一条消息,将服务器的地址列为发送者和目的地,因此服务器会反复向自身发送消息,直到崩溃。

漏洞一旦被发现,就会迅速在互联网上传播,黑客和安全团队都会关注。CERT 是互联网相关安全漏洞的主要信息交换中心,因此 CERT 团队会快速响应新安全问题,在网络上发布警报和建议,并通过电子邮件发送给订阅其服务的用户。软件开发人员通常会快速修复安全漏洞,并生成修补程序来纠正漏洞,然后,此修补程序将与客户共享,以便他们可以下载并修补自己的系统,以防止黑客利用漏洞入侵。通常,将补丁分发到大多数站点需要几个月的时间。在开发补丁之前利用新发现的安全漏洞的攻击称为零日攻击。

其他安全漏洞并不是真正的漏洞,例如供应商预装的用户账户,这些账户及其初始密码都有文档记录,所有潜在攻击者都知道,网络管理员有时会忘记更改这些预装账户的密码,从而使攻击者能够潜入。

#### 2. 安全漏洞的隐患

要利用安全漏洞,黑客必须知道它在哪里,那么黑客是如何发现的呢? 在自动化工具时代,这很简单。

首先,黑客必须找到网络上的服务器,可以使用网络扫描软件探测机构网络上的每个 IP 地址,找到网络上的所有服务器,将潜在目标缩小到几个服务器。

其次,黑客需要了解每台服务器上有哪些可用的服务。可以使用端口扫描软件探测特定服务器上的每个 TCP/IP 端口,这将显示正在使用的端口以及服务器提供的服务。例如,如果服务器响应端口 80,则它是 Web 服务器,而如果它响应端口 25,则它是邮件服务器。

第三,黑客确定服务器软件的制造商和版本号。例如,假设黑客决定以邮件服务器为目标,有多种工具可以探测邮件服务器软件,并根据服务器软件对某些消息的响应方式来确定正在使用的软件的制造商和版本号。

最后,一旦黑客知道服务器正在使用哪个软件包和版本号,就会使用专门设计的工具来利用软件中已知的安全漏洞。例如,一些较旧的邮件服务器软件不要求用户在接收邮件服务器转发的 SMTP 数据包之前进行身份验证(例如不检查用户 ID 和密码),在这种情况下,黑客可以创建具有虚假源地址的 SMTP 数据包,并使用服务器向 Internet 发送垃圾邮件。某一版本的知名电子商务软件,用户只需将 UNIX 管道符号(|)和命令添加到要上载的文件名称中,即可将操作系统命令传递给服务器,当系统打开上载的文件时,它还执行附加到该文件的命令。

3. 操作系统

在操作系统方面,最低安全级别为 C2。大多数主要操作系统(如 Windows)至少是 C2 级,一些广泛使用的系统都在努力满足更高安全级别(如 B2)的要求,很少有系统达到最高安全级别(A1 和 A2)。

关于 Windows 操作系统是否比其他操作系统(如 Linux)更不安全,一直存在争论。每一次针对 Windows 系统的新攻击都会引发争论;Windows 诽谤者重复"我早就告诉过你了",而 Windows 捍卫者则表示,之所以会发生这种情况,主要是因为 Windows 是显而易见的攻击系统,因为它是最常用的操作系统。

Windows 和 Linux 的应用程序功能有一个关键的区别,Linux 及其前身 UNIX 最初是作为多用户操作系统编写的,不同的用户拥有不同的权限,只有一些用户是系统管理员,有权访问和更改操作系统的关键部分,其他用户都被禁止这样做。相比之下,Windows 及其前身 DOS 最初是作为一台个人计算机的操作系统编写的,在这种环境中,用户可以完全控制计算机,并且可以做任何他或她喜欢的事情,这是有好处的,Windows 应用程序可以做许多功能强大的事情,用户无须了解它们,更重要的是,它们在用户看来非常友好且易于使用,一切似乎都是"开箱即用"。但这种友好是有代价的,Windows 进行的任何重大改版都极有可能导致在以前版本的 Windows 下运行的应用程序严重不兼容,恶意应用程序可以很容易地接管计算机,在用户不知情的情况下做任何他们想做的事情。简单地说,需要在易用性和安全性之间权衡,越来越多的安全需求需要更多的检查和限制,这意味着友好性下降和功能更少,很可能系统的易用性和安全性之间存在着固有的、永久的矛盾。

4. 木马

特洛伊木马(Trojan Horses)是获取未经授权访问的重要工具之一。特洛伊木马是远程访问管理控制台,使用户能够从远处访问和管理计算机。如果你看到自由软件可以让你在任何地方控制你的电脑,要小心,该软件还允许攻击者从任何地方控制您的计算机!特洛伊木马通常隐藏在其他软件中,不知情的用户通过互联网下载这些软件,这是其名称的由来。在互联网音乐网站上共享的音乐和视频文件是特洛伊木马的常见载体,当用户下载并播放音乐文件时,音乐文件会正常播放,附带的特洛伊木马软件会自动安装一个小程序,使攻击者能够完全控制用户的计算机,而用户不知道发生了什么坏事。然后,攻击者只需连接到用户的计算机,并具有与用户相同的访问权限和控制权限。许多特洛伊木马即使最好的防病毒软件也很难检测到。

例如,攻击 Windows 服务器的 Back Orience 木马,为攻击者提供与受感染服务器的管理员相同的功能:实施对文件和网络的控制,对设备和注册表的访问,以及重定向数据包和应用程序,这是每个管理员最可怕的噩梦,也是每个攻击者的梦想。

现在,特洛伊木马已经演变为 MoSucker 和 Optix Pro 等工具。这些工具只需单击一个按钮即可禁用防火墙、防病毒软件以及可能在受害者计算机上运行的任何其他防御进程。攻击者可以选择特洛伊木马程序运行的端口、名称以及运行时间,可以收听远程的计算机的麦克风或通过连接的摄像头观看,即使设备似乎已关闭。这些工具不仅功能强大,而且非常容易使用。那么特洛伊木马在不久的将来会有什么影响呢? 我们可以很容易地想象特洛伊木马会将自己安排在凌晨 2 点运行,选择一个随机端口,通过电子邮件告诉攻击者机器开放了某个端口,然后,攻击者可以入侵做任何他们想做的事情,运行脚本擦除大部分轨迹,然后注销并关闭特洛伊木马,一旦工作完成,特洛伊木马甚至可以从存储中清除自身。

### 7.4.4　加密

防止入侵的最佳方法之一是加密,称密码学更恰当。加密是伪装信息的过程,而解密是将信息恢复为可读形式的过程。当以可读形式出现时称为明文;当以加密形式出现时称为密文。

在现代社会,密码无处不在,如果没有密码,我们的财产、隐私,企业的商业秘密,国家的机密文件,军队的情报,都将可能被非法利用,其后果不堪设想。

中国是世界上最早使用密码的国家之一,有文字考证的历史可以追溯到 3 000 年前的周代。据《太公六韬》记载,姜子牙将鱼竿制成不同长短的数节,不同的长度代表不同的含义,用于传递军事机密。

在周代,君王用一种玉石材质的牙璋调动军队,牙璋边缘呈锯齿状,一切为二,一份在君王手里,一份在将领手里,两两相对才能调动军队。由于玉石具有天然的不可复制的纹理,通过这种加密技术,使得兵权牢牢掌握在君王手中。但是,一旦牙璋丢失或被盗也意味着权利的丢失。历史典故"窃符救赵"就是对这一加密技术缺点的最好证明。

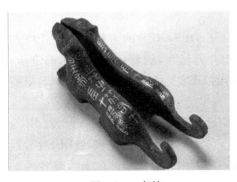

**图 7 - 7　虎符**

在春秋战国时期,还有用青铜制成的虎符,如图 7 - 7 所示,使用方法和牙璋相同,但在虎符上增加了铭文,注明了所属权。

北宋时期的《武经总要》记录了我国最早的军事密码本。在军队发兵前,将战场上经常出现的 40 种战斗情况编成序号,例如:1 请弓、2 请箭、3 请刀、4 请甲、5 请枪旗、6 请锅幕、7 请马、8 请衣赐、9 请粮料、10 请草料……指挥部门与战斗部门约定一首没有重复文字的五言律诗,将其中的每一个字和这 40 种情况一一对应,前线负责战斗的将领会将对应关系烂熟于心,在战斗过程中,只需几个字就能传递大量的信息。这种加密方法,敌人是非常难破译的,五言律诗在这其中起到的是密钥的作用。

在现代,我国自主设计的加密算法有对称加密:SM1、SM4、SM7、ZUC,公钥加密:SM2和 SM9。其中 SM4、ZUC、SM9 加密算法都已成为国际标准。SM3 是我国自主设计的哈希算法,也已成为国际标准。

《中华人民共和国密码法》于 2020 年 1 月 1 日正式实施,其中将密码分为核心密码、普通密码和商用密码三大类,前两者都是用于保密国家重要信息,商用密码用来保护我国公民、法人和其他组织的信息安全。

有两种不同的加密类型:对称加密和非对称加密。对称加密在加密和解密时用相同的密钥,而非对称加密则加密和解密使用不同的密钥。

1. 对称加密

对称加密(Symmetric Encryption),也称为单密钥加密,由算法和密钥两部分组成。两条相同信息使用相同算法但使用不同密钥加密会产生完全不同的密文。使用对称加密,通信双方必须共享一个密钥。如果算法足够好,且密钥保密,则未经授权的人员获取密文对通信方不会造成影响。好的加密系统无须对算法保密,只需要密钥保密。密钥是一个相对较小的数值,密钥越长,加密就越安全,因为长的"密钥空间"保护密钥不受穷举蛮力攻击,穷举蛮力攻击意味着尝试所有可能的密钥,密钥足够长,就有足够多的可能密钥,使穷举蛮力攻击花费的时间过长,超过了消息的保密期限,或者花费的成本超过了消息的价值。

发送者和接收者使用相同的密钥进行加密和解密,因此对称加密可能会导致密钥管理问题。因为密钥必须在发送者和接收者之间非常小心地共享,而每个机构都有很多需要保密通信的伙伴,所以这些密钥必须记录在案,但要保持安全,以免被盗。而算法是公开的,密钥的泄露意味着加密消息的全部泄露,所以管理这套密钥的系统很有挑战性。

一种常用的对称加密技术是数据加密标准(DES),它是由美国政府与 IBM 在 20 世纪 70 年代中期共同开发,由美国国家标准与技术研究所(NIST)标准化。DES 最常见的形式是使用 56 位密钥,当今拥有正确工具的专家可以在不到 24 小时内破解使用 DES 加密的消息,尽管有些公司继续将其用于不太重要的数据,对于需要高安全性的数据,不再建议使用 DES。

三重 DES(3DES)比 DES 难攻破,顾名思义,它使用 DES 三次,通常使用三个不同的密钥来生成加密文本,这会产生更高级别的安全性,因为它总共有 168 位(3 个 56 位)长的密钥。

高级加密标准(AES)是 NIST 的新标准,已经取代了 DES,AES 的密钥为 128、192 和 256 位。NIST 当初估计,用蛮力破解 AES 大约需要 150 万亿年,随着计算机技术的进步,对时间的要求在下降,但 AES 目前似乎是安全的,最初的 DES 持续了 20 年,因此 AES 可能具有类似的寿命。

另一种常用的对称加密算法是 RC4,由 RSA 数据安全公司的 Ron Rivest 开发。RC4 可以使用长达 256 位的密钥,但最常用的是 40 位密钥,它加密和解密的速度比 DES 快,但遭受蛮力攻击的问题相同,它的 40 位密钥现在可以在一两天内被有决心的攻击者破解。

各国政府将加密视为一种武器,美国以管制机枪或炸弹出口的方式管制其出口,禁止向加拿大和欧盟以外的国家出口密钥长度超过 64 位的加密技术,所以拥有自主开发的先进的加密技术是国家安全的保证。

2. 非对称加密

非对称加密(Asymmetric Encryption)也称为公钥加密(Public Key Encryption),最流行的非对称加密是 RSA,由 Rivest、Shamir 和 Adleman 于 1977 年在麻省理工学院发明,他

们于 1982 年创建了 RSA 数据安全公司,该专利于 2000 年到期,因此公钥软件价格下跌, RSA 技术是当今公钥基础设施(PKI)的基础。

公钥加密本质上不同于 DES 等对称单密钥系统,因为公钥加密是不对称的,所以有两个密钥。一个密钥称为公钥,一般用于加密消息;另一个称为私钥,一般用于解密消息,以实现消息的机密性。也可用私钥加密,再用公钥解密,用于认证发送源身份。密钥的长度通常为 512、1 024 或 2 048 位。

公钥系统基于单向函数。即使知道消息的内容和公钥,一旦通过单向函数对其进行加密,如果没有私钥,消息将无法解密。因为单向函数在一个方向上相对容易计算,在相反方向上"不可计算"。除了国家安全机构开发的特殊加密技术,公钥加密是最安全的加密技术之一。

公钥加密大大减少了密钥管理问题。每个用户都有自己的公钥,这些公钥被广泛公开,这就是为什么被称为"公钥"的原因。此外,每个用户都有一个私钥,这个私钥是保密的,用于解密由其对应的公钥加密的消息。当机构 A 想向机构 B 发送加密消息时,无须事先交换密钥,所有公钥都以目录形式发布,机构 A 从公共目录中知道机构 B 的公钥,然后使用机构 B 的公钥对消息进行加密,该加密消息通过网络发送到机构 B,机构 B 使用其私钥解密该消息。密钥管理问题归结为私钥的保护。

### 3. 加密软件

PGP 是一个免费的公钥加密软件包,由 Philip Zimmermann 开发,通常用于加密电子邮件。例如,用户在网页上发布他们的公钥,任何希望向他们发送加密消息的人只需将该密钥从网页上复制并粘贴到 PGP 软件中,PGP 软件即可加密并发送消息。

安全套接字层(Secure Sockets Layer,SSL)是一种在 Web 上广泛使用的加密协议。它在应用层和传输层(OSI 模型称之为表示层)之间运行。SSL 对来自应用层的出站数据包到达传输层之前进行加密,并对来自传输层的入站数据包在到达应用层之前进行解密。使用 SSL 时,客户机和服务器从握手(建立连接)开始,进行 PKI 身份验证,服务器向客户机提供其公钥和首选加密技术,通常为 RC4、DES、3DES 或 AES,然后,客户端为这种加密技术生成一个密钥,该密钥被用服务器的公钥加密后发送到服务器,之后的通信就使用这个密钥进行加密和解密。

IPSec(IP Security Protocol)是另一种广泛使用的加密协议。IPSec 与 SSL 的不同之处在于,SSL 专注于 Web 应用程序,而 IPSec 可用于更广泛的应用层协议。IPSec 位于网络层的 IP 和传输层的 TCP/UDP 之间。IPSec 可以使用多种加密技术,第一步是让发送方和接收方确定要使用的加密技术和密钥,双方都会生成一串随机密钥,并使用 PKI 将其发送给另一方,然后将这两个随机密钥放在一起生成密钥,采用何种加密技术也会在两者之间协商,通常是 3DES。一旦确定了密钥和加密技术,IPSec 就可以开始加密传输数据了。

IPSec 可以在 VPN 的传输模式(IPSec Transport Mode)或隧道模式(IPSec Tunnel Mode)下运行。在 IPSec 传输模式下,IPSec 只加密 IP 数据包的有效负载,保持 IP 数据包头不变,以便可以轻松地通过 Internet 路由。在这种情况下,IPSec 会在 IP 数据包的开头添加一个附加数据包(身份验证头[AH]或封装安全有效负载[ESP]),该 IP 附加数据包为接收方提供加密信息。传输模式是端到端的加密,即发送端到接收端的全程加密。

IPSec 隧道模式加密整个 IP 数据包,因此必须添加一个全新的 IP 数据包,其中包含加密数据包以及 IPSec AH 或 ESP 数据包。在隧道模式下,新添加的 IP 数据包只标志下一目的地的 IPSec 加密代理,而不是最终目的地;一旦 IPSec 数据包到达加密代理,被请求的数据包将被 VPN 解密并在途中发送。在隧道模式下,攻击者只能了解 VPN 隧道的端点,而不能了解数据包的最终来源和目的地。隧道模式是站点到站点的加密,即站点之间传输加密,站点内传输不加密。

## 7.4.5 用户认证

一旦网络边界和网络内部得到保护,下一步就是开发一种方法,确保只有授权用户才能进入网络和访问网络内部的特定资源,这称为用户身份验证。

用户身份验证的基础是网络管理者分配的每个用户的账户配置文件。每个账户的配置文件指定他或她可以访问的数据和网络资源以及访问类型(只读、写入、创建和删除)。用户配置文件可以限制允许的登录天数、时间、物理位置和允许的错误登录尝试次数。如果某个用户登录后在一段时间内没有执行任何网络活动(例如,该用户去吃午饭,忘记退出网络),系统会自动注销该用户。用户每次登录时,都会被检查是否仍被允许访问网络,例如,网络管理者可能禁用了该用户,或者该用户的账户可能已耗尽余额。

创建账户和配置文件很简单。当一名新员工加入一个机构时,该员工将被分配一个用户账户。当有人离开机构时应删除其用户账户,这是一个常见的安全问题,通常情况下,某个员工的离职不会告知网络管理员,而账户仍保留在系统中,如果离职的人员不友好,他或她就有可能试图继续访问数据和资源,并利用这些数据和资源谋取私利,或破坏这些数据和资源。所以,标准人力资源程序应包含通知网络管理员有关离职的信息。

获取账户的访问权可以基于:您知道的(如口令);您拥有的(如钥匙);或您是谁(如指纹)。采用双因素认证方式会更安全,例如口令、手机验证码、生物特征等其中的 2 种。

### 1. 口令

口令(Password)是最早也是最常见的身份验证方法,是你知道的东西,通常也称为密码。口令的安全性很差,一些机构现在要求用户选择符合某些安全要求的口令,例如最小长度限制或必须包含数字、字母和特殊字符等。有些地方使用密码短语,顾名思义,密码短语是由空格分隔的一系列单词组成的。使用复杂的口令和密码短语都被称为最不有效的安全控制之一,因为这会让用户因记不住而感到沮丧,并导致他们在可能被盗的地方记录这些密码,反而会增加密码的泄露风险。另一种方法是使用一次性密码,例如手机验证码。

要破解 Windows 的口令(Password),只需在 WINNT 目录中获取安全账户管理器(SAM)文件的副本,该文件以加密格式存储所有 Windows 密码,如果您有物理访问计算机的权限,这就足够了,如果没有,可以通过网络入侵。然后,只需要使用基于 Windows 的破解工具,通过蛮力破解密码所需的时间可能只需要几分钟。对于 Linux、UNIX 或 Apple 计算机,破解口令需要的时间稍微长一些,所以,口令最好与其他安全方法结合使用,以提高安全性。

### 2. 生物特征识别

在高安全性应用中,用户可以通过指纹、虹膜、脸等证明他或她是谁,生物识别

(Biometrics)系统意味着用户不再需要记住神秘的密码。目前市场上有几种低成本的生物识别系统,最流行的是指纹扫描,一些笔记本电脑配备了内置指纹扫描取代了传统的Windows登录。

### 3. 公钥加密用于身份验证

公钥加密可用于数字签名中的身份验证(Authentication)。当一个用户向另一个用户发送消息时,很难从法律上证明到底是谁发送了消息,例如银行转账、货币和股票交易中的买卖订单,通常需要法律签名。公钥加密算法意味着用其中一个密钥加密的数据只能用另一个密钥解密,通常,我们用公钥加密,用私钥解密,但是,也可以做相反的事情,即用私钥加密,用公钥解密,因为私钥是秘密的,所以只有真正的用户才能使用它来加密消息。因此,数字签名就是用发送方私钥加密的,接收方用发送方的公钥解密即可验证发送人身份。这种方法的唯一问题在于确保使用私钥发送文档的人员或机构实际上就是它声称的人员或机构。

任何人都可以在互联网上发布公钥,因此无法确定他们到底是谁。例如,有人可能创建一个网站并声称自己是"机构 a",而实际上是其他人,这就是互联网公钥基础设施(PKI)重要的原因。PKI 是一套硬件、软件、机构和策略的组合,旨在使公钥加密在 Internet 上工作。PKI 从证书颁发机构(CA)开始,CA 是一个受信任的机构,可以使用身份验证(如 VeriSign)来证明个人或机构的真实性。想要使用 CA 的人必须向 CA 注册,并且必须提供一些身份证明。认证分为几个级别,从简单地确认有效的电子邮件地址,再到完整的警察式的背景调查和面谈。CA 颁发的数字证书是使用 CA 的私钥(作为 CA 身份证明)加密的请求者的公钥。除了身份验证信息之外,该证书还会附加用户的电子邮件地址或服务器域名。接收方通过使用 CA 的公钥对证书进行解密来验证证书,并且还必须联系 CA 以确保用户的证书未被 CA 吊销。

### 4. 统一身份验证

一个长期存在的问题是:用户经常在多台不同的计算机上被分配用户配置文件和密码,每次用户想要访问新服务器时,都必须提供密码,这对用户来说很麻烦,因为要记住每台服务器上的密码,对网络管理员来说更糟糕,有时为了修改一位用户的权限,要重复修改多台服务器。越来越多的机构正在采用统一身份验证(Central Authentication),也称为网络身份验证、单点登录、集中身份验证和目录服务。若使用统一身份验证,用户登录到身份验证服务器,而不是登录到文件服务器或应用程序服务器,此服务器根据其数据库检查用户 ID和密码,如果是授权用户,则颁发证书,也称为凭据。每当用户试图访问需要用户 ID 和密码的受限服务或资源时,用户都会受到质询,其软件会将证书提交给身份验证服务器,如果身份验证服务器验证了证书是正确的,则服务或资源允许用户访问。最常用的身份验证协议是由麻省理工学院开发的 Kerberos。

## 7.5 患者隐私保护

患者隐私保护是医疗活动中至关重要的一环,旨在确保患者的私人信息不被非法获取、泄露或滥用。

在医疗活动中,患者往往需要向医务人员透露大量的个人信息,包括病史、病情、家庭情况等,这些信息一旦泄露,可能会给患者带来极大的困扰和损失。《中华人民共和国民法典》第一千零三十二条和第一千零三十三条明确指出,自然人的隐私权受到法律保护,任何组织或个人不得以刺探、侵扰、泄露、公开等方式侵害他人的隐私权。《中华人民共和国民法典》第一千二百二十六条进一步强调了医疗机构及其医务人员应当对患者的隐私和个人信息保密,泄露患者隐私或个人信息将承担侵权责任。因此,保护患者隐私不仅是医疗机构的法定义务,也是医务人员职业道德的基本要求。

医疗信息系统中可采取的隐私保护措施:

1. 强化技术保障

(1)建立多重防护措施,如防火墙和入侵检测系统等,以防止未经授权的访问。

(2)加密医疗数据,确保数据在传输和存储过程中的安全性。使用包括对称加密算法和非对称加密算法在内的多种加密算法,对数据进行有效保护。

(3)定期更新软件和硬件设备,修补漏洞,提升系统的稳定性和安全性。

2. 加强权限管理

(1)医疗机构应建立严格的权限管理机制,确保只有经过授权的人员才能访问和使用医疗数据。

(2)限制医护人员只能访问与其工作职责相关的数据。

(3)使用身份验证和双因素认证等技术手段,提高访问控制的安全性。

(4)建立详细的数据操作日志,并定期审计,及时发现并处理权限滥用的问题。

3. 增强员工意识和培训

(1)医疗机构应加强员工的安全意识和数据保护培训,使员工了解数据安全的重要性,学习并遵守相关的隐私政策和法律法规。

(2)培训内容应包括隐私意识、数据安全原则、应急响应措施等方面,提高员工对患者隐私保护的重视程度。

4. 加强合规监管

(1)政府和监管机构应加强对医疗数据安全的监管和合规要求,落实相应的法律法规和标准。

(2)定期对医疗机构进行安全检查和评估,确保其安全措施和数据保护措施符合要求。

(3)对于违反隐私政策和泄露患者数据的行为,应依法追究相关责任,并加大处罚力度,起到威慑作用。

医疗信息系统中的患者隐私保护是一个复杂而重要的任务,需要医疗机构、医务人员和监管机构共同努力。通过强化技术保障、加强权限管理、增强员工意识和培训以及加强合规监管等措施,可以最大限度地保护患者的隐私权,维护患者的合法权益。同时,患者也应增强自身的隐私保护意识,妥善保管个人信息,避免隐私泄露的风险。

本章提供了许多关于业务连续性规划和入侵预防的建议。良好的安全性依赖明确的灾难恢复计划和可靠的安全政策。最好的安全投资可能是用户培训,例如,对用户进行数据恢复培训,以及如何避免社会工程攻击等。

医院信息系统的安全环境需要强大的桌面管理,包括使用瘦客户端,中央化的桌面管理,即个人用户不允许更改其计算机上的设置,同时定期对计算机进行重新镜像,以防止特洛伊木马和病毒,并安装最新的安全修补程序,所有外部软件下载都可被禁止。

建议采用连续内容过滤,扫描所有传入网络的数据包(例如:Web、电子邮件),加密服务器上的文件以及服务器与客户端计算机的通信,尽管这些措施会降低传输速度,但有利于信息安全和隐私防护。最后,建议严格执行所有书面安全政策,违反安全政策的员工甚至可以解雇。

 习题7

1. 解释机密性、完整性和可用性。
2. 解释安全控制中的预防、检测和纠正各有什么作用。
3. 简要概述完成风险评估所需的步骤。
4. 风险度量标准一般会考虑哪些影响领域?
5. 请列出医院的关键资产。
6. 区分病毒、蠕虫和木马。
7. 防范分布式拒绝服务攻击有哪些方法?
8. 不同类型的防火墙是如何工作的? NAT 防火墙的作用有哪些?
9. 比较对称加密和不对称加密。
10. 生物识别为什么比口令安全?

 参考文献

[1] Jerry Fitz Gerald,Alan Dennis,Alexandra Durcikova. Business data communications & networking [M].12th ed. Hoboken,New Jersey:Wiley E-Book,2015.

# 第8章

# 医院智慧服务运维管理

医院智慧服务运维管理系统主要介绍了医院智慧服务信息系统运维管理的基本概况，从总体上阐述了医院智慧服务运维管理的目标和主要内容；针对医院智慧服务运维管理制度和规范，介绍了医院的组织管理体系及运维的规章制度和操作流程；着重介绍了医院智慧服务运维管理系统的架构，从监管系统和服务管理系统详细阐述了整个运维管理系统；最后给出了医院智慧服务运维安全管理，概要介绍了安全开发规范、安全管理制度及运维安全审计和运维安全应急预案等。

## 8.1 医院智慧服务运维管理概况

### 8.1.1 医院智慧服务运维管理概述

智慧医院规模庞大，医疗流程复杂，智慧医院在实现"智慧医疗""智慧服务"和"智慧管理"的过程中，需要运维管理部门确保核心医疗系统的安全和稳定运行。医院智慧服务信息系统综合运维管理主要是指医院信息科采用一系列相关专业的科学方法、手段、技术、制度、流程和操作文档等，对各级医院智慧服务信息系统运行环境设施（如硬软件环境、网络环境等）、智慧服务信息业务系统设计和技术运维操作人员素质进行全过程的计算机综合管理。

随着医院信息化水平的不断提高，医院需要维护和管理的应用系统、软硬件平台和设备等不断增加。在这一背景下，对结构复杂的智慧服务信息系统进行有效地监控和管理，已经成为医院信息科亟须解决的关键问题。本章针对医院智慧服务运维管理方面，从组织、管理、技术三部分介绍医院运维管理知识。

### 8.1.2 医院智慧服务运维管理目标

目前医院智慧服务信息系统运维过程中所面临的问题是普遍的，运维管理工作需要解决一系列目前存在的问题，如医院系统运维人员并行处理问题效率较低，系统的运维技术管理大多混乱、分离、被动。为建设一个提高医院服务效率、改善就医环境、综合经济效益与社会效益最大化的医院智慧服务信息系统，需要制定更加标准化的、稳定有序的、可追踪溯源的流程管理。

医院智慧服务运维管理的核心是打造一套稳定、可靠的医院信息化智慧运维方案,对基础运维、流程、资产管理面面俱到,能够提供大中型医院运维经验库,共享行业经验,具备更加高效的巡检及更加快捷的报告,告警更加准确,做到主备线路自动检测、备用线路故障也同样报警等一系列功能。

因此,医院智慧服务运维管理的目标是通过设置合理的医院组织管理体系、管理制度和规范,运用大数据分析技术、人工智能技术等服务手段集医院所有医疗 IT 设备、机房、医疗物联网设备于一个统一平台中对其进行统一监测、展示及警告,数字化运维的支持帮助医院从全局视角反映医院智慧化、信息化整体运行态势,更加及时而精准地定位故障,高效做出根源诊断,全面提升智慧医院运维管理服务能力。

### 8.1.3　医院智慧服务运维管理主要内容

医院智慧服务运维系统主要对医院信息化 IT 资源运行状况进行全面监控,包括对网络交换机、服务器、虚拟化、医疗软件数据库的实时监控,及时发现异常并告警,把问题控制在起初阶段;发现故障并能够实时定位,如网络交换机故障、端口损坏、环路、医疗软件数据库异常等都能实时定位并报警;在网络环境复杂、网络设备较多、软件系统繁多的情况下能大幅缩短维护人员的故障排查时间;实时监测能让运维人员及时发现每一个小问题,尽可能地将每一个可能燃起燎原之势的小问题扼杀在摇篮中,最大限度预防重灾问题的发生。

## 8.2　医院智慧服务运维管理制度和规范

### 8.2.1　运维组织管理体系

1. 医院智慧服务信息化工作领导小组

良好规范的医院智慧服务信息化管理的组织体系是智慧医院信息系统基础设施稳定运行的前提和保障。坚持智慧医院院长办公室"一把手"负责制管理的运作原则,成立信息管理工作专门领导小组,组建一个与国家智慧数字医院健康服务及信息系统功能相匹配的高素质管理干部团队,一般来说分别由副院长、主管财务副执行院长、信息中心行政主任助理以及机关人事、医务、护理、科研、教育、财务、器材采购(设备)部等科室相关各职能部门负责的主要正职组成。

2. 医院智慧服务信息中心

医院的智慧服务信息中心的职责是落地实施医院智慧服务信息化建设过程中的战略规划及方案,应专门设置信息中心、信息科(处)等信息管理和技术部门,以应对实施过程中的任务分解。

医院智慧服务信息中心的主要职责是:

(1) 编制并落实医院信息化建设的五年规划;

(2) 编制并实施信息化建设的年度计划;

(3) 编制并执行医院信息化建设的年度资金预算;

（4）协助相关部门优化流程，提高医疗服务质量、减少医疗差错；

（5）制定并实施医院信息管理的规章制度；

（6）制定并实施各种操作规程；

（7）建设、管理及维护医院信息资源；

（8）采集、整理、归集、分析医院信息资源；

（9）组织相关技术培训，提供技术咨询；

（10）负责医院信息系统突发事件应对的管理和协调工作。

3. 医院智慧服务信息中心岗位职责

（1）数据库管理岗

① 负责对服务器（磁盘阵列）的硬件设置的安全管理，定期进行观察、监测硬件设备安全运行状况。设备若出现性能异常必须及时予以处理，并立即向上级主管技术人员汇报此情况。

② 负责服务器及系统软件的安全管理。严格依法执行对参数进行设置修改和性能调整申请的有关审批备案手续，按规程要求对本系统参数自动进行重新设置修改和调整，并认真按国家有关规定妥善登记好参数重新设置修改和调整记录。

③ 负责数据库的日常管理，包括数据备份、恢复、优化和维护工作，确保数据库的稳定性和数据的安全性。同时，负责监控数据库的性能，及时发现并解决可能的性能瓶颈问题。

④ 负责对服务器、数据库安全工作的运行管理。负责用户对服务器设备中的所有用户名、开机键盘口令、应用键盘口令等和所有数据库口令等的日常管理设置和管理使用。严格控制服务器设备进行数据存取及文件加密，未经授权严禁采用外来的软件来对服务器软件进行修改安装调试等，不准任何人将任何机器设备软件和服务器数据文件带出机房。

⑤ 负责数据文件的安全备份处理工作，按业务要求对数据文档进行日实时备份、月定时备份工作和半年定时备份。严格按业务操作规程定期进行系统数据备份工作，确保所有备份数据的完整和准确性，做好备份数据的各项审核把关工作，并按规定做好各项相应记录。

⑥ 负责数据的导出、导入等工作。要尽量确保所导出、导入的数据来源的资料完整及时和资料准确，并做好所有导出、导入数据资料的数据审核确认工作和相应数据记录处理工作。

⑦ 负责人员填写的"服务器维护月报表"登记表，要全面及时、真实、完整正确地反映本系统目前的基本运行状况、配置设备变更项目和重要资产项目变更登记情况。

⑧ 负责并按照有关合同规定，监督本系统维护人员依法对本系统数据库进行维护。

⑨ 负责按期对系统情况进行分析，并按月提交分析报告。

（2）网络管理岗

① 协助部门主管领导制订网络体系建设工作规划；

② 负责各项网络工程的实施；

③ 负责及时协调与解决好各联网使用单位网络日常使用运行中发现的安全问题；

④ 负责网络中心资产财务的具体管理指导工作；

⑤ 监督检查机房网络设备管理及软件管理系统的安全正常运行；

⑥ 拓展网络业务范围，发挥网络的作用；

⑦ 负责网络文档管理。

（3）应用系统管理岗

① 记录用户日常使用操作中所出现过的各种问题；

② 负责应用系统上出现的故障点的故障排查维护；

③ 用户提出的程序新功能的确认；

④ 根据实际应用或系统的使用反馈情况，提出相关修改或意见；

⑤ 负责新程序的测试；

⑥ 负责进行风险状况分析、问题诊断分析，根据风险分析和结果研究制定应用系统优化应用方案；

⑦ 对数据结果进行跟踪分析，为合作医院客户提供跟踪分析数据报告；

⑧ 利用原始数据，根据系统需求编写专门应用程序；

⑨ 负责软件版本管理；

⑩ 负责软件文档管理。

（4）系统管理岗

① 负责服务器操作系统的基本功能安装设置和维护调试任务；

② 负责服务器硬件安装和相关系统软件产品的日常应用的维护；

③ 负责存储设备硬件部分的日常操作维护管理；

④ 负责服务器、存储设备等硬件监测设备项目方案的设计确定；

⑤ 参与新租购服务器需要的服务器存储等设备的选型；

⑥ 负责服务器和存储等设备间的文档管理。

（5）信息安全管理岗

① 负责智慧医院服务信息系统的日常安全运行及维护；

② 负责病毒库定期升级；

③ 负责 HIS 安全检测；

④ 定期分析信息安全风险；

⑤ 提出安全解决方案；

⑥ 负责安全文档管理。

（6）现场技术支持岗

① 接到维修申请后及时到达现场，接到客户维修的申请回执后应及时反馈并到达服务现场；

② 尽量做到在开机最短的时间点内自动恢复设备功能和恢复软件功能正常进行工作；

③ 负责医院科室设备、软件的现场维修；

④ 指导用户正确使用设备和软件；

⑤ 负责设备文档管理。

### 8.2.2　运维规章制度分类

医院智慧服务运维管理规章制度应包括如下内容：

（1）信息安全管理的规章制度；

（2）数据备份的规章制度；

（3）机房管理的规章制度；

（4）网络管理的规章制度；

（5）设备管理的规章制度；

（6）用户管理的规章制度；

（7）值班制度；

（8）应急预案；

（9）培训制度。

信息安全属于医院保密范畴，医院对此应该设置信息安全规章制度，要求职工的信息系统活动应遵循相应的安全制度，以此加强医院信息系统安全管理。

### 8.2.3　运行管理制度

（1）医院管理系统要积极建立覆盖全院和统一规范的医院用户请求管理服务协调机制。

① 信息中心内应至少各设置各一部服务受理电话，用于办理用户服务请求服务，并另设专门岗位具体负责用户服务申请受理（以下简称"接听员"）；

② 接听员应迅速及时而准确地回应有关用户服务请求处理或迅速移交其他相应人员岗位协助处理；

③ 接听员还应对接听用户发来的各种服务和请求及时进行记录，记录内容至少应该包括时间，用户姓名的详细记录和联系方式（如姓名、科室、所在位置、联系电话等），事件特征描述、发生的时间、性质说明等。

（2）接听员和各相应接听岗位人员也应能够快速做出响应并妥善解决有关用户服务请求，尽可能降低事件对业务风险影响。

（3）对移交给相应岗位处理的请求实行工作单制度。工作单至少应包含用户详细联系方式、开单时间、事件发生时间、事件描述、处理措施、处理结果、完成时间等。事件处理完毕，经办人应将工作单交由用户确认。工作单应由专人负责收集、保管，定期统计分析，并制定改进措施。

（4）所有的用户请求都至少应有三种明确的解决结果，如彻底得到解决、暂时没有解决、无法解决、消失等。

（5）对能够暂时自行解决问题的突发性事件还应力求尽快从中找出其问题根源，制定出一个最终有效解决方案，并适时采取一切相应有效措施，防止上述类似问题事件的再次发生。

（6）对信息系统出现的重大事件要建立上报制度。明确事故上报审批流程，并分别根据同一事件后果的危害严重程度、影响后果范围分别明确审批上报程序的相应级别和完成时限。

（7）信息中心应将常见各类信息安全问题的解决措施总结成册或公布于内部网站，供有需求的用户参考，以降低各种不必要的用户请求、提高信息系统工作效率。

（8）医院信息服务中心的具体管理对象至少包括：用户身份、密码；用户端计算机、系统软件、应用开发软件等；服务器硬件、软件及配置；网络系统、网络设备及配置；机房及设备间设施；布线系统和配置；各类技术说明书。

（9）信息中心应就所管理的对象建立相应的类型的信息对象文档，并能确保对象文档信息内容的客观准确性及完整性。对象文档至少应包括但不限于以下：

① 管理对象的标志、位置、拥有者/责任人和购置/保修信息等；

② 管理对象的技术文档，如系统配置清单、配置参数和系统安装、配置手册、图纸以及与之相关的管理对象列表和关系等；

③ 管理对象的操作手册/用户指南。

（10）专人专设，设立技术档案室和专业人员管理对象文档。

（11）医院应对医院信息系统变更情况进行信息化统一动态管理，要严格建立相关变更业务操作管理流程管理制度和相应管理岗位责任制度等并做到严格落实。管理范围应该至少包括所有软件、硬件、网络设备图示和文档等内容的变更。

（12）变更前必须对潜在的风险、影响及需要的资源做周密调研，制订出实施计划、测试计划、回退计划、日程安排、任务分配等。较大的变更必须预先进行测试并完成测试报告。变更的前提是能够对潜在的风险、影响及资源需求做充分调研，围绕实施计划、测试计划、回退计划日程安排和任务分配做出详细实施方案，较大的变更须提前进行测试并提交测试报告结果。

### 8.2.4　运维操作规程

（1）医院制定了规范易操作且严格执行的管理规程，统一管理信息系统的核心硬件设备、软件系统及医院相关工作环境设施的操作管理，包括对服务器、网络设备和存储设备等的统一管理及操作规程，对数据库的操作规程，基础数据的维护规程，系统软件的安装规程，用户端设备环境和应用软件的安装规程，机房或设备间的空调、UPS 等设施的操作规程以及常见故障的处理规程。

（2）操作规程必须文档化。文档至少包括操作人员的资质要求、操作目的、操作内容、操作步骤、正常反应及异常反应、出现异常反应时的处理及允许处理的时间和环境要求等。

（3）所有操作过程必须文档化。文档至少包括操作对象的技术文档，如系统配置参数和系统配置手册等；对运行系统的操作，必须准确记录操作的对象、内容、结果、时间和操作人姓名。

（4）对窗口业务所涉及的网络设备访问服务器、软件系统进行操作变更安排在业务高峰时间段以外。

## 8.3　医院智慧服务运维管理系统

### 8.3.1　运维管理体系架构

医院智慧服务运维管理系统主要分为监控管理系统和服务管理系统，医院智慧服务运维系统业务流程图如图 8-1 所示。

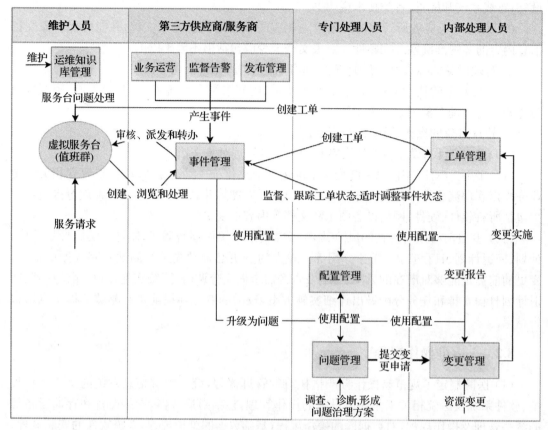

图 8‑1　运维服务工作流程图

### 8.3.2　监控管理系统

监控管理系统由网络设备、网络流量、主机系统、数据库、中间件、存储、备份、业务系统、安全管理等 IT 基础设施中的各类运行故障、性能和配置信息的监控和管理等组成,主要功能包括网络设备管理、服务器管理、数据库及应用管理、业务系统管理和机房监控管理。

1. 网络设备管理

网络设备管理主要通过对各类路由器、交换机、防火墙系统等基础网络设备性能进行远程监控检测和智能管理,从网络的连通性、网络的性能、网络的监控管理三个维度实现对网络系统的运维管理。主要功能包括:网络拓扑管理功能、网络性能管理功能、网络配置管理功能和网络故障管理功能。一旦监控对象出现故障,即可通过颜色变化和预先设置好的告警规则通过更加有效便捷的通信方式通知信息科维护人员。

(1) 设备基础性能监测:CPU、内存使用情况监测;

(2) 设备日志查看;

(3) 设备 snmp 状态;

(4) 测试 ping、tracert 等工具连通性;

(5) 网络安全策略应用是否正常;

（6）Internet 带宽与流量的动态实时分析监测；

（7）网络拓扑链路状态监测；

（8）异常网络数据包流量；

（9）Dos、DDos 入侵等各种网络攻击情况分析监测；

（10）Internet 线路的误码率、丢包率监测。

2. 服务器管理

利用服务器管理系统可以对服务器的运行状况进行监控，使维护人员及时了解服务器的重要资源和参数运行状况，出现故障时迅速报警，并可自动采取措施排除故障，保证关键服务器的可用性和可靠性。

（1）日常检测

① 查看服务器 CPU、内存占用率。

② 服务进程是否正常。

③ 查看使用用户，是否有异常用户登录。如有异常用户登录，查看该用户下的文件，是否有木马、病毒或有威胁的文件，进行删除和维护。

④ 查看服务器系统是否需要打新的补丁，如须升级，则进行升级。

⑤ 在服务器和本机上同时对网页的打开速度进行测试，登录到系统上查看系统页面中程序运行是否正常。

（2）周检测

① 在管理工具中查看事件查看器中的应用、安全、系统、日志中的工作状态，是否有异常情况，如有进行清除和修复，每星期进行一次清除工作对服务器的网站程序文件进行备份；

② 数据库备份原则上采用数据库完全备份加日志备份策略。

3. 数据库及应用管理

数据库的运维包括主动数据库性能管理。数据库的主动性能管理对整个医院信息系统运维非常重要，通过主动式性能管理可以了解数据库的日常运行状态，可以实现对数据库的性能和故障的管理，通过网络管理系统实现告警通知功能，比如数据库内存、IO 性能、锁、表空间、日志、数据扩展情况、表访问频率等主要运行参数的监控，SQL 语句的跟踪，数据库性能的分析等，从而保障应用系统正常运作，确保临床业务系统稳定可靠。

4. 业务系统管理

能够根据业务关系组织业务拓扑图，在 IT 组件发生故障时，可以立即分析由于 IT 组件的故障对整个业务系统的影响，快速定位到服务故障的核心根源，提高系统维护人员的工作效率，减少服务停顿时间，提高临床业务部门对信息科的满意度。

结合业务拓扑，通过同步时间轴分析技术，展现 IT 资源间的关联性，明确业务等级。

5. 机房监控管理

机房巡检包括对电源设备、网络设备、传输设备、显示设备、存储设备、控制设备、设备链路、其他设备、环境卫生等检查和保养。实时监控机房环境的状态和故障，监测机房环境的各项指标，遇到机房停电、电源故障、环境温度过高、非法闯入、网络故障和服务器故障等紧急意外情况,能够及时记录和自动快速报警。

### 8.3.3 服务管理系统

实现 IT 服务管理流程相关的支持功能,包括事件、问题、变更、配置管理和知识库管理等,主要功能如下。

1. 服务台管理

服务台是医院信息部门与各临床业务部门之间的服务平台,支持运维服务的核心功能,起着纽带的作用,所有管理流程都要通过服务台为用户提供单点联系,解答相关问题和需求。信息科可以利用它处理很多临床业务部门用户的询问和请求,并及时向其传递有关请求服务处理情况:系统使用部门用户在碰到任何问题时,只需联系服务台,然后再由服务台协调信息科做下一步的工作,从而实现单点联系,对事件处理的生命周期进行监控,提高事件的处理效率和临床科室的满意度。

服务台是一项服务管理职能,与服务管理流程不同,服务台没有严格有序的日常运作流程,而只是针对具体的服务请求进行一系列的日常运作活动,包括事件受理、事件判断、事件的初步解决、启动事件流程并跟踪几个步骤。

(1)服务请求的受理和记录

服务台作为对外的单一联系点,负责接收所有来自用户提交的各种服务请求和运维管理人员发现的各种事件,包括故障维修、业务申请、咨询、投诉、建议以及其他请求,并记录相关信息;同时服务台人员还通过各种监控管理系统以及技术人员的日常巡检来获取相关服务请求或事件。

(2)事件判断

接收到工单后,服务台人员将首先对该事件进行判断,判断事件的种类、优先级等,对于重大事件第一时间报告领导。

(3)事件分类

对事件进行具体的分类,在分派工单时,将按照定义好的类别进行分派和处理。

(4)服务请求的一线解决

对于非重大事件,服务台人员将首先对该事件进行解决,对于成功处理的事件在确认确实解决后进行回访并直接关闭,对于服务台人员无法解决的事件按照事件类型提交到事件经理即职能科长处进行审批。

(5)启动事件等管理流程

对于服务台人员不能解决的事件启动事件流程,按照事件分派原则分派到相应的二线支持人员/组解决具体的事件,启动事件管理流程。

(6)跟踪事件处理过程并及时反馈用户

对于分派出去的任务,服务台人员应及时跟踪具体事件的处理,并及时、主动地将事件处理状态反馈给需要的用户,当事件解决完成后,应回访用户并确认事件得到解决关闭工单。

2. 事件管理

事件是对事务状态的客观描述,有效的事件管理计划和战略是一个跨场景、端到端的处理流程,能够降低或消除由风险带来的影响,提升团队的响应速度,并优化产出结果。事件管理流程的目的主要目标是尽快恢复服务提供并减少其对业务的不利影响,尽可能保证最好的服务质量和可用性等级,事件管理流程通常涉及事件的侦测和记录、事件的分类和支持、事件的调查和诊断、事件的解决和恢复以及事件的关闭。事件管理流程是个被动的处理流程,受事件触发和驱动,负责快速恢复服务,以解决事件表征现象,重点不在于找到事件的根本原因。医院 IT 运维管理系统事件管理流程的目的是在成本允许的范围内尽快恢复服务。事件管理范围包括 IT 生产环境中的应用系统及相关的所有 IT 基础设施所产生的故障、服务请求及申诉。

事件管理包括以下三个方面能力:

(1) 集成化。收集和获取更加全面的事件数据,是更加精准地进行风险评估和商机挖掘的前提。与企业数字化生态广泛地建立连接,实现实时的事件接收和消息推送,确保事件在系统和人员间进行快速地流转。

(2) 智能化。结合丰富的上下文数据,主动对风险和机会进行分类、筛选、检测,并将该信息与资产、人员相关联,在损失真正造成前预判,帮助团队成员准确地掌握业务状态和威胁,避免误漏,更好地进行决策。

(3) 流程化。无须大量人工参与,自动化处理流程帮助团队在风险和机会尚未确认前自主开展工作。在问题处理过程中,事件按照既定的分派策略和通知方式在团队成员中自动进行流转,进一步提升应对效率,确保行动的有效性。

### 3. 问题管理

尽量减少服务基础架构、人为错误和外部事件等缺陷或过失对临床业务部门造成影响,并防止它们重复发生的过程。

问题管理流程的主要目标是预防问题和事故的再次发生,并将未能解决的事件的影响降低到最小。问题管理流程包括诊断事件根本原因和确定问题解决方案所需要的活动,通过合适的控制过程,尤其是变更管理和发布管理,负责确保解决方案的实施。问题管理还将维护有关问题、应急方案和解决方案的信息。

问题管理是针对已处理事件的遗留问题或处理事件的方案只是治标不治本的不能彻底解决问题而考虑的模块。根据事件及处理方案,问题处理人经过调查、诊断并提出最终解决办法。

(1) 新建问题。不论何种问题性质或来源,首先进行问题的建立、信息录入和保存,并提交下一步处理。

(2) 问题的确认与分类。对于提交的问题申请,由问题小组进行确认和分类,并判断是否为已知问题,若为已知问题则在知识库中查询是否有解决方案,若无则分派问题进行处理。

(3) 解决方案的提供。问题处理岗位工程师对问题进行根源性分析,确定其原因,进而提出相应的解决方案或措施,并向知识库提交相应的解决方案。

(4) 评估与审批。对提交的解决方案进行评估,确认其是否可行。

(5) 执行与变更。根据问题的来源和性质判断该问题是需要执行还是仅作分析即可,并进入相应的节点;对于问题的解决,是否涉及变更,若涉及变更则进入变更流程,对变更进行控制。

（6）执行解决方案并记录过程。对于需要解决处理的问题，由问题处理岗位工程师按照解决方案进行处理，同时记录问题解决过程。

（7）问题反馈。对于需要解决处理的问题，由问题处理岗位工程师按照解决方案进行处理，同时记录问题解决过程。

（8）检查执行结果。问题解决后，由问题处理岗位工程师对问题处理结果进行检查和确认，确认是否确实解决问题，若未解决则重新申请问题。

### 4. 变更管理

变更管理是对变更进行控制的流程，实现所有基础设施和应用系统的变更。它对变更请求进行记录、跟踪与管理，记录并对所有要求的变更进行分类、评估变更请求的风险、影响和业务收益，消除或减少变更对业务环境和系统的影响和风险，保证变更的平稳运行，其目的是保证变更在受控方式下正确评估、批准和实施，对服务最小的干扰实现有益的变更。

变更管理是对重大资源的新增、变更、升级等运维活动进行审核的功能，以免这些活动对现有资源的可用性造成没有必要的影响和破坏；同时，还要实现在工单中产生的变化进行后审计的功能。

变更管理的流程报告包括：变更发起；评估、审批变更；判断是否为简单变更；检查、测试和计划；实施变更；变更回顾。

### 5. 配置管理

配置管理流程是 IT 基础架构组成部分的文档化描述（如状态，关系等），并包括配置元素相关的文档资料。负责核实基础设施和应用系统中实施的变更以及配置项之间的关系是否已经被正确记录下来；确保配置管理数据库能够准确反映现存配置项的实际版本状态。

配置管理是网络系统基础架构控制中心，也是医院信息系统稳定运行的保障。建立统一完整的配置管理流程及管理范围，使配置管理流程成为医院信息部门的唯一进行配置管理的功能流程。

配置管理制定、跟踪和汇报相关信息，确保其他流程的更有效运行，特别是变更管理、事件管理和问题管理等流程。

配置管理的流程包括：

（1）规划。确定配置管理的战略和目标，分析现有的信息，确定所需的工具和资源，协调与其他过程、相关方的接口等。

（2）控制。确认只有经过授权的配置项及其更新纳入配置管理数据库（CMDB）。确保对配置项的增加、变更、替换或移除只有在获得必要的文档（RFC）和审批的前提下才能进行。

（3）验证和审核。通过对 IT 基础设施进行审计来检验配置管理数据库，以确认已记录配置项的存在性和验证记录的准确性。

### 6. 库存管理

库存管理实现对设备的入库和出库的管理。

### 7. 值班管理

值班管理实现统一的电子化值班管理，规范信息科人员值班管理制度。

8. 任务计划

任务计划是具有多样化的任务类型选择,系统巡检、提供灵活的提醒机制、记录任务计划的执行情况、辅助变更管理和发布管理中的任务规划。

9. 绩效管理

绩效管理依据服务水平协议内容,综合服务成本中将服务管理各流程的执行过程进行分解量化,实现服务支持人员工作的计量与统计,并对其进行考评。

10. 分析报表

分析报表提供大量的基础报表和统计分析报表。运维管理系统提供一线解决率统计、客户满意度统计、按分类的事件汇总统计、工作报告生成的功能,按照一定格式根据事件数据、工单数据、问题数据、配置数据、变更数据可以帮助运维管理者把运维所做的工作内容都清晰地罗列出来。

11. 知识库管理

知识库管理流程的目标是将运维生产过程中产生的各类信息所包含的知识最大限度地提取、保留,通过评审后加以应用,包括实现知识共享,实现知识转化,避免知识流失,提高运维响应速度和质量,挖掘、分析 IT 应用信息。知识库管理包括对知识的获取、共享、保留和评审。知识库汇集在工作中遇到的典型案例归纳总结的知识要点和全面实用资料,提供运维人员重要的技术资料内容,通过知识库管理,可以建立"内容目录",医院信息科维护人员可以通过知识库寻找故障的解决方案;知识库管理模块也允许维护人员持续不断更新资料以确保准确及时的信息。

## 8.4　医院智慧服务运维安全管理

### 8.4.1　安全开发规范

智慧医院服务运维管理应该建立医院智慧服务信息系统范围内统一的安全应用开发管理规范,尤其是安全开发标准和上线运行规范,以规范不同业务部门和不同功能的应用。

1. 应用系统安全管理规范

项目规划阶段,在定义业务需求时,应注重对信息安全方面的需求制定,完善信息系统的安全策略,提出信息系统的安全框架、管理方法。在系统设计阶段,通过风险分析明确安全需求,确定安全目标,制定安全策略,拟定安全要求的性能指标。充分考虑业务数据在传输、处理、存储等各个过程中的安全要求。系统线上试运行阶段,项目实施人员及系统管理员严格按照《Windows 平台信息系统安装规范》,根据总部安全基线要求及后期运维管理规范制定的要求,搭建硬件及软件平台。系统运营阶段,系统管理员、应用管理员、数据库管理员应按系统要求进行线下或线上巡检,对系统的安全运行状态进行监控,发现安全隐患或安全事件发生应进行记录并及时上报,以避免产生更大次生安全事件。系统下线阶段,信息系统由于硬件平台升级、软件大版本升级或替换时,应对受到保护的数据信息(磁盘、磁带、纸质资料等)进行妥善转移、转存、销毁,确保不发生信息安全事件;涉及信息转移、暂存和清除、设备迁移或废弃、介质清除或销毁,以及相应资产清单的更新。

2. 安全设计规范

利用安全支撑平台提供的安全服务组件、安全开发应用程序接口(API),保证应用系统的安全。安全支撑平台为不同应用提供统一的基于硬件密码设备的加密服务接口,实现加密服务接口的规范化。提供标准调用模式,指导、支持新业务的安全开发。

3. 安全开发管理

对医院智慧服务信息系统的安全性保证,为不同应用提供统一的加密服务接口,提供高可用的加密计算服务,实现加密服务接口的规范化,实现对专用密码设备或系统的安全、可靠调用,提供标准调用模式,指导、支持新业务的安全开发。密钥的使用与应用的开发分离,应用开发与具体加密设备无关,保证业务系统及安全体系的安全;框架可动态扩展,新的安全需求出现时,可直接在框架上实现支持,无须重建整个安全设施;框架在统一接口的基础上,也支持用户现在使用的应用封装专用接口及加密机接口的直接调用,以保证应用的平滑过渡。

### 8.4.2 安全管理制度

为了加强医院运维管理系统,规范操作流程,确保医院智慧服务信息系统安全运行,制定医院智慧服务信息系统安全管理制度。医院智慧服务信息系统建立如下安全管理制度:

1. 医院网络系统安全管理制度

(1) 管理员身份信息认证制度;

(2) 完善的运维权限管理制度;

(3) 标准化管理维护规范及制度;

(4) 管理位数数据集中存储;

(5) 安全审计制度;

(6) 管理维护数据安全规范;

(7) 系统运行管理制度;

(8) 桌面安全管理制度;

(9) 系统数据管理、口令管理、安全预警管理制度;

(10) 应急处理、重大事件处理制度。

2. 医院机房安全管理制度

3. 医院涉密安全管理制度

4. 其他管理制度

(1) 密码产品安全管理制度;

(2) 密钥安全管理制度;

(3) 安全专用产品管理制度。

5. 安全管理制度

(1) 禁止将网络实验环境与生产环境连接。如有特殊需求,须向上级部门提出申请,说明原因及测试计划,待上级部门审批后方可进行。

（2）禁止从开发网段直接访问业务运行网段。

（3）专人负责严格管理所有的拨号端口,采取尽可能强的安全认证/鉴别措施和管理手段,保证拨号端口的安全。

（4）生产环境的网络设备具有设置用户和口令功能的,必须严格设置用户和口令并尽可能采用强的安全认证/鉴别措施。禁止通过拨号方式或 Internet 进行网络维护工作。

（5）内部网络使用的通信线路原则上建议采用专线,如果使用共享网络必须采取安全认证和加密措施。

（6）如需与外界网络连接,必须经过防火墙或通信协议网关等隔离措施;或者网络从物理连接上隔离开来。不允许以任何途径对外泄露网络配置和路由信息。

（7）未经上级部门书面批准,严禁安装网络管理软件、网络监测和其他黑客软件。禁止在办公环境中安装、使用网络管理或监控软件。

（8）使用无线通信技术时禁止明文传输。

### 8.4.3 安全事件管理

医院智慧服务信息系统中使用了大量的主机系统、网络设备、安全设备,涉及防火墙、防病毒、IDS/IDP、VPN、身份认证、安全审计各种安全设备和软件。为应对安全事件,制定网络安全事件管理制度,规范管理信息系统的安全事件处理程序,确保各业务系统的正常运行和系统及网络的安全事件得到及时响应、处理和跟进,保障网络和系统持续安全稳定运行。

医院智慧服务信息系统的事件管理重点,如:异常事件管理,包括病毒爆发、重要入侵事件;重要设备管理;重要业务系统访问事件采集;互联网访问事件管理。安全事件有效管理可以帮助医院实现更主动的风险防范、更快速的业务恢复、更高效的团队协作、更敏捷的实时响应。

安全事件的处置要求如下:

（1）应报告所发现的安全弱点和可疑事件;

（2）应制定安全事件报告和处置管理制度,明确不同安全事件的报告、处置和响应流程,规定安全事件的现场处理、事件报告和后期恢复的管理职责等;

（3）应在安全事件报告和响应处理过程中,分析和鉴定事件产生的原因,收集证据,记录处理过程,总结经验教训;

（4）对造成系统中断和造成信息泄漏的重大安全事件应采用不同的处理程序和报告程序。

安全事件的处理流程主要包括事件收集、报告、响应（处理）、评价、公告、整改、备案等。

（1）事件收集

收集和整合所有重复和相似的事件到一个单一的事件,识别事件类别,判断破坏来源与性质,确保证据准确,以便缩短应急响应时间。

（2）报告

随后通过集中安全管理控制台陈列出所有的信息,供安全运维人员和安全专家审核。各应急响应小组和部门根据各自职责分工,及时收集、分析、汇总本部门或本系统网络与信息系统安全运行情况信息,安全风险及事件信息及时报告应急响应协调小组,由应急响应协调小组汇总后上报应急响应领导小组。

（3）响应

抑制事件的影响进一步扩大，限制潜在的损失与破坏，启动应急预案。

（4）评价

根据《信息安全事件分类指南》，评估事件警告类型、事件状况类型和事件的严重性。

（5）整改

修复被破坏的信息，清理系统，恢复数据、程序、服务，恢复信息系统。把所有被破坏的系统和网络设备还原到正常运行状态。恢复工作中如果涉及敏感数据资料，要明确数据资料保管责任人，资料接触人员要严格保密，做好敏感数据资料的防泄漏工作。

（6）公告

安全事件发生后，安全事件的处理情况由信息化领导小组及时将安全信息事件情况进行公开，正确引导舆论导向。

（7）备案

关注系统恢复以后的安全状况，特别是曾经出现问题的地方；建立跟踪档案，规范记录跟踪结果。建立安全知识库，存储安全事件、分析报告、安全知识等。

### 8.4.4 运维安全审计

运维安全审计，即在一个特定的网络环境下，为了保障网络和数据不受来自内部合法用户的不合规操作带来的系统损坏和数据泄露，而运用各种技术手段实时收集和监控网络环境中每一个组成部分的系统状态、安全事件、网络活动，以便集中报警、记录、分析、处理的一种技术手段。简言之，是指对于关键设备的管理行为进行有效性认证，同时保障管理数据传输的安全，对运维操作内容进行审计，对医院智慧服务信息系统要求如下：

（1）对关键设备的运维支持带外管理及专用的运维管理区域方式；

（2）远程运维操作采用基于安全访问协议的连接方式；

（3）所有运维访问方式采用强身份认证，可进行授权及设置管理角色，访问可被实时监控；

（4）所有运维访问均保留日志，日志可以以图形化方式回收，日志需要加密保存。

医院智慧服务安全运维审计内容包括：审计范围覆盖到服务器和重要客户端上的每个操作系统用户和数据库用户；审计内容应该包括重要用户行为、系统资源的异常使用和重要系统命令的使用等系统内重要的安全相关事件，集中收集、记录用户对业务支撑系统关键重要资源使用情况；主要表现形式有字符审计、图形化审计等，主要审计内容有管理审计、操作行为审计、访问审计（字符审计、视频审计）、密码审计等；审计记录应包括事件的日期、时间、类型、主体标志、客体标志和结果等；应该能够根据记录数据进行分析，并生成审计报表。运维安全审计的主要功能包括：

1. 实时监控

监控正在运维的对话，信息包括运维用户、运维客户端地址、资源地址、协议、开始时间等。

监控后台资源访问情况。提供在线运维操作的实时监控功能，针对命令交互性协议可以图像方式监控正在运维的各种操作，其信息与运维客户端所见完全一致。

2. 违规操作实时告警与阻断

针对运维过程中可能存在潜在操作风险,运维安全审计根据用户配置的安全策略实施运维过程中的违规操作检测,对违规操作提供实时告警和阻断,从而达到降低操作风险及提高安全管理与控制的能力。

(1) 提供用户可配置的告警规则,告警规则支持告警级别、告警分类和与后台资源绑定;

(2) 在具有自动登录功能的运维安全审计上,可实现告警规则与后台资源的账户级别进行绑定,针对不同用户实施不同的规则,从而提供更细粒度的操作控制;

(3) 告警动作支持会话阻断、审计平台告警和邮件告警等。

3. 完整记录网络会话过程

(1) 系统提供运维协议 Telnet、FTP、SSH、SFTP、RDP、Windows Terminal、AS400 等网络会话的完整会话记录,完全满足内容审计中信息百分百不丢失的要求;

(2) 会话信息包括运维用户、运维地址、后台资源地址、资源名、协议、起始时间、终止时间和流量大小信息;

(3) 会话信息包括运维过程中所有进出后台资源的数据。

4. 详尽的会话审计与回放

(1) 运维操作审计以会话为单位提供当日和条件查询定位。条件查询支持按运维用户、运维地址、后台资源地址、协议、起始时间、结束时间和操作内容中关键字等组合方式;

(2) 针对命令交互方式的协议,提供逐条命令及相关操作结果的显示;

(3) 提供图像形式的回放真实、直观、可视地重现当时的操作过程;

(4) 回放提供快放、慢放、拖拉等方式,方便快速定位和查看;

(5) 针对命令交互方式的协议提供按命令进行定位回放;

(6) 针对 RDP 协议提供按时间进行定位回放。

5. 完备的审计报表功能

运维安全审计提供运维人员操作、管理员操作以及违规事件等多种审计报表。

(1) 提供日常报表包括今日会话、今日自审计、用户信息、资源信息、权限信息、规则信息和管理员角色信息等报表;

(2) 提供会话报表可根据用户选定时间、用户和资源形成会话报表;

(3) 自审计操作报表可根据用户选定时间、管理员和模块形成自审计报表;

(4) 告警报表可根据告警类别、级别、资源、运维用户、协议和时间等条件形成报表;

(5) 综合统计报表可根据时间、资源、用户等条件形成综合统计报表,报表中包括概要信息、每个用户操作信息和每个资源被操作信息等。

### 8.4.5　运维安全及设备配置部署

运维安全是保护组织免受网络威胁和确保业务连续性的关键,主要涉及对网络、服务器、应用程序和数据的持续监控和管理。为了维护高度的安全性,必须实施严格的访问控制策略,确保只有授权用户才能访问敏感资源。定期的系统和软件更新,以及对已知漏洞的及时修补,是防止安全漏洞被利用的重要措施。同时,通过部署防火墙、入侵检测系统和监控工具,可以实时监控网络流量,及时识别和响应潜在的安全威胁。

设备配置部署是确保系统高效、安全运行的另一重要方面。正确的配置可以防止不必要的服务暴露,减少潜在的安全风险。自动化工具的使用可以简化配置过程,减少人为错误,同时确保配置的一致性和准确性。此外,定期的配置审查和合规性检查可以帮助组织确保其设备配置符合最新的安全标准和法规要求。通过以上措施,组织可以确保其 IT 基础设施的稳定性和安全性,同时支持业务的持续发展和创新。

### 8.4.6 运维安全应急预案

建立网络安全事件应急预案管理制度,确保信息系统的连续性,系统、有组织地做好应急预案的管理工作。尽量降低风险,减少损失,最大限度地降低信息系统故障给工作所造成的影响。

按照国家和行业标准建立总体预案,明确故障分类、事件级别、预案的启动和终止、事件的上报等,按照风险评估所发现的风险建立分项预案,如事件处置预案、设备故障事件处置预案、信息内容安全事件处置预案等,明确针对不同事件的办法,并定期进行演练和总结。

网络与信息安全事件发现和处置主要由医院智慧服务信息系统数据中心负责,同时聘请信息安全专家作为协同顾问,协助制定应急处置方案并为应急处置过程和重建工作提供咨询和技术支持。

1. 预防措施

一旦发生网络与信息安全事件,立即启动应急预案,采取应急处置措施,判定事件危害程度,并立即将情况向有关领导报告,在处置过程中,应及时报告处置工作进展情况,直至处置工作结束。属于重大事件或存在违法犯罪行为的,还应向公安机关报告。特殊时期,可根据医院主管部门的统一要求和部署,由信息网络中心进行统一的安排,组织专业技术人员对网络和信息数据采取加强保护措施,对网络进行不间断的监控。

2. 应急响应

安全事件发生后,应立即启动应急预案,实施处置并及时报送信息。控制事态发展,防控蔓延。先期处置,采取各种技术措施,及时控制事态发展,最大限度地防止事件蔓延;快速判断事件性质和危害程度。尽快分析事件发生原因,根据网络与信息系统运行和承载业务情况,初步判断事件的影响、危害和可能波及的范围,提出应对措施和建议;及时报告信息。在先期处置的同时要按照预案要求,及时向上级主管部门报告事件信息;做好事件发生、发展、处置的记录和证据留存。

(1)事件上报

由应急响应日常运行小组和应急响应调查处置小组的专业技术人员确定发生信息安全事件的系统受影响的程度,初步判定事件原因,并对事件影响状况进行评估。应急响应协调小组负责填写(如重大网络安全事件报告表)后上报给应急响应领导小组。

(2)分级响应

设置不同的分级响应,Ⅰ、Ⅱ、Ⅲ、Ⅳ级响应,启动响应应急体系,由专家、应急小组提出处置方案建议,为领导决策提供支撑,随时掌握事件动态,事件影响部门及时告知事态发展变化情况和处置进展情况,应急响应日常运行小组在全面了解信息系统受到事件波及或影响情况后,汇总并上报应急响应协调小组。

3. 现场应急处置

(1)事件认定。收集网络安全事件相关信息,识别事件类别,判断破坏的来源与性质,确保证据准确,以便缩短应急响应时间。

(2)控制事态发展。抑制事件的影响进一步扩大,限制潜在的损失与破坏。

(3)事件消除。在事件被抑制之后,找出事件根源,明确相应的补救措施并彻底清除。

(4)系统恢复。修复被破坏的信息,清理系统,恢复数据、程序、服务,恢复信息系统。把所有被破坏的系统和网络设备还原到正常运行状态。恢复工作中如果涉及敏感数据资料,要明确数据资料保管责任人,资料接触人员要严格保密,做好敏感数据资料的防泄漏工作。

(5)事件追踪。关注系统恢复以后的安全状况,特别是曾经出现问题的地方;建立跟踪档案,规范记录跟踪结果;对进入司法程序的事件,配合国家相关部门进行进一步的调查,打击违法犯罪活动。

4. 应急处置后续处理

(1)系统重建。应急处置工作结束后,应制定重建方案,尽快抢修受损的基础设施,减少损失,尽快恢复正常工作。

(2)应急响应总结。响应总结是应急处置之后应进行的工作,由应急响应调查处置小组负责,具体包括:分析和总结事件发生的原因;分析和总结事件发生的现象;评估系统的损害程度;评估事件导致的损失;分析和总结应急处置过程;评审应急响应方案的效果和效率,并提出改进建议;评审应急过程中是否存在失职情况,并给出处理建议;根据事件发生的原因,提出应用系统加固改进建议。

5. 保障措施

(1)装备物资保障。建立应急响应设备库,包括信息系统的备用设备、应急响应过程所需要的工具。由应急响应日常运行小组进行保管,每季度进行定期检查,确保能够正常使用。

(2)技术保障。事件监控与预警的技术保障,由应急响应日常运行小组采取监控技术对整个系统进行安全监控,及时预警,尽早发现安全事件;应急技术储备,由应急响应协调小组分析应急过程所需的各项技术,针对各项技术形成培训方案或操作手册,定期进行交流、演练,确保各应急技术岗位人员分工清晰,职责明确;应急专家储备,由应急响应协调小组定期组织外部专家或技术供应商进行应急处理预案和技术的交流。

 习题 8

1. 医院智慧服务运维管理系统的体系架构是怎样的?
2. 请详细描述医院智慧服务运维管理的目标是什么,如何支持医院的智慧服务信息系统的稳定性和可用性?
3. 监管系统和服务管理系统如何协同工作实现运维管理?

4. 解释医院智慧服务运维管理系统中的安全开发规范是什么,它们是如何确保系统的安全性的?

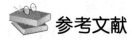 **参考文献**

［1］王韬.医院信息化建设[M].北京:电子工业出版社,2017.

［2］卫生部信息化工作领导小组办公室,卫生部统计信息中心.基于电子病历的医院信息平台建设技术解决方案[Z].2013.

［3］北京市公共卫生信息中心.北京地区医院信息系统基础设施运行与管理规范[Z].2007.

# 第9章

# 医院智慧服务标准规范

随着 AI、云计算等技术的不断进步,"互联网+医疗健康"模式推动医院智慧化、智能化服务水平提升。在此过程中,医院智慧服务标准的制定与实施成为重要课题。实施医院智慧服务时,涉及多个应用软件系统的协作。若各系统使用私有的数据字典和信息交换标准,将阻碍信息的顺畅交互,影响整体效能。因此,推行信息标准化至关重要。

本章将阐述标准化的发展历程,分析医学信息标准的基本概念、核心特征及主要交换标准。同时,探讨国内医学信息标准化的现状与发展趋势,并关注中医药信息标准化的特殊性与挑战,旨在为医院智慧服务标准的制定与实施提供参考。

## 9.1 医学信息标准基本概念及特征

### 9.1.1 医学信息标准与标准化

1. 标准

国家标准 GB/T20000.1—2014 对"标准"给出的定义是:通过标准化活动,按照规定的程序经协商一致制定,为各种活动或其结果提供规则、指南或特性,供共同使用和重复使用的文件。制定标准时宜以科学、技术和经验的综合成果为基础。标准的本质特征是科学、合理、有效地统一,从而确立一个被公认的衡量准则。规定的程序指制定标准的机构颁布的标准制定程序。

标准又可进一步分为国际标准(International Standard),即由国际标准化组织或国际标准组织通过并公开发布的标准;区域标准(Regional Standard),即由区域标准化组织或区域标准组织通过并公开发布的标准;国家标准(National Standard),即由国家标准机构通过并公开发布的标准;行业标准(Industry Standard),即由行业机构通过并公开发布的标准;地方标准(Provincial Standard),即在国家的某个地区通过并公开发布的标准;企业标准(Company Standard),即由企业通过供该企业使用的标准;试行标准(Prestandard),即标准化机构通过并公开发布的暂行文件,目的是从它的应用中取得必要的经验,再据以建立正式的标准。国际标准、区域标准、国家标准等,由于它们可以公开获得以及必要时通过修正或修订保持与最新技术水平同步,因此它们被视为构成了公认的技术规则。其他层次上通过的标准,诸如专业协(学)会标准、企业标准等,在地域上可影响几个国家。

2. 标准化

(1)定义

国家标准 GB/T20000.1—2014 对"标准化"给出的定义是:为了在既定范围内获得最佳秩序,促进共同效益,对现实问题或潜在问题确立共同使用和重复使用的条款以及编制、发布和应用文件的活动。与标准相关,标准化是指在经济、技术、科学和管理等社会实践中,为在一定的范围内获得最佳秩序和社会效益,对实际的或潜在的问题制定共同和重复使用的规则的活动,包括制定、发布及贯彻标准的过程。作为标准化活动的成果,标准化的目的和效果,需要通过制定和实施标准来实现。

(2)标准化的目的

根据标准化的定义,标准化旨在达成特定目标,确保产品、过程或服务符合预定使用需求。这些目标包括但不限于控制品种、提升可用性、确保兼容性、实现互换性、保障健康与安全、促进环境保护、加强产品防护、增进相互理解、优化经济绩效以及推动贸易发展。需要注意的是,这些目标之间可能存在相互重叠的情况。

标准化的目的包括:

① 适用性。产品、过程或服务在具体条件下适合规定用途的能力。

② 兼容性。多产品、过程或服务在特定条件下一起使用时,各自满足相应要求,彼此间不引起不可接受的相互干扰的适应能力。

③ 互换性。某一产品、过程或服务能用来代替另一产品、过程或服务并满足同样要求的功能方面的互换性称为"功能互换性",量度方面的互换性称为"尺寸互换性"。

④ 品种控制。为了满足主导需求,对产品、过程或服务的规格或类型数量的最佳选择。

⑤ 安全。免除了不可接受的伤害风险的状态。标准化考虑产品、过程或服务的安全时,通常是为了获得包括诸如人类行为等非技术因素在内的若干因素的最佳平衡,将伤害到人员和物品的可避免风险消除到可接受的程度。

⑥ 环境保护。使环境免受产品的使用、过程的操作或服务的提供所造成的不可接受的损害。

⑦ 产品防护。使产品在使用、运输或储存过程中免受气候或其他不利条件造成的损害。

(3)标准化的基本特征

标准化概念揭示的标准化的基本特征包括:

① 明确的域(Domain)。明确的域即范围。某一标准须针对并适应特定领域需求,领域分界应清晰,内容须明确,即领域边界应清晰到可明确判定其所属范畴。例如,研究药品的标准化问题,首先要确定是否包括中药、原料药、试剂、医院制剂等。

② 唯一性。所谓"唯一性",是指在标准化的体系之中,无论是单独的一个对象,还是一组对象,均应存在且仅能存在一个与之相对应的确定代码,以确保标志的明确性与准确性。

③ 完整性。所谓完整性,即在特定"域"内,标准化体系须覆盖所有对象。由于事物理解和发展的不断深化,标准化系统须不断修订完善。信息编码的完整性通过设置"收容组"

编码来确保,即在无对应编码时,可将事物归于其他类编码。

④ 权威性。标准须广泛认可和执行才有意义,其内容不可能被所有用户完全接受,故需权威部门制定并颁布,带有明确约束性或强制性。因此,权威性是标准化的固有特质。西方发达国家中,许多标准常由技术领先公司发起制定和使用,随后被其他公司效仿,最终演变为行业标准乃至国际标准,这在高新技术产业中尤为常见。

（4）标准化的基本原理

标准化的基本原理包括统一原理、简化原理、协调原理和最优化原理。

① 统一原理,是指为了保证事物发展所必需的秩序和效率,对事物的形成、功能或其他特性,确定适合于一定时期和一定条件的一致规范,并使这种一致规范与被取代的对象在功能上达到等效。统一确保对象规范一致,保障秩序与效率。统一原则在于功能等效,所选规范应涵盖被取代对象的功能。统一具有相对性,规范适用于特定时期与条件,须随时间与条件变化而更新。

② 简化原理,是指为了满足需求,通过筛选提炼标准化对象的结构、形式、规格等,去除低效和可替换环节,确定高效能环节,保持整体精简合理,提高功能效率。

简化的目的是提高经济效率,满足需求更有效;简化的原则是从全面需求出发,精简整体构成,提升功能效率。功能效率指满足全面需求的能力。简化的方法是对自然状态对象进行科学筛选,剔除多余、低效、可替换环节,精练出高效、必要的环节。简化的实质是精练化,以少胜多,而非简单替代。

③ 协调原理,是指为了使标准的整体功能达到最佳,并产生实际效果,必须通过有效的方式协调好系统内外相关因素之间的关系,确定为建立和保持相互一致,适应或平衡关系所必须具备的条件。

协调旨在优化标准系统的整体功能并产生实际效果;协调对象包括系统内及与外部相关因素的关系;相关因素之间须建立一致、适应、平衡的关系,因此须确立条件;有效协调方式包括协商一致、多因素优化与综合平衡等。

④ 最优化原理,是指按照特定的目标,在一定的限制条件下,对标准系统的构成因素及其关系进行选择、设计或调整,使之达到最理想的效果。

标准化的目标为"实现最佳秩序和社会效益",须对其活动结果进行衡量和比较。最优化原理旨在适应此需求,通过调整要求和目标,使标准化对象达到最佳效果。标准制定和修订是典型的最优化过程,从粗糙起草到不断修改完善,最终实现优化。所有标准在完善过程中均遵循最优化原理。

最优化方法须遵循科学方法,定量分析,避免协调过度而忽略最优化。在此过程中,须兼顾现状与发展,结合经验与理论提升标准水平。

### 3. 国家标准

根据《中华人民共和国标准化法》,中国标准包括国家标准、行业标准、地方标准、团体标准、企业标准等。

（1）定义

国家标准 GB/T20000.1—2014 对"国家标准"给出的定义是:由国家标准机构通过并公开发布的标准。

（2）种类

国家标准可分为强制性国标（冠以"GB"）和推荐性国标（冠以"GB/T"）。国家标准的编号由标准代号、标准发布顺序和标准发布年号构成。行业标准、地方标准是推荐性标准。强制性标准必须执行。国家鼓励采用推荐性标准。

对保障人身健康、生命财产安全、国家安全、生态环境安全及经济社会管理基本需求的技术要求，应制定强制性国家标准，由国务院批准或授权发布。对满足基础通用、配套强制性国标、引领各行业的技术要求，可制定推荐性国标，由国务院标准化主管部门制定。无推荐性国标但需在某行业全国范围内统一的技术要求，可制定行业标准，由国务院相关主管部门制定，报国务院标准化主管部门备案。为满足地方特殊技术要求，如自然条件、风俗习惯等，可制定地方标准，由省、自治区、直辖市人民政府标准化主管部门制定，并报国务院标准化主管部门备案。设区市级政府可根据特殊需要经批准制定地方标准，并由省级主管部门报国务院主管部门备案。

### 9.1.2 医学信息标准化的主要方法

信息标准化的主要方法是分类与编码。

1. 分类

（1）定义

分类是指某一领域内概念的序化和原理的序化。分类法是在原有知识的基础上建立的，同时又能对原有知识进行深化和拓展。在确定分类准则时，须充分考虑实际应用的目的和须求。例如，医学统计和研究中常须对心电异常或疾病分类。医院统计床位时，会按年龄分组：0～3岁为婴儿，4～12岁为儿童，13～18岁为青年，19～64岁为成年，65岁及以上为老人。此例中，分类的唯一标准是年龄。

分类的序化原理，即是对领域内概念进行有序化的过程，该过程主要依据概念间的属性关系来实现。具体而言，若概念间存在并行关系，则可将它们归入同一类别；若概念间存在包含关系，则可进一步将其划分为子类。以"肺炎为一种肺病"为例，肺炎作为肺病类的一个具体表现形式，可被视作肺病类的子类。

在分类过程中贯穿始终的序化标准称为轴。如在 ICD 疾病分类中有序化标准要考虑：解剖位置、病因学、形态学、功能障碍等这每一项都是轴。分类系统中，一般使用多种有序化标准（轴），情况比较复杂。又如国际社区医疗分类（ICPC）按二轴进行分类。一轴是器官系统，以字母表示，另一轴是医学组分，以两位数字表示。围绕轴心分类可根据特性中所包含的属性关系再分为"类目""亚目""细目"等。

（2）分类的基本原则

① 科学性。宜选择事物或概念（即分类对象）最稳定的本质属性或特征作为分类的基础和依据。

② 系统性。将选定的事物、概念的属性或特征按一定排列顺序予以系统化，并形成一个科学合理的分类体系。

③ 可扩延性。通常要设置收容类日，以保证增加新的事物或概念时，不打乱已建立的分类体系，同时，还应为下级信息管理系统在本分类体系的基础上进行延拓细化创造条件。

④ 兼容性。应与相关标准(包括国际标准)协调一致。

⑤ 综合实用性。分类要从系统工程角度出发,把局部问题放在系统整体中处理,达到系统最优,即在满足系统总任务、总要求的前提下,尽量满足系统内各相关单位的实际需要。

(3) 基本方法

首先确立目的,找出本质的特性,即确定轴心;然后围绕轴心进行具体分类,即按特性的属性关系,再分为亚目、细目等。

具体应用时可进行灵活应用,如 A06 阿米巴感染,依据疾病情况(急性、慢性)和病理改变两个轴心进行分类为 A06.0 急性阿米巴痢疾和 A06.1 慢性肠道阿米巴病。

信息分类的基本方法有三种:线分类法、面分类法、混合分类法。其中线分类法又称层级分类法、体系分类法;面分类法又称组配分类法。

① 线分类法。线分类法是按选定属性或特征,将分类对象逐次分成多个层级类目,形成有层次的分类体系。在该体系中,被划分的类目为上位类,划分出的为下位类,直接划分出的下一级各类目为同位类。同位类间存在并列关系,下位类与上位类间存在隶属关系。

该方法要求:

(a) 针对某一上位类所划分出的下位类类目,其总体涵盖范围必须严格等同于该上位类的范畴;

(b) 在将某一上位类类目细分为多个下位类类目时,必须遵循统一的划分标准和原则;

(c) 同位类类目之间应保持相互独立,避免交叉重叠,且每个下位类类目都应仅与一个上位类相对应;

(d) 分类过程须层层递进,逻辑清晰,不应出现空缺层级或额外增加的层级。

该方法的优点:层次性好,反映类目间逻辑关系;实用方便,符合手工处理信息习惯,便于电子计算机处理。缺点:结构弹性差,不易改动;效率较低,分类层次多时,代码位数长,影响数据处理速度。

② 面分类法。面分类法是将所选定的分类对象的若干属性或特征视为若干个"面",每个"面"中又可分成彼此独立的若干个类目。使用时,可根据需要将这些"面"中的类目组合在一起,形成一个复合类目。

该方法要求:

(a) 根据需要选择分类对象本质的属性或特征作为分类对象的各个"面";

(b) 不同"面"内的类目不应相互交叉,也不能重复出现;

(c) 每个"面"有严格的固定位置;

(d)"面"的选择以及位置的确定,根据实际需要而定。

该方法的优点:弹性大,类目改变不影响其他面;适应性强,可组成任何类目,便于机器处理;易于添加和修改类目。缺点:容量利用率低,实际应用类目不多;手工处理困难。

③ 混合分类法。混合分类法是将线分类法和面分类法组合使用,以其中一种分类法为主,另一种做补充的信息分类方法。

2. 编码

(1) 定义

编码是确定一个对象类别或类别集合(多轴系统)的过程。类别是用代码表示的。将一种符号体系转换成人或计算机识别和处理的另一种符号体系。编码是对对象的各方面性质（属性）的解释和归判。代码是编码的基本构件，可以是数字、字母或两者组合。

编码的类型主要包括数字代码、记忆（助忆）代码、并列代码、分级代码、复合代码、数值相加代码等。

① 数字代码。可用系列数字顺序形式表示，方便扩充代码，随机分配，保留给一类集合，适用于固定数目（不希望扩大）的类别集合。

② 记忆（助忆）代码。由相关类的类目名称的一个或多个字母组成，有助于记住代码。例如，医院各部门表示：心脏科用 CAR。

③ 并列代码（分段组合代码）。每段提供相关类的特征。如 ICPC 中由一个字母（诊断记忆码）后加两位数字码（医学组分）；如 D—消化、N—神经等。

④ 分级代码。增加类的分级细节。它包含相关类的分级细节及与父类的关系信息。如 ICD-9 就是分级代码。这种编码方式与分级数据库的结构相似，父类在上层，子类在下层。病人数据可以用某一特定级别的分级代码检索。低层代码的扩展与修改不影响上层。

⑤ 复合代码，包括行为、设备、目标、解剖位置。若 20 种行为、10 种设备、5 类目标、100 个解剖位置，可产生 10 万种复合代码的庞大系统。

⑥ 数值相加代码，只用 2 的乘方表示数据项和类。与复合代码类似，几个特征能复合成一个代码。与复合代码不同，每个特征只用一个数值（而不是一个段）来编码。如，危险因素的存在与缺失容易用这类编码表示。举例如下：20＝1 为吸烟者/0 为不吸烟者；21＝2 为肥胖者/0 为不肥胖者；22＝4 为胆固醇增高者/0 为胆固醇不增高者。

（2）基本方法

编码方法应基于应用需求和编码对象性质，选择适当代码结构。决定代码结构时，须考虑编码规则、优缺点、一般性特征、表现形式、相关因素等，避免不良后果。

图 9-1 给出了各种常用代码的类型。

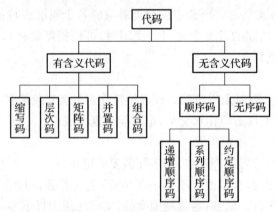

**图 9-1　常用代码的类型**

（3）信息编码的基本原则

① 唯一性。在一个分类编码标准中，每一个编码对象仅应有一个代码，一个代码只唯一表示一个编码对象。

② 合理性。代码结构应与分类体系相适应。

③ 可扩充性。代码应留有适当的后备容量,以便适应不断扩充的需要。

④ 简明性。代码结构应尽量简单,长度尽量短,以便节省机器存储空间和减少代码的差错率。

⑤ 适用性。代码应尽可能反映编码对象的特点,适用于不同的相关应用领域,支持系统集成。

⑥ 规范性。在一个信息分类编码标准中,代码的类型、代码的结构以及代码的编写格式应当统一。

### 9.1.3　医学信息表达标准

医学信息表达标准,即医学信息标准,是广泛应用于医疗领域的标准,也是医疗专业技术的标准化基础。接下来将介绍国际上的主要医学信息表达标准。

术语系统(Terminological Systems,TS)是电子病历成功的关键前提,它提供特定领域的术语来描述信息。例如,MeSH 用于文献分类,ICD 用于记录死亡原因和疾病,SNOMED 也是重要的术语系统之一。

1. 国际疾病分类

(1) 概念

国际疾病分类(International Classification of Diseases,ICD),是 WHO 制定的国际统一疾病分类方法,以编码方式表示疾病的有序组合。目前全球通用的是第 10 次修订本《疾病和有关健康问题的国际统计分类》,简称 ICD - 10。

(2) 分类与编码方法

ICD 分类依据疾病的四个特征:病因、解剖部位、病理、临床表现。临床表现涵盖症状、体征、分期、分型、性别、年龄、急慢性、发病时间等,形成多轴心分类系统。

ICD 分类依据疾病命名,反映其内在本质或外部表现。编码唯一标志疾病本质、特性及在分类中的位置。

ICD 分类原则和编码方法主要包括如下方面:ICD 编码使用"字母数字编码"形式,包括 3 位、4 位、5 位代码,分别代表类目、亚目、细目三个层次。这三个层次围绕一个轴心,相邻层次间为从属关系,如亚目从属于类目并继承其特性。

① 类目:ICD - 10 的类目码为 3 位编码,第一位为字母,后两位为数字。3 位类目码具有实际意义,可作为统计分类使用。如 S82 表示小腿骨折。

② 亚目:ICD - 10 的亚目码为 4 位编码,包括一位字母、三位数字和一个小数点。4 位亚目码为 3 位码的亚分类,也具有统计分类意义。如 S82.0 表示髌骨骨折。

③ 细目:ICD - 10 的细目码为 5 位数编码,包括一位字母、四位数字和一个小数点。ICD - 10 细目分类码提供了与四位数分类轴心不同的新的轴心分类,其特异性更强。如 S82.01 表示髌骨开放性骨折。

双重分类(剑号与星号分类系统):剑号表示病因,星号表示疾病的临床表现。如 A18.8↓I32.0＊ 表示结核性心包病。

2. 系统医学命名法

(1) 概念

国际系统医学术语全集(the Systematized Nomenclature of Human and Veterinary Medicine,SNOMED)是国际上广泛使用的医学术语标准,对医学信息的标准化和电子化至关重要。SNOMED 的前身是 SNOP,由著名病理学家 Roger A. Côté 博士于 1965 年创立,旨在用于医学信息的存储、提取与交换。1974 年,SNOP 更名为 SNOMED,应用范围扩展至病理学以外。1977 年,SNOMED 的第一个电子版问世。1979 年,第二版发行,包含 44 587 词条和六大模块。1993 年,第三版(SNOMED Ⅲ,SNOMED International)发行,包含 130 580 词条和十一大模块,并得到美国病理家学会的支持。1997 年发行的 3.4 版是中文译本的原版,包含约 150 000 词条,并与 ICD-9-CM 建立了对照关系。最近的版本是 1998 年 8 月发行的 3.5 版,包含 156 965 词条和 12 个压缩模块,比 3.4 版新增 6 446 词条。

SNOMED 旨在包含医学中使用的全部术语,是当前国际上使用最广泛的标准化医用术语数据库。每个词条都有唯一编码,方便计算机应用。

(2) 分类原则与编码方法

SNOMED 电子版共分为十一个模块:

① 解剖学(Topography,T),用于人、兽医学的解剖学术语;

② 形态学(Morphology,M),用来描述人体结构变化的术语,WHO《国际疾病分类》中所用编码、术语与之完全一致;

③ 功能(Function,F),描述身体生理和病理的功能,包括护理人员使用的对病人观察和诊断的术语;

④ 活有机体(Living Organisms,L),完整的动、植物学分类,基本包含了所有病原体和动物疾病的传播媒介;

⑤ 化学制品、药品和生物制品(Chemicals, Drugs, and Biological Products,C);

⑥ 物理因素、活动和力(Physical Agents, Activities and Forces,A),通常与疾病和创伤有关的器具和活动的项目表;

⑦ 职业(Occupations,J),国际劳工局(ILO)的职业目录;

⑧ 社会环境(Social Context,S);

⑨ 疾病/诊断(Diseases/Diagnoses,D);

⑩ 操作(Procedures,P),手术与操作相关术语;

⑪ 连接词/修饰词(General Linkage/Modifiers,G),用来连接和修饰每个模块中术语的连接词、描述符及限定词。

除了将词条划分为模块外,SNOMED 还具有层次结构。层次结构通过该词条代码的树型构造表达。

例如:

T- 解剖学　　　　　　　第一层是解剖学模块

T-60000　消化器官　　　第二层是消化系统

T-61000　唾液腺　　　　第三层是唾液腺子系统

T-61100　腮腺　　　　　第四层指腮腺

T-61130　腮腺管　　　　第五层特指腮腺管

每个词条包括编码、中文名、英文名、类别符、层次、相关外部编码、ICD-9-CM码、药品编码、药厂编码、酶编码及SNOMED交叉参照表。中文SNOMED电子版还提供辅助字典，如关键词表、精选词表、西方姓氏表、肿瘤形态学编码和酶编码。

SNOMED RT是下一代SNOMED，强调临床术语语义一致性，服务于卫生、疾病、病理生理、治疗、电子病案等领域。SNOMED历来重视与其他医药信息标准的合作，如WHO采用SNOMED形态学模块作为ICD-O编码。1993年，美国病理学家学会和国立图书馆将SNOMED纳入UMLS，实现生物医学信息的提取、转换和集成。1999年，美国病理学家学会、医学会和国立图书馆合作，将CPT-4和SNOMED联系起来。美国病理学家学会和英国卫生署已同意将SNOMED RT和Read Codes合并为国际统一的术语集。

（3）应用

① 中英医学术语词典。包含了近15万词条的SNOMED是世界上最完整的医学、生物学辞海，医学术语词汇量远超韦伯、牛津等词典。原编者和译者都是相应领域的专家。词条被全面收集、科学代码化、准确翻译，并录入计算机，成为易共享的电子信息资源。随着SNOMED知名度的提高，越来越多涉及医学生物学领域的语言工作者、中英文自动翻译研究者与软件开发者、联机中英电子词典研制者，都会充分利用中文SNOMED这一宝贵资源。

② 电子病案。电子病案是新一代医院信息系统的核心。该系统须完成两个任务：收集病人临床信息和传递共享信息。这两个任务的基础是电子病案，而其实现的挑战是医学术语标准化，实现远程医疗的条件也基于此。D. J. Rothwell和R. A. Côté提出了用SNOMED编码替代自然语言表达临床信息的模型，涉及语素表达、组合修饰、编码体系、交叉参照、层次结构和语义。

③ 病理信息系统。SNOMED作为医院病理信息系统的基本编码体系，已被病理学家公认为解剖学和病理诊断的标准术语和编码。十年前，笔者与北京协和医院病理学家合作开发的《基于微机的病理科信息系统》（PDMIS）以简化的SNOMED Ⅱ作为分类编码依据，至今正常运行。中文SNOMED电子3.4版的发行将推动我国病理信息系统的研发工作达到新水平。

3. 诊断相关组

（1）概念

20世纪70年代，卫生资源紧缺和医疗费用增长成为全球问题。多国寻求控制方法。美国政府于1976年建立诊断相关分类系统（Diagnosis Related Groups，DRGs），将医院病种与费用联系，按消费和病情分组病人。基于此，创立预付制PPS，替代传统后付制。1983年，美国新泽西州率先实施，对控制费用增长有成效，三年节省130亿美元。此后，DRGs与PPS付费制度的研究热潮掀起，现已有43个国家推广应用。决策者正在寻求控制成本和提高质量的方法。DRGs成为政府和私人付款人实施的重要工具。

（2）分类原则与分类方法

① 第一代DRGs。第一代DRGs由耶鲁大学Mill等于1976年完成，基于新泽西州等三州70万份出院病例的研究。该研究根据解剖、病理生理和临床特点，将病例划分为83个主

要诊断类目。进一步根据出院的首诊、次诊（CCs）、主要手术操作、年龄等因素，将疾病细分为 492 个单病种，每个病种病例具有相同的临床特征和统一的住院天数。

② 第二代 DRGs。第二代 DRGs（Refined-DRGs）于 1981 年由美国国家卫生筹资管理局与耶鲁大学合作研制。资料来自美国 332 家医院，随机抽取 40 万份病例。研究将 CCs 的二次诊断分为 136 组，每组再分多个并发症与合并症等级。外科病人分 4 个并发征和合并征组，内科病人也如此。第二代 DRGs 采用 ICD-9-CM 编码，扩充了入院方式、转归等信息，使病例具有相似临床特点、住院天数和资源消耗。第 10 版共有 1 170 个单病种分组，1985 年应用于美国老年医疗保险。

③ 第三代 DRGs。1987 年，纽约州卫生部和 3M 卫生信息系统合作，针对 DRGs 实施中的错误和遗漏提出修改方案。第三代 DRGs 考虑 8 个因素进行分类，疾病诊断分组变为 785 个，实际最终有 641 个单病种分组，其优点包括更全面的分组条件、更广泛的覆盖面和对美国国家卫生筹资管理局数据收集系统的修订。

④ 第四代 DRGs。以第三代 DRGs 为基础研制出的第四代 DRGs 将新生儿排除在外，取消了年龄、并发征和合并征分组，采用两个系列各四个次级分组，分别描述疾病严重程度和死亡危险程度。在给病人分组时，不仅考虑最严重附加诊断，还考虑各种二次诊断相互作用。病人须在基本诊断分组、次级诊断分组的严重性、死亡危险程度中描述，以全面反映并发征与合并征等多方面的健康状况。此举弥补了先前无并发征和合并征诊断患者分组的不足。结果显示，原被认为无并发征和合并征的 1 693 个诊断被分到中、重、非常重次级分组中；418 个有一个并发征或合并征的诊断被分到轻微次级分组中，最终得出 1 350 个疾病分组。该方案于 1998 年正式应用于美国老年医疗保险事业中，以后每两年修改一次。

（3）应用

DRGs 的核心思想是利用病种结构作为衡量医疗活动的重要方法。通过比较治疗特定病例或具有明显特征的病人组的成本，可以确定各医院的成本差异，并作为医院收费的依据。使用病种结构而非其他服务单位作为医院产品，体现了成本核算制度的发展。尽管 DRGs 系统已多次改进，但仍存在一些问题，包括分类局限、数据不充分、无法完全区分病症强度或严重性，以及基于现存医疗业务模式而非正常开业标准。

我国在 20 世纪 80 年代末开始研究 DRGs，90 年代中期后逐渐聚焦于建立适合国情的诊断相关分组和制定基本诊疗收费标准、成本核算等。学者们从不同角度探讨了 DRGs 机制，对医疗保健制度改革和卫生资源利用具有理论和实践价值。

然而，我国 DRGs 研究与应用面临诸多困难，如缺乏完整可靠的住院病人电子信息系统、缺乏明确的临床诊疗常规及标准、病历书写与疾病编码不统一、费用管理制度不健全、资料未实现计算机管理等。此外，相关部门对 DRGs 系统的了解不足，全国范围内的研究尚处于小规模实验性尝试阶段。

4. 通用过程术语

通用过程术语（Current Procedural Terminology，CPT）是美国付账赔偿系统的编码方式，为诊断和治疗过程提供编码策略，由美国医学会（American Medical Association，AMA）每年发布一次，现为第 4 版，即 CPT4。美国卫生保健财务管理署 CFA 和多数医生账单的付款方均要求使用 CPT4。CPT4 是医院临床操作与服务分类编码与术语标准，分为 6 大类：

评价与管理、麻醉学、外科、放射科、病理/实验室和临床。内部编码按规律排列,如麻醉编码与身体部位有关。CPT4临床编码按专科(眼科、心血管、呼吸等)编排。

5.国际肿瘤疾病分类

(1) 概念

国际疾病肿瘤学分类(International Classification of Diseases for Oncology,ICD-O)源于1948年发布的ICD-6。ICD-6由二战后成立的WHO首次筹划,其疾病分类从狭义扩展到了广义,包括死亡率疾病和发病率疾病。

从ICD-6开始,ICD第二章为肿瘤学编码,结合了体位和肿瘤学特征。但ICD-6未包括淋巴和造血系统肿瘤、绒癌、黑色素瘤及某些良性肿瘤。1951年,美国肿瘤协会发布了肿瘤命名和编码手册,成为1955年ICD-7肿瘤学编码的基础。1965年,美国病理学会(CAP)发布了病理学命名编码(SNOP),其中第8和第9章包含肿瘤学体位和病理学命名及代码。ACS与CAP合作,将SNOP的肿瘤学信息植入MOTNAC,成为1967年ICD-8和1968年MOTNAC的基础。1968年,WHO委托IARC制定ICD-9肿瘤部分。1971年,新的ICD-O编码系统取代MOTNAC。1976年,WHO发布ICD-O的第一个版本并应用于ICD-9。1990年,发布第二个版本并应用于ICD-10。2000年,发布第三个版本。由于ICD-11发布推迟,ICD-O与ICD出现脱节。同时,美国病理协会吸取ICD-O成果,1977年推出SNOMED,为SNOMED CT的前身。1993年和2000年,分别发布SNOMED Ⅲ和SNOMED RT。

2013年,发布ICD-O-3的第一个修订版。2019年,国际肿瘤注册协会接管ICD-O-3的第二个修订版发布工作。

ICD-O是一种同时能反应解剖部位、形态学和生物学行为的肿瘤分类编码系统。

(2) 分类原则

ICD-O分类包含体位和病理学特征两部分。

体位指肿瘤发病的解剖学位置,覆盖69类组织器官和329个具体部位,附加一个未知部位。编码以大写字母C开头,后接体位类别码和位置码,不含左右信息。如图9-2所示,C50表示乳房,2表示上内象限。

病理学特征包含576种、592类、1 380多个名称。编码以大写M开头,随后四位为细胞类别,/后首为良恶性,末为恶性程度。如图9-3所示,8140为腺性特征,3为恶性,1为高分化度,合起来为高分化腺癌。

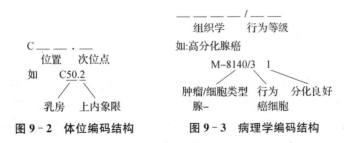

图9-2 体位编码结构  图9-3 病理学编码结构

(3) ICD-O与ICD的主要区别

虽然ICD-O基于ICD-9成为肿瘤学编码的蓝本,但两者仍存在区别。在ICD中,肿瘤恶性程度由其疾病编码表示,与病理学特征编码无直接关联。如图9-4所示五种良恶性肺癌的编码由五个编码构成,C开头为恶性肿瘤,D开头为非恶性肿瘤。

| | Malignant | Secondary or metastatic | In situ | Benign | Uncertain and unknown |
|---|---|---|---|---|---|
| Lung | C34.9 | C78.0 | D02.2 | D14.3 | D38.1 |

图9-4 ICD-10肺肿瘤字母索引条目

在ICD-O中,肿瘤体位固定,恶性程度完全由病理学特征代码表述,如图9-5所示。

| Term | Topography code | Morphology code |
|---|---|---|
| Malignant neoplasm of the lung (such as carcinoma) | C34.9 | 8010/3 |
| Metastatic neoplasm of the lung (such as a metastatic seminoma from the testis) | C34.9 | 9061/6 |
| In situ neoplasm of the lung (such as squamous carcinoma in situ) | C34.9 | 8070/2 |

图9-5 肺肿瘤的ICD-O编码

其次,一些ICD中的肿瘤编码在ICD-O并不相互存在,如图9-6所示,一些编码在两个系统中是无法做映射的。

| ICD-10 Category | Term | Equivalent ICD-O, third edition, code | | |
|---|---|---|---|---|
| | | Site | Histology | Behavior |
| C43 | Melanoma of skin | C44._ | 872–879 | /3 |
| C45 | Mesothelioma | C_ _._ | 905 | /3 |
| C46 | Kaposi's sarcoma | C_ _._ | 9140 | /3 |
| C81–C96 | Malignant neoplasms of lymphoid, hematopoietic and related tissue | C00–C80 | 959–998 | /3 |
| C78 | Secondary malignant neoplasms of respiratory and digestive systems | C15–C39 | _____ | /6 |
| C79 | Secondary malignant neoplasm of other specified sites | C00–C14, C40–C80 | _____ | /6 |
| D00–D09 | In situ neoplasms | C00–C80 | _____ | /2 |
| D10–D36 | Benign neoplasms | C00–C80 | _____ | /0 |
| D37–D48 | Neoplasms of uncertain and unknown behavior | C00–C80 | _____ | /1 |

图9-6 某些编码在两个系统中无法映射

此外,ICD-O中使用的定义多于ICD,特别是在淋巴系统、造血系统、葡萄胎和神经纤维瘤病。

6.国际社区医疗分类

(1)概念

国际社区医疗分类(Intenational Classfication of Primary Care,ICPC)是由全科医生/家庭医生国立学院、大学和学会世界组织(WONCA)建立的分类法。它比ICD-9更细化,包括诊断、就诊、治疗原因和实验结果的代码。在医疗信息系统中,实验结果用编码数值表示,药物处方模块自动存储代码。ICPC与早期WONCA分类法兼容,如社区医疗卫生服务的国际分类法ICHPPC-2-Defined和IC-Process-PC。代码从ICHPPC-2-Defined衍生,应用隐含标准进一步细化。

（2）编码

ICPC 是两轴系统，包括面向机体各系统的字母编码和医学组分编码。组分编码是两位数编码，含 7 个编码集。肺炎编码为 R81。多器官系统的代码仅用二位数组分描述，须与器官系统的字母相复合。ICPC 可根据 SOAP 准则组织社区医疗病历。当需要更详尽的细分或同义词时，可选择性地应用第四位数字。ICPC 用于组织病情记录，包括发病至治愈的过程。疾病过程可能涉及多次就诊，每次就诊都应编码。对原发疾病的并发症也是如此。ICPC 根据 ICD - 9 和 ICD - 10 修改，适用于开发社区电子病历。

7. 临床分类

（1）概念

Read 临床分类（Read Clinical Classification，RCC），又称 Read 编码，由英国全科医生 James Read 于 20 世纪 80 年代初开发。1990 年，英国国家医疗保健服务部（NHS）开始采用 RCC。临床术语工程进一步扩展了 RCC，由 NHS 领导的工作组实施，涉及多个医学机构。RCC 专为电子病历系统开发，旨在覆盖病历中所有可能的术语。术语按章节排列，涵盖医疗卫生的所有方面。每个代码代表一个临床概念和首选术语，可与同义词、缩写、人名和缩略词连接。这些概念以分级结构排列，下一级代表更细化的概念。

（2）分类原则

RCC 使用五位字母数字代码，理论上可生成 6 亿 5 千多万个代码。RCC 与多种标准分类法如 ICD - 9、ICD - 9 - CM、OPCS - 4、CPT - 4 和诊断相关组（DRGs）兼容并相互参照。所有代码方案中均存在编码细节分级关系。RCC 第 3 版中，分级关系术语可能有多个父概念。3.1 版中，新增了以特殊可控方式组合代码的能力。

8. 北美护理诊断协会码

（1）概念

护理学具有独立的医学概念、术语和知识。因此，国际上护理组织在护理标准编码体系上积极发展，其中北美护理诊断协会码（North American Nursing Diagnosis Association，NANDA）尤为突出，国内应用广泛。NANDA 描述患者对疾病和健康问题的反应，而 ICD - 9 - CM 则着重描述疾病本身。

（2）分类原则

NANDA 于 1994 年通过，内容简洁，共有 128 项，分属于交换、交流、关系、评价、选择、感情、领悟、了解和感觉等九个人体反应形态。而且，NANDA 编码十分紧凑。

9. 统一医学语言系统

（1）简介

统一医学语言系统（Unified Medical Language System，UMLS）是美国国立医学图书馆开发的一体化医学语言系统，用于跨数据库检索和一体化检索电子式生物医学情报。UMLS 知识源数据库可用于多种类型的信息系统，包括病例、科学文献、索引和公共健康数据。它由四个部分组成：超级叙词表、语义网络、信息源图谱和专家词典。超级叙词表是一个多语言词汇库，来源于多种医学资料。语义网络提供统一分类和概念间关系。信息源图谱提供生物医学数据库的信息。专家词典是 UMLS 项目的组成部分，为自然语言处理提供词汇信息。

（2）应用

UMLS可设计信息检索、病历系统，促进系统间通信交流，开发解析生物医学文献的系统。对于许多应用，须以自定义形式使用UMLS，如排除不相关的源词表。

## 9.2 主要医学信息交换标准

### 9.2.1 HL7

1. 概念

Health Level 7中的"Level 7"指开放式系统互连（Open System Interconnect，OSI）七层模型的应用层，其目标是开发医院数据信息传输协议和标准，规范信息格式，降低成本，提高数据共享程度。HL7是一个机构，成立于1987年，自1994年起成为美国国家标准局授权的标准开发组织之一，致力于医疗服务信息传输协议及标准的研究和开发。

2. 工作原理

HL7接口引擎的工作原理如图9-7所示。

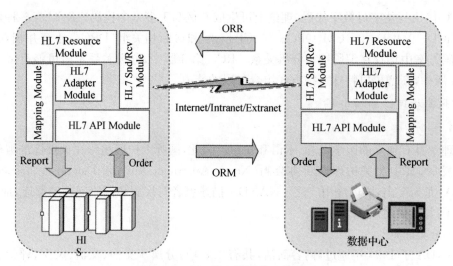

图9-7 HL7接口引擎的工作原理

Send/Receive Module：支持TCP/IP通信协议，HIS系统向数据中心发送符合HL7标准的电子病历信息。数据中心接收并解析信息后存入数据库，并回复ACK确认信息。

HL7 Adaptor Module：实现字符串与XML格式间的转换，验证信息格式的正确完整性。

HL7 API Module：提供符合HL7标准的应用接口，医疗应用系统可通过接口函数发送或接收数据。

HL7 Resource Module：支持各种HL7医疗信息事件，如检查医嘱、转诊等。

Mapping Module：提供翻译对照功能，可定制以适应不同医疗应用系统。

3. 消息结构

HL7 标准包含丰富内容,涉及 256 个事件、116 个消息类型、139 个段、55 种数据类型、408 个数据字典及 79 种编码系统。

在 HL7 通讯协议中,有四大基本概念:触发事件指现实事件导致的系统间数据流动需求;消息是系统间传输数据的最小单位,由有序段组成,每种消息类型对应特定用途;段是数据字段的逻辑组合,由唯一三字符代码标志;字段是段的最小单位,为字符串。

消息是 HL7 通讯协议中数据交换的基本单元,每种消息类型代表不同目的,其中包含触发事件。消息由多个段组成,每段有特定名称,定义内容或功能。

而一个段由多个数据字段组成。消息中的第一个段是消息头段,包含发送和接收的程序名、消息类型及唯一 ID 等。后续段的构成取决于消息类型,如 PID 段包含姓名、地址、社保号等。数据字段可能由多个组件组成。部分消息可由事件码细分。

4. 应用

HL7 主要应用于 HIS/RIS,规范其间的通信,涉及病房、病人信息、化验、药房、放射、收费等系统,其宗旨是开发和研制医院数据信息传输协议和标准,规范信息格式,降低互连成本,提高信息共享程度。

### 9.2.2　DICOM

1. 概念

医学数字成像和通信(Digital Imaging and Communications in Medicine,DICOM)是医学数字成像和通信的国际标准,定义了可用于数据交换的医学图像格式,以满足临床需求。

2. 资料格式

DICOM 格式在网络应用和档案处理中均使用相同格式,特点是统合所有资讯于一个资料内,确保资料完整性。DICOM 档案由标准化开头和影像数据组成,单个物件含一张影像,可含多个套图以储存动态和其他复图资料。影像资料可压缩为 JPEG、JPEG Lossless、JPEG 2000、LZW 和 RLE 等格式。

3. 数据格式

DICOM 由数据集(Data Set)组成,数据集包含多个数据元素(Data Element)。每个数据元素由 8 位十六进制数的标记描述,如(0008,0016),前 4 位为组号,后 4 位为元素号。DICOM 数据元素分两种:标准数据元素,组号为偶数,含义已定义;私有数据元素,组号为奇数,内容用户自定义。

4. 应用

DICOM 广泛应用于放射医疗、心血管成像和放射诊疗设备,也在眼科和牙科等领域得到广泛应用。它是部署最广泛的医疗信息标准之一,百亿级符合 DICOM 标准的医学图像用于临床。该标准涵盖医学数字图像的采集、归档、通信、显示及查询等协议,定义了对象集、服务类与命令集,以及消息响应,提供了网络环境的服务支持,并定义了制造厂商的兼容性声明。

DICOM 的推出与实现简化了医学影像信息交换,推动了远程放射学系统和 PACS 的研究与发展，并使其与其他医学应用系统（如 HIS、RIS 等）的集成成为可能。

### 9.2.3 IHE

1. 概念

医疗信息系统集成（Integrating the Healthcare Enterprise，IHE）是北美放射学会（RSNA）和医疗信息管理系统学会（HIMSS）于 1999 年发起的技术框架，旨在提高医疗系统间的信息共享。通过协同使用 DICOM 和 HL7 等通信标准，IHE 满足临床需求，优化患者服务。采用 IHE 框架的医疗系统更易于通信、实施，提高医疗人员的工作效率。

尽管技术先进，但多数医疗机构尚未充分利用计算机系统潜力以减少医疗错误、提高效率和服务质量。为此，需要一个信息共享框架，满足医疗人员和患者需求，并得到厂商认可。现有标准虽为基础，但存在缝隙和选择差异，须弥补裂缝。

目前，弥补裂缝仍依赖昂贵、特殊的站点界面开发。为解决此问题，须建立细致框架实施标准。IHE 提供了这样的过程。

2. 工作原理

IHE 在各方间引入强化的、持续的协作交流过程，分为四阶段。

（1）问题确定：临床人员和 IT 专家确定整合问题。

（2）整合模型规格：股东选择满足整合需求的标准，技术规格写在 IHE 技术框架里。

（3）实行和测试：厂商用框架和软件工具测试系统协同性。

（4）整合报告和 RFPs：厂商发布报告并记录支持的整合模型，用户可参考简化获得过程。

3. 功能模块

IHE 技术框架描述了基于标准的系统间信息交流，这些系统须支持特定工作流和整合性能。

IHE 角色：信息系统的产生、管理或操作被表达为功能单元，即 IHE 角色。每个角色支持特定 IHE 事务，一个信息系统可能支持一个或多个角色。

事务：基于标准（如 HL7、DICOM 和 W3C）的角色间信息交换。每个事务定义特定标准和附加细节，包括用例，增加特异性和协同工作能力。

IHE 集成模型组织角色和事务以满足患者治疗需要，为供应商和用户提供参考，描述临床信息和工作流程需求，确定满足需求的特定角色和事务。

4. 应用

IHE 为信息共享提供优化临床流程的框架，使临床信息流畅通、减少错误并提高效率。它强化不同科室间信息连接，提供最佳临床服务。信息技术专家结合系统是医疗 IT 人员的挑战，须理解不同厂商系统差异并协调。IHE 为供应商、IT 部门、临床应用者和咨询专家提供共同框架，满足临床整合需求，允许例外。医疗管理人员须权衡技术、财务、临床和人员等因素，系统整合不足影响财政、开支、效率和服务质量。IHE 通过提供整合系统途径减轻负担，使买卖双方认可系统可交互性，易操作多供应商最佳解决方案。IHE 使信息技术专家专注于核心功能，而非冗余接口。最终，IHE 实现线性工作流，医疗服务人员更高效利用时间。

## 9.3　国内医学信息标准化

### 9.3.1　概述

为指导各地规范开展区域(医院)信息互联互通标准化建设,推进国家医疗健康信息互联互通和共享协同,国家卫生计生委统计信息中心正式印发了《国家医疗健康信息区域(医院)信息互联互通标准化成熟度测评方案(2017 年版)》。

自"十二五"以来,我国在医疗健康信息标准开发方面取得显著成果,编制完成了 283 项国家医疗健康信息标准,建立了标准开发主体框架,促进了信息互联互通与业务交互。为推动标准应用,国家卫生计生委统计信息中心自 2013 年开始组织测评试点工作。通过四批测评试点,建立了实施评价技术体系,完善了标准内容及质量,39 个市(县)区域平台和 40 个医院平台通过测评,初步构建了国家—省两级测评分级管理体系,创建了一批标准化应用示范单位,推进了跨机构、跨地域的互联互通和信息共享。

### 9.3.2　数据标准

主要包括《电子病历基本架构与数据标准》(卫办发〔2009〕130 号)、《健康档案基本架构与数据标准》(卫办发〔2009〕46 号)、《电子病历基本规范(试行)》(卫医政发〔2010〕24 号)、《卫生信息共享文档编制规范》(WS/T 482—2016)、《健康档案共享文档规范》(WS/T 483—2016 )、《电子病历共享文档规范》(WS/T 500—2016)等。

### 9.3.3　平台标准

主要包括《基于健康档案的区域卫生信息平台建设指南(试行)》(卫办综发〔2009〕89 号)、《基于健康档案的区域卫生信息平台建设技术解决方案(试行)》(卫办综发〔2009〕230 号)、《基于电子病历的医院信息平台建设技术解决方案(试行)》卫办综发〔2011〕39 号)、《基于区域卫生信息平台的妇幼保健信息系统建设技术解决方案(试行)》(卫办综发〔2010〕109 号)、《基于电子病历的医院信息平台技术规范》(WS/T 447—2014)、《基于居民健康档案的区域卫生信息平台技术规范》(WS/T 448—2014)、《卫生行业信息安全等级保护工作的指导意见》(卫办发〔2011〕85 号)等。

### 9.3.4　应用系统标准

主要包括《医院信息系统基本功能规范》(2002 年)(卫办发〔2002〕116 号)、《电子病历系统功能规范(试行)》(卫医政发〔2010〕114 号)、《2010 年基于电子健康档案、电子病历、门诊统筹管理的基层医疗信息系统试点项目管理方案》卫办综(201011045 号)、《电子病历系统功能应用水平分级评价方法及标准(试行)》(卫办医政发〔2011〕137 号)、《慢性病监测信息系统基本功能规范》(WS/T 449—2014)、《新型农村合作医疗管理信息系统基本功能规范》(WS/T 450—2014)、《远程医疗信息系统建设技术指南》(国卫办规划发〔2014〕69 号)、《远程医疗信息系统基本功能规范》(WS/T 529—2016)、《基层医疗卫生信息系统基本功能规范》(WS/T 517—2016)、《妇幼保健服务信息系统基本功能规范》(WS/T 526—2016)等。

### 9.3.5　国家出台的相关标准

2023年8月24日,国家卫生健康委发布了4项推荐性卫生行业标准,涉及卫生健康信息数据元标准化规则。以下是相关编号和名称:

WS/T 303—2023卫生健康信息数据元标准化规则(代替WS/T 303—2009);

WS/T 304—2023卫生健康信息数据模式描述指南(代替WS/T 304—2009);

WS/T 305—2023卫生健康信息数据集元数据标准(代替WS/T 305—2009);

WS/T 306—2023卫生健康信息数据集分类与编码规则(代替WS/T 306—2009)。

《卫生健康信息数据元标准化规则》规定了数据元模型、属性、命名、定义、分类及内容标准编写格式,适用于数据元目录研究、数据注册系统设计、信息标准研究、教学与交流。

《卫生健康信息数据模式描述指南》规定了主题域、类关系、数据集模式的描述规则,适用于信息资源组织、信息系统设计与开发以及数据模式描述。

《卫生健康信息数据集元数据标准》规定了数据集元数据框架、核心元数据、参考元数据及引用信息与代码表,适用于数据集属性统一描述及制定专用元数据标准。

《卫生健康信息数据集分类与编码规则》规定了分类与编码的基本原则、技术方法及应用规则,适用于各类数据集分类与编码方案的制定。

上述标准自2024年2月1日起施行,原标准废止。

## 9.4　中医药信息标准化

### 9.4.1　概述

标准是衡量学科成熟度的关键,反映学术发展与技术水平。中医药标准的制定、实施、修订过程,是中医药继承与学术发展的体现。中医药数千年发展,积淀了丰富学术内涵,古时就初具标准化意识。虽未明确使用"标准"一词,但其作用至关重要。

古代中医药虽未系统研究标准化,但先辈通过著作如《黄帝内经》等,进行了一系列标准工作,构成中医药史上的完整标准体系。这些标准至今仍为医学界所遵循。

自20世纪80年代起,我国开始推进中医药标准化工作。近年来,该进程加快,加强了规划、体系构建、人才队伍建设等,建立了工作机制,并颁布实施了一批国家标准和行业标准,推动中医药规范化、现代化和国际化发展。

中医药标准化对推动学术发展、提高临床疗效、规范行业管理、促进国际传播具有重要意义。它有助于理论创新,提高临床疗效;规范中医药管理,使管理有法可依;提升中医药国际竞争力,应对技术壁垒,保护国家利益。

### 9.4.2　中医药信息标准体系

1. 分类原则及编码说明

中医药信息标准体系属中医药标准体系,为保一致性和完整性,体系表将标准分为四大类:信息基础、信息技术、信息管理和信息工作。各类标准按属性和需求细分,确定子类目。

体系层次结构分为五层：大类、中类、小类、细类和标准顺序号，每个标准在体系表中指定唯一编号。分类代码结构如图9-8所示。

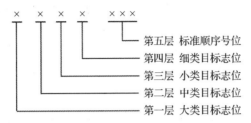

**图9-8　中医药信息标准分类代码结构图**

说明：大类、中类、小类和细类等均为一个码位。大类用数字"1"到"4"表示；其他类目标志从数字"1"开始编码，数字不足时续编字母。标准顺序号由3位数字表示。

为保证分类冗余和扩展性，中类、小类和细类均设"其他类"，标志码为"9"。空位以"0"补位，保证代码长度一致。例如，"中医医院信息系统基本功能规范"编号为"2.4.2.0.001"。示意图如图9-9所示。

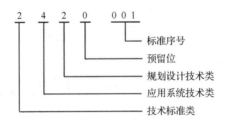

**图9-9　"中医医院信息系统基本功能规范"标准体系表编号示意图**

### 2. 体系表构成

中医药信息标准体系表包含内容如图9-10所示。

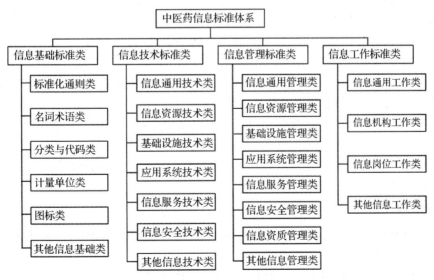

**图9-10　中医药信息标准体系层次结构图**

### 9.4.3 中医药信息标准

随着标准化在我国经济社会发展中重要性的增加,中医药行业对标准化的认识也在加强。相关学者在中医药标准化理论、战略和规划研究以及标准修订方面进行了探索和实践。从 20 世纪 80 年代到 21 世纪初,我国共发布了 120 多项中医药标准。在国家标准方面,有《经穴部位》《耳穴名称和部位》等 6 项。

1. 基础标准

信息基础标准是中医药信息化领域的基础和普遍使用的标准,具有广泛指导意义,其类目包括标准化通则类、名词术语类、分类与代码类、计量单位类、图标类和其他信息基础类等 6 个类目,并具有三级分层结构,如图 9-11 所示。

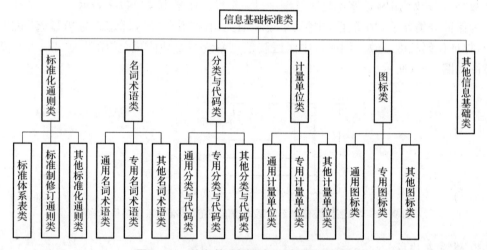

**图 9-11 信息基础标准类三级分层结构图**

(1) 标准化通则类:中医药信息标准制修订的指导规范,包括标准体系表、标准制修订通则和其他标准化通则等 3 个小类目。

(2) 名词术语类:规范中医药信息领域的名词和用语,包括通用、专用和其他名词术语等 3 个小类目。

(3) 分类与代码类:将中医药信息按属性或特征分类,并赋予代码或符号,满足信息化建设需求,包括通用、专用和其他分类与代码等 3 个小类目。

(4) 计量单位类:规范中医药信息领域内的计量单位,包括通用、专用和其他计量单位等 3 个小类目。

(5) 图标类:规范中医药信息领域的图形、标志、符号的使用、式样及其含义,包括通用、专用和其他图标等 3 个小类目。

2. 技术标准

信息技术标准是中医药信息化领域中的统一规范。本体系表中,技术标准分为多个大类,具体有如下内容。

(1) 信息通用技术类:中医药信息技术中的通用性标准。

(2) 信息资源技术类:按特定目的和规则采集、加工和创造的信息数据集合,包括通用技术、元数据、数据元、数据字典、数据集和其他信息资源技术等。

（3）基础设施技术类：适用于基础设施和网络建设，为信息传输、交换和资源共享提供技术支撑，包括通用技术、硬件系统技术、基础软件技术、网络技术和其他基础设施技术等。

（4）应用系统技术类：中医药行业管理信息系统、业务系统以及子系统建设所需的技术标准，包括通用技术、规划设计技术、建设实施技术、运行维护技术和其他应用系统技术等。

（5）信息服务技术类：中医药信息交换共享与信息服务的相关技术标准，包括通用技术、传输服务技术、存储服务技术、共享服务技术、处理服务技术和其他信息服务技术等。

（6）信息安全技术类：保障中医药信息化建设的安全运行、保密性、完整性和可用性，包括通用技术、资源安全技术、基础设施安全技术、应用系统安全技术、信息服务安全技术和其他信息安全技术等。

3. 管理标准

信息管理标准是对中医药信息化领域中须统一的管理事项制定的标准。本体系表中管理标准大类分为信息通用管理类、信息资源管理类、基础设施管理类、应用系统管理类、信息服务管理类、信息安全管理类、信息资质管理类和其他信息管理类等8类中类目。

（1）信息通用管理类指具有通用性的中医药信息管理标准。

（2）信息资源管理类含信息资源通用管理、建设管理、利用管理和其他信息资源管理等4个小类目。

（3）基础设施管理类含基础设施通用管理、建设实施管理、评估监督管理、运行维护管理和其他基础设施管理等5个小类目。

（4）应用系统管理类含应用系统通用管理、建设实施管理、评估监督管理、运行维护管理和其他应用系统管理等5个小类目。

（5）信息服务管理类含信息服务通用管理、传输服务管理、存储服务管理、共享服务管理、处理服务管理和其他信息服务管理等6个小类目。

（6）信息安全管理类含信息安全通用管理、资源安全管理、基础设施安全管理、应用系统安全管理、服务安全管理和其他信息安全管理等6个小类目。

（7）信息资质管理类含信息资质通用管理、机构资质管理、人员资质管理、技术资质管理和其他信息资质管理等5个小类目。

4. 工作标准

信息工作标准是中医药信息化领域须协调统一的工作事项的标准，分为信息通用工作类、信息机构工作类、信息岗位工作类和其他信息工作类4个中类目，其二级分层结构如图9-12所示。

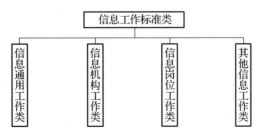

图9-12 信息工作标准类二级分层结构图

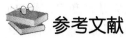

## 习题 9

1. 请列举 5 个国内医学信息数据标准。
2. 请列举 5 个国内医学信息平台标准。
3. 请列举 5 个国内医学信息应用系统标准。
4. 请列举 3 个中医药信息标准。

## 参考文献

［1］赵玉晖.我国医学信息标准化建设存在的主要问题及建议分析[J].医学信息,2018,31(19)：29-30.

［2］孙丽,邹俊强.医学信息学专业概念图教学评价实践探索[J].中国高等医学教育,2018(7)：69-71.

［3］董燕,于彤,朱玲,等.中医药信息标准化研究进展[J].中国中医药信息杂志,2016,23(1)：124-129.

［4］张艺然.中医药信息标准制定的组织管理研究[D].北京:中国中医科学院,2018.

［5］桑宇慧.中医临床数据标准体系及其应用研究[D].武汉:湖北中医药大学,2022.

［6］王教志.中医医院信息系统(主)数据标准应用水平测评研究[D].武汉:湖北中医药大学,2020.

［7］张艺然,朱佳卿.中医药信息标准研究与制定项目组织管理与实施[J].中国医药导报,2018,15(14)：
157-162.